H.O. Handwerker

Einführung in die Pathophysiologie des Schmerzes

Springer

Berlin
Heidelberg
New York
Barcelona
Hong Kong
London
Mailand
Paris
Singapur
Tokio

H.O. Handwerker

Einführung in die Pathophysiologie des Schmerzes

Mit 56 Abbildungen und 3 Tabellen

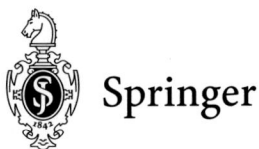 Springer

Prof. Dr. med., Dr. h. c. H. O. Handwerker
Institut für Physiologie &
Experimentelle Pathophysiologie
Universität Erlangen-Nürnberg
Universitätsstraße 17
91054 Erlangen

Wir danken Prof. Th. Ertel und Herrn P. Hastreiter, Lehrstuhl für Informatik (Graphische Datenverarbeitung) der Universität Erlangen, die uns freundlicherweise die Hirnrekonstruktion aus MR-Bildern für das Titelbild zu Verfügung gestellt haben.

ISBN 3-540-62798-7 Springer-Verlag Berlin Heidelberg New York

Die Deutsche Bibliothek CIP-Einheitsaufnahme
Handwerker, H. O.: Einführung in die Pathophysiologie des Schmerzes / H. O. Handwerker. - Berlin ; Heidelberg ; New York ; Barcelona ; Budapest ; Hongkong ; London ; Mailand ; Paris ; Singapur ; Tokio ; Springer, 1998
  ISBN 3-540-62798-7

SPIN 10576142   19/3133 – 5 4 3 2 1 0 – Gedruckt auf säurefreiem Papier

Geleitwort

Bei Fortbildungstagungen und anderen Gelegenheiten ist es für mich immer wieder erschreckend, wie groß die Unkenntnis vieler praktizierender Kolleginnen und Kollegen bezüglich der Physiologie und Pathophysiologie des Schmerzes auch heute noch ist. Dies gilt insbesondere, aber keineswegs ausschließlich, für „ältere Semester", also diejenige Kollegenschaft, die vor einem Jahrzehnt oder noch früher studiert hat.

Diese Unkenntnis hat zwei, genauer drei Wurzeln: Erstens wurden damals weder im vorklinischen Studium noch in den klinischen Fächern Nozizeption und Schmerz mehr als nur flüchtig beachtet. Zweitens hat sich, wie dieses Buch in bewundernswerter Weise verdeutlicht, in den letzten beiden Jahrzehnten unser Wissen auf diesem Gebiet nahezu explosionsartig vermehrt. Und drittens gelangt dieses neue Wissen nur langsam und bruchstückweise in die Ärzteschaft.

Für diesen – im Interesse der schmerzleidenden Patienten viel zu langsamen – Informationstransfer gibt es viele gute und einige nicht so gute Gründe, auf die hier nicht einzugehen ist. Ein wichtiger Grund jedenfalls ist, daß es kaum Bücher gibt, die in ebenso kompakter wie aktueller und souveräner Form in die moderne Physiologie und Pathophysiologie des Schmerzes derart gut einführen, daß der Leser das neu erworbene Wissen unmittelbar in seine diagnostischen und therapeutischen Bemühungen zur Schmerzlinderung einfließen lassen kann.

Diese Lücke füllt H.O. Handwerker mit diesem Buch in optimaler Weise aus. Einleitend zu jedem Kapitel die wissenschaftsgeschichtlichen Zusammenhänge kurz, aber eindrucksvoll skizzierend, erläutert er in lebendiger, trotz der Komplexität des Stoffes immer einfach und verständlich bleibender Sprache das nozizeptive System und die aus seiner Aktivierung resultierenden Schmerzen, wobei wichtige Tatbestände zusätzlich hervorragend illustriert sind. Die sich über mehr als zwei Jahrzehnte erstreckende, intensive wissenschaftliche Beschäftigung des Autors mit dem Schmerz wird dabei ebenso deutlich wie seine didaktische Begabung und Erfahrung.

Mit Recht legt der Autor viel Wert auf die Darstellung der geradezu atemberaubenden Plastizität des peripheren und zentralen nozizeptiven Systems, die unserer Aufmerksamkeit so lange entgangen war. Sie ist ursächlich oder zumindest mitbestimmend bei zahlreichen pathophysiologischen Schmerzformen – von der simplen Allodynie bis zum jahrelang bestehenden chronischen Schmerz, der sich längst von einem medizinisch faßbaren Substrat gelöst hat und sich als eigenständiges Krankheitsbild darstellt. Welche Größenordnung hier angesprochen wird, zeigt sich daran, daß nur 5 % aller Schmerzpatienten chronische Schmerzen entwickeln, diese Patientengruppe aber die höchsten Diagnose- und Behandlungskosten unseres Gesundheitssystems verursacht. Allein in der Bundesrepublick Deutschland werden derzeit pro Jahr ca. 8 Mrd. DM für diese Gruppe aufgebracht, leider weitgehend ohne meßbare Reduktion des Problems.

Dieses Buch, das an vielen Stellen die Aufmerksamkeit mindestens ebenso fesselt wie ein spannender Kriminalroman, sollte schon aus diesen Gründen Pflichtlektüre für alle Ärztinnen und Ärzte, aber auch für Psychologen und die Angehörigen anderer Heilberufe sein, die sich in ihrer täglichen Arbeit mit der Diagnose von Schmerzursachen und der Therapie von Schmerzen konfrontiert sehen.

Möge dieses Buch eine weite Verbreitung finden! Alle meine guten Wünsche begleiten es auf seinem Weg.

Würzburg, August 1998   Prof. Dr. med. D.Sc. h.c. Robert F. Schmidt, Ph.D.
                              Physiologisches Institut der Universität Würzburg

Vorwort

Wenn jemand überhaupt eine Einleitung liest, dann am ehesten beim Durchblättern eines Buches im Buchladen. Man möchte wissen, warum das Buch geschrieben wurde, was es bezweckt und für wen es gedacht ist, kurz: Was bringt mir dieses Buch?

Für wen ist das Buch gedacht?

Für diejenigen, die mit der Problematik des Schmerzes in der Medizin zu tun haben, also für
- Medizinstudenten, v. a. wenn sie die Schmerztherapie als Vertiefungsfach wählen,
- Ärzte, v. a. die Schmerztherapeuten und solche, die auf dem Weg dazu sind,
- Psychologen, die in der Schmerzbehandlung arbeiten,
- Grundlagenwissenschaftler, v. a. auch solche, die mit der Schmerzforschung zu tun haben oder auf benachbarten Gebieten arbeiten,
- alle, die sich für die pathophysiologischen Ursachen der Schmerzentstehung interessieren.

Was bezweckt dieses Buch?

Man kann die Pathophysiologie von 2 Seiten her angehen. Kommt man von der klinischen Seite, dann liegt das Schwergewicht bei der Darstellung und Systematisierung der Mannigfaltigkeit der akuten und chronischen Schmerzzustände, zu denen dann die pathophysiologischen Ursachen beigebracht werden. In diesem Buch ist der Zugang umgekehrt. Es wurde von einem Grundlagenforscher geschrieben, der ein lebhaftes Interesse daran hat, welche Folgen der stürmische Fortschritt der Grundlagenforschung auf seinem Arbeitsgebiet für das Verständnis der Schmerzzustände in Klinik und Praxis haben kann. Dieser Autor ist der Meinung, daß jede vernünftige Diskussion der Pathophysiologie die Kenntnis der physiologischen Grundlagen voraussetzt. In Kap. 2 dieses Buches sind diese physiologischen Grundlagen dargestellt, und von diesem Hintergrund aus wurden die Diskussionen der einzelner Schmerzsyndrome in den folgenden Kapiteln entwickelt. Bei der Darstellung der Schmerzsyndrome wird auf Vollständigkeit verzichtet. Es werden nur einzelne Krankheitsbilder exemplarisch behandelt, wobei v. a. auf die wichtigsten Schmerzprobleme einzugehen versucht wurde. Die Therapie ist weitgehend ausgespart.

Die derzeitige stürmische Entwicklung der Molekular- und Zellbiologie hat auch die Schmerzforschung in den letzten Jahren revolutioniert. Für Kliniker und Praktiker ist es schwierig, hier nicht die Orientierung zu verlieren. Dieses Buch soll das Verständnis der zu Schmerz führenden pathophysiologischen Prozesse fördern. Auswahl und Wertung der Befunde unterliegen dabei natürlich der subjektiven Einschätzung des Autors. Bei der derzeit raschen Entwicklung der Forschung ist es sehr wahrscheinlich, daß manche Details in einigen Jahren schon wieder anders gesehen werden.

So will dieses Buch nicht als eine möglichst umfassende und komplette Materialsammlung verstanden werden, sondern als ein Versuch, aus der unübersichtlichen Fülle der Publikationen zu Schmerzproblemen einen roten Faden zu spinnen, der einen Einstieg in das Verständnis der Schmerzdiagnose und -therapie aus der Grundlagenforschung ermöglicht. Dieser Übersicht dienen auch die Abbildungen, für die allen gedankt sei, die Material zur Verfügung gestellt haben. Entsprechend ist auch das Literaturverzeichnis zu verstehen, das vergleichsweise knapp ausfallen konnte, weil überall dort, wo das möglich war, Übersichtsarbeiten zitiert wurden. Dafür wurde in Kauf genommen, daß so manche wichtige Orignalarbeit nicht zitiert ist. Wer mit diesem Buch arbeitet, sollte in der Lage sein, sich von den Übersichtsarbeiten zu den Originalen vorzuarbeiten. Für diejenigen, die sich v. a. einen Überblick verschaffen wollen, stört eine allzu umfangreiche Bibliographie eher.

Die Pathopysiologie hat in der Ausbildung der Medizinstudenten – wenigstens der alten Bundesländer – immer ein Schattendasein geführt. Nicht selten ist sie die Spielwiese der jüngeren Oberärzte der inneren Medizin. Das hat zu einer Verengung des Begriffes Pathophysiologie auf die Betrachtung der Krankheitsbilder geführt, die der Internist behandelt, und zu einer Abkopplung dieses wichtigen Faches von der Grundlagenforschung. Vielleicht kann dieses kleine Buch helfen, punktuell am Beispiel des Problemkreises Schmerz den Dialog zwischen Grundlagenforschung und Klinik wieder zu beleben.

Warum wurde das Buch geschrieben?

Vor fast genau 40 Jahren veröffentlichte der niederländische Neurochirurg W. Noordenbos eine Monographie mit dem Titel *Pain*, der er den etwas umständlichen Untertitel gab: „Problems pertaining to the transmission of nerve impulses which give rise to pain – preliminary statement". Ich kann mich noch gut erinnern, daß ich dieses Buch etwa ein Jahrzehnt später, als junger Physiologe, las und daß es eines meiner „medizinischen Bildungserlebnisse" wurde. Hier war ein Kliniker, der Krankheitsbilder spannend darstellen konnte und ein lebhaftes Interesse daran hatte, diese Erkrankungen pathopysiologisch auf dem Hintergrund des damaligen Wissens zu deuten. Ein weites Feld tat sich auf, in dem künftige Grundlagenforschung Beiträge zum Verständnis von Krankheiten und ihrer Therapie leisten konnte. Dieses Buch soll auch einen Eindruck davon geben, was sich in der Grundlagenforschung mittlerweile getan hat – und auch davon, daß trotz einer immer größeren Zahl von Untersuchungen leider viele der wichtigsten Fragen noch offen sind.

Danksagung

Beim Schreiben dieses Buches haben mir eine Reihe von Kollegen und Mitarbeitern geholfen. Besonders danke ich meinem Kollegen und Freund Robert F. Schmidt, der mir wichtige Tips gab und ein Geleitwort zu diesem Buch geschrieben hat. Des weiteren gilt mein Dank den Mitarbeitern am „Institut für Physiologie und experiementelle Pathophysiologie" der Friedrich-Alexander-Universität zu Erlangen und den Kollegen im Sonderforschungsbereich 353 „Pathobiologie der Schmerzentstehung und Schmerzverarbeitung", mit denen ich immer wieder Fragen, die in diesem Buch behandelt werden, diskutieren konnte. Ich danke Herrn K. Burian, der mit großem Geschick die Abbildungen bearbeitet hat.

Zu danken habe ich auch meinen Betreuern beim Springer-Verlag und bei der Firma PRO EDIT. Vor allem aber möchte ich mich bei meiner Frau Mette-Marie bedanken, die das ganze Manuskript als erste gelesen und mir wichtige Hinweise gegeben hat.

Erlangen, im Oktober 1998   Hermann Otto Handwerker

Inhalt

1 Ausgangspunkte

1.1
Biologische Bedeutung des Schmerzes

Der Schmerz sitzt nicht unaufhörlich im Fleische. Je heftiger er ist, desto kürzer währt er. Ist er aber neben der Lust vorhanden, diese nur übersteigend, so bleibt er nicht viele Tage. Bei einem längeren Leiden aber ist die Freude noch immer etwas größer als der Schmerz. (Epikur ca. 300 v. Chr.; zit. aus: Epikur 1973)

Der Gedanke daran, daß Schmerzen unvermeidlich zu unserem Leben gehören, ist schwer zu ertragen.

Sigmund Freud drückt das in seinen *Kulturtheoretischen Schriften* so aus:
„... *man möchte sagen, die Absicht, daß der Mensch 'glücklich' sei, ist im Plan der 'Schöpfung' nicht enthalten. ... Von drei Seiten droht das Leiden, vom eigenen Körper her, der, zu Verfall und Auflösung bestimmt, sogar Schmerz und Angst als Warnungssignale nicht entbehren kann, von der Außenwelt, die mit übermächtigen, unerbittlichen zerstörenden Kräften gegen uns wüten kann, und endlich aus den Beziehungen zu anderen Menschen.*" *(Freud, ca. 1929; zit. aus Freud 1974)*

Schmerz und Angst sind unausweichlich und scheinen ein glückliches Leben auszuschließen. Aber was ist ein glückliches Leben? Gibt es nicht zahllose widersprüchliche Glücksbegriffe? Aus dem Kontext der zitierten Textstelle geht hervor, daß Freud hier dieses durch Schmerz und Angst verhinderte – „Glück" mit permanenter Lust gleichsetzt.

Die Gleichsetzung von Glück und Lust wurde meist mit dem Namen des altgriechischen Philosophen Epikur verbunden. Der kommt aber zu einer gegensätzlichen Aussage, hier wiedergegeben im Motto am Kopf dieses Kapitels. Auch Epikur geht von der Unvermeidbarkeit des Schmerzes aus. Zumindest auf den ersten Blick wirkt der Trost dieses altgriechischen Philosophen recht bescheiden. Die Chance zum Glück sieht er v. a. in der zeitlichen Begrenztheit des Schmerzes. Wenn man aber doch länger leiden muß, kann man sich immer noch auf das Gute und Schöne konzentrieren, das das Leben auch zu bieten hat.

Mancher Migränepatient, der unter immer wiederkehrenden Kopfschmerzattacken zu leiden hat, und mancher Arthrosepatient, der sich mit dauernden Gelenkschmerzen quält, wird auch heute noch auf diesen Trost zurückgreifen müssen, trotz aller Fortschritte der Medizin, die heute wesentlich besser als zu Epikurs Zeiten die schlimmsten Schmerzzustände lindern kann.

Es ist nicht Aufgabe dieses Buches, die Frage nach dem *Sinn* von Leiden auf dem Hintergrund der verschiedenen Glücksbegriffe zu vertiefen, aber die damit verbundene Frage nach der *Notwendigkeit* des Schmerzes unter den Bedingungen, die nun einmal auf dieser Welt gegeben sind, gehört in unseren Kontext. Was wäre eigentlich, wenn es keinen Schmerz gäbe?

Empirische Antworten auf diese Frage findet man möglicherweise beim Betrachten von angeborenen (kongenitalen) oder erworbenen Defiziten der Schmerzwahrnehmung. In der medizinischen Literatur über erworbene und angeborene Schmerzunempfindlichkeit haben sich heterogene Fälle angesammelt. Um diese Zustände zu ordnen, muß man zunächst zwischen 2 verschiedenen Arten inadäquater Schmerzverarbeitung unterscheiden:

- defekte Übermittlung schmerzhafter Reize durch das Nervensystem: *Schmerzinsensitivität;*
- Unfähigkeit, Schmerzsignale, die das Hirn erreichen, als bedrohlich zu perzipieren und adäquat auf sie zu reagieren: *Schmerzindifferenz.*

Die Ursachen der Schmerzindifferenz können mannigfaltig sein, z. B. psychiatrische Erkrankungen und verschiedenartige Schädigungen des ZNS, die dazu führen können, daß Schmerzen vernachlässigt werden. Bei der Schmerzinsensitivität gibt es angeborene und erworbene Formen. Hier wird zunächst die seltenere angeborene (kongenitale) Schmerzinsensitivität besprochen. Um dieses wenig bekannte Krankheitsbild anschaulich zu machen soll zunächst eine ältere Kasuistik dargestellt werden (Swanson 1963; Swanson et al. 1965).

❗ Fallbeispiel

- Zwei Brüder waren zum Zeitpunkt der Untersuchung 10 und 12 Jahre alt. Sie hatten seit ihrer Geburt niemals mit einer Schmerzreaktion auf Verletzungen reagiert. Die Folge waren vielfältige Hautschäden und grotesk deformierte Gelenke. Trotz aller Fürsorge der Eltern (die selbst gesund waren) war es nicht möglich, die Kinder von Selbstverletzungen abzuhalten, ja sie hatten die Tendenz, sich absichtlich zu verletzen, um ihre Eltern oder Spielgefährten zu beeindrucken. Abb. 1-1 zeigt die Hand des jüngeren der beiden Brüder mit Narben und verkürzten Endphalangen der Finger nach zahllosen Verletzungen. Bei der neurologischen Untersuchung zeigten beide Brüder normale Empfindlichkeit für Berührung und Vibration, auch die Eigenreflexe der Muskulatur waren normal. Daraus läßt sich schließen, daß die Funktionen der markhaltigen, schnell leitenden Afferenzen und Efferenzen nicht beeinträchtigt waren. Hingegen konnten die Jungen auf der Haut scharfe nicht von stumpfen Testreizen unterscheiden, und sie hatten nur einen sehr groben Temperatursinn. Die Erhöhung der Hauttemperatur um einige Grad wurde nicht wahrgenommen und Eintauchen einer Extremität in Eiswasser nicht als schmerzhaft empfunden. Dies alles sind Hinweise auf eine Funktionsstörung der langsam leitenden, dünnen afferenten Axone (s. S. 14f). Das wurde durch einen Test belegt, der in diesem Buch an späterer Stelle erklärt wird (s. S. 45f): Eine intrakutane

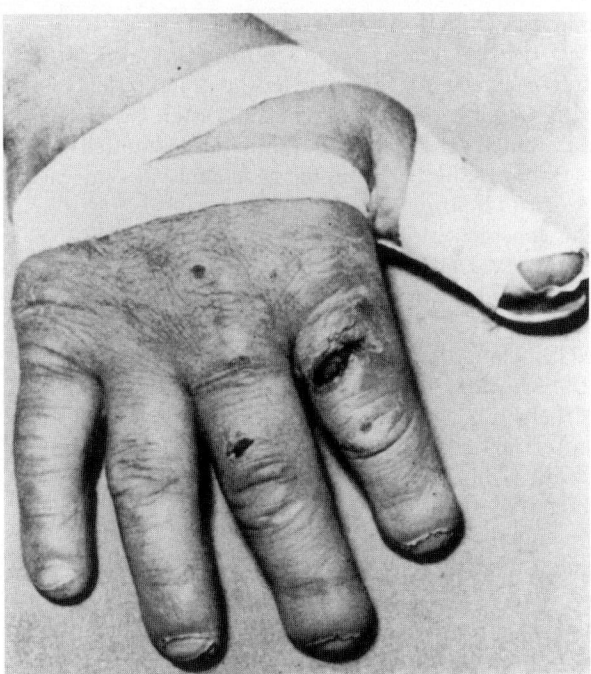

Abb. 1.1. Hand eines Kindes mit kongenitaler Schmerzinsensitivität (CIPA-Syndrom). Der Daumen ist wegen einer frischen Fraktur geschient. Die Endphalangen der Finger sind nach wiederholten Verletzungen und Vernarbungen verkürzt. Frische Verletzungen sind am Handrücken zu sehen. (Aus: Swanson 1963)

Histamininjektion rief in der Haut der Brüder zwar eine Quaddel, aber kein Erythem hervor. Die Reizung der Eingeweide wurde ebenfalls nicht als schmerzhaft empfunden, z. B. Dehnung der Speiseröhre mit einem Ballon. Übelkeit konnte hingegen auftreten, z. B. bei Fieberanfällen.

Auffällig war die Unfähigkeit der Jungen, bei Erwärmung zu schwitzen, und – damit verbunden eine gestörte Thermoregulation, die sich in plötzlich auftretenden und schwer erklärbaren Fieberanfällen manifestierte. Eine Hautbiopsie bei diesen Jungen ergab, daß sie normal ausgebildete Schweißdrüsen hatten. Intradermale Injektion von Acetylcholin oder Pilocarpin löste aber kein Axonreflexschwitzen aus. Spätere Untersuchungen an Patienten mit demselben Syndrom zeigten, daß die Schweißdrüsen nicht innerviert sind.

Der jüngere der beiden Brüder starb kurze Zeit nach der Untersuchung in einem Fieberanfall, und bei der Autopsie zeigte sich ein Fehlen der kleinen Hinterwurzelganglienzellen, von denen die marklosen und dünnen markhaltigen Nervenfasern ausgehen. Im Rückenmark fehlte der Lissauer-Trakt, ein System dünner Nervenfasern im dorsolateralen Quadranten, das der Verarbeitung von nozizeptivem Einstrom dient.

Dieses Syndrom wurde später als *CIPA* bezeichnet ("congenital insensitivity to pain with anhydrosis"), oder als *Typ IV der heriditären sensorischen Neuropathien.* Neben CIPA wurden noch andere seltene angeborene Neuropathien beschrieben, die mit einer Schmerzinsensitivität einhergehen. Am bekanntesten ist das *Riley-Day-Syndrom,* das bei Ashkenazi-Juden gefunden wird. Wie bei CIPA handelt es sich auch hier um eine rezessive Erbkrankheit mit hoher Mortalität in den ersten Lebensjahren (*heriditäre sensorische Neuropathie Typ III*).

1996 gelang bei einer Reihe von nicht miteinander verwandten Patienten mit dem CIPA-Syndrom eine Genanalyse. Dabei fand sich ein Defekt in den Genloci, welche für die Expression des *trkA-Rezeptor* verantwortlich sind (s. S. 95f). Es handelt sich um das hochspezifisch bindende ("high affinity") Rezeptorsystem für den *"nerve growth factor"* (NGF). Man kann einen entsprechenden Gendefekt bei Mäusen erzeugen. Homozygote Knock-out-Mäuse mit einem Gendefekt für trkA sterben bald nach der Geburt, meist innerhalb der ersten 20 Tage. Das ist vergleichbar mit der verkürzten Lebenserwartung der CIPA-Patienten. Es konnte gezeigt werden, daß bei diesen Knock-out-Mäusen das periphere nozizeptive System nicht ausgebildet ist (s. S. 152). Derzeit ist noch unklar, ob diese Mäuse ebenfalls eine Störung der Thermoregulation haben. Bei Mäusen fehlen nämlich die Schweißdrüsen in der Haarhaut und können folglich bei dieser Spezies nicht wesentlich zur Thermoregulation beitragen.

Was läßt sich aus diesen und anderen Formen der kongenitalen Schmerzinsensitivität über die Biologie des Schmerzes lernen? Die Beschreibung der traurigen Krankengeschichte der beiden Brüder belegt eindrucksvoll die vitale Bedeutung des nozizeptiven Systems. Offenbar ist es ein essentielles System unseres Organismus. Fehlen der Nozizeption führt zur unausweichlichen Zerstörung des Körpers, wie das Eingangszitat von Siegmund Freud zu Recht annimmt.

Das heißt natürlich nicht, daß jeder Schmerz natürlicherweise biologisch sinnvoll sein muß – ganz zu schweigen von der Bedeutung für die individuelle menschliche Biographie. Vielleicht tragen aber akute Schmerzen häufiger zu unserem Wohl bei, als wir gemeinhin annehmen. Paul Brand nennt diese akuten Schmerzen, die uns ein Warnsignal für die Erhaltung unseres Körpers geben, ein „Geschenk, das niemand haben will". Er hat eine Fülle interessanter Fälle aus seiner ärztlichen Praxis zusammengetragen und darüber zusammen mit dem Journalisten P. Yankey ein spannendes Buch geschrieben (Brand u. Yankey 1993).

Natürlich bleibt es eine der wichtigsten Aufgaben des Arztes, Schmerzen zu bekämpfen. Dabei muß er aber, soweit möglich, die Fähigkeit des Organismus erhalten, Schmerz zu empfinden. Unverzichtbar ist die Schmerzunterdrückung natürlich bei Operationen, drastischen, aber notwendigen Eingriffen in die Körperintegrität. Wichtig ist auch die Linderung der Schmerzen während des Heilungsprozesses, durch die chronische Fehlanpassungen verhindert werden. Dringend notwendig (im ursprünglichen Wortsinn von „Not abwenden") ist die Schmerzbekämpfung v. a. auch bei chronischen Schmerzen, die das Leben von Menschen dauerhaft dominieren und unerträglich machen können.

Die dauerhafte Ausschaltung des Schmerzsinnes wird aber sicher eine Utopie bleiben – und ich hoffe gezeigt zu haben, daß es sich dabei unter den Bedingungen des Lebens in dieser Welt um eine unerwünschte Utopie handelt.

■ Zusammenfassung

Die Fähigkeit, Schmerz zu empfinden, ist eine lebenserhaltende biologische Funktion unseres Organismus, wie Krankheitsbilder belegen, die durch Schmerzunempfindlichkeit charakterisiert sind. Bei Zuständen der Schmerzunempfindlichkeit ist zu unterscheiden zwischen Schmerzinsensitivität, d. h. der defekten Übermittlung schmerzhafter Reize durch das Nervensystem, und Schmerzindifferenz, d. h. der Unfähigkeit, Schmerzsignale, die das Hirn erreichen, als bedrohlich zu perzipieren und adäquat auf sie zu reagieren.

Es wurden mehrere Syndrome angeborener Schmerzinsensitivität beschrieben. Am besten untersucht ist das CIPA-Syndrom ("congenital insensitivity to pain with anhydrosis"). Neuere Untersuchungen haben gezeigt, daß diesem Syndrom ein Gendefekt zugrundeliegt, der die Expression des trkA-Rezeptors verhindert, des "high affinity" Rezeptors für den "nerve growth factor" (NGF).

Kongenitale Schmerzinsensitivität führt zu dauernden schweren Läsionen, v. a. der Haut und der Gelenke, und hat eine geringe Lebenserwartung zur Folge.

1.2
Nozizeption und Schmerz

> „Moment einmal!" unterbrach ich ihn, „Schmerzen sind doch etwas Körperliches ...
> Descartes schaute mich lange an, dann lächelte er überlegen. "Ja, das hat man lange so gedacht, eigentlich kann man sagen: bis ich kam. Ich wies nach, daß Zahnschmerzen zur Welt des Bewußtseins gehören. Denn der Zahn selber, die Entzündung des Nervs – das ist alles körperlich. Aber daß die Entzündung auch weh tut, das ist etwas Neues. Bei einem Bewußtlosen kann der Zahn entzündet sein, ohne daß er Schmerzen empfindet. Und umgekehrt: Weißt du, was Phantomschmerzen sind?"
> „Nicht genau."
> „Nun, es gibt Menschen, denen ein Bein abgeschnitten werden muß (z. B. weil sie zuviel geraucht haben). Das Unglaubliche ist, daß diese Menschen häufig furchtbare Schmerzen an ihrem rechten Fuß empfinden – auch wenn dieser Fuß nicht existiert! Also gehört auch der Fußschmerz zur Welt des Bewußtseins."
> *Nora K./Vittorio Hösle* (K.u.Hösle, 1996)

Zweifellos hat der Descartes in dem obenstehenden Zitat recht: Schmerzen sind Bewußtseinsvorgänge. In diesem Buch geht es aber um Pathophysiologie, und die sollte sich mit der Fehlsteuerung körperlicher Prozesse befassen, nicht primär mit Bewußtseinsvorgängen. Nun wird kaum jemand bestreiten, daß das Schmerzerleben körperliche Vorgänge voraussetzt: Reize, Nervenerregung, zentralnervöse Verarbeitung. Aber wie hängen diese körperlichen Prozesse mit dem Bewußtseinsphänomen Schmerz zusammen? Auch wenn Mediziner und Naturwissenschaftler diese Art philosophischer Fragen meist nicht lieben, sollten wir uns doch mit diesem Problem befassen, schon um die Begriffe zu klären, mit denen in diesem Buch umgegangen wird.

Das Motto zu diesem Unterkapitel stammt aus einem Buch, das Kindern Philosophie nahebringen will. René Descartes (1596–1650), der in diesem Zitat als Phantasiefigur auftritt, hat bekanntlich einen bedeutenden Beitrag zum Problem „Hirn/Bewußtsein" geleistet. In seinem Buch *De homine* (veröffentlicht 1664) findet sich ein Holzschnitt, der bereits in vielen Büchern über den Schmerz reproduziert wurde (Abb. 1-2). Der junge Mann in dieser Abbildung verbrennt sich den Fuß am Feuer. Das erregt Nerven, die ihre Botschaft ins Hirn übertragen. Nach Descartes endete die Kette köperlicher Vorgänge an der Zirbeldrüse, die er für den Sitz der Seele hielt. Nur diese, nicht der Körper kann Schmerz empfinden. Descartes vertritt eine „dualistische" Theorie, die dem Körper eine unabhängige Seele gegenüberstellt, welche für die Bewußtseinszustände verantwortlich ist.

Man kann die Vorstellung Descartes' auch als „Klingelzugmodell" bezeichnen: Der Reiz (die Hitze des Feuers) betätigt den Klingelzug, der dann die Glocke ertönen läßt (die bewußte Wahrnehmung des Schmerzes induziert).

Seit Descartes ist die Diskussion des „Hirn-Bewußtseins-Problems" natürlich weitergegangen und zu keinem Ende gekommen. Die rasch voranschreitende Hirnforschung hat zwar noch keine überzeugende Erklärung des *Phänomens Bewußt-sein* geliefert, aber Struktur und Ablauf vieler Bewußtseinsvorgänge lassen sich heute durch Gehirnprozesse erklären. Das gilt z. B. für viele Sinnestäuschungen, von denen wir heute wissen, daß sie eine Konsequenz der Bau- und Funktionsweise unseres Gehirns sind (z. B. Zeki 1992). Unter dem Eindruck der stets zunehmenden Zahl solcher durch Hirnprozesse erklärbaren Bewußtseinsphänomene neigen viele Hirnforscher heute zu einer monistischen Hypothese: sie betrachten das Bewußt-sein als einen Funktionszustand des Gehirns.

Am Schmerz läßt sich das besonders gut veranschaulichen. Nach Descartes' Vorstellung erfolgt die Leitung der Nerven zum „Hirn-Seele-Interface" Zirbeldrüse durch einen undifferenzierten Nervenstrang. Diese Vorstellung war für die dama-lige Zeit ein beträchtlicher Fortschritt, da sie die Lehre von der Nervenleitung vorwegnimmt. Aber nach heutigem Wissen ist dieses Konzept inadäquat. Die Kette der hintereinandergeschalteten Neurone im Nervensystem ist alles andere als ein einfacher Klingelzug. Der Rest dieses Buches wird zeigen, daß die pathophysiolo-gischen Vorgänge in verschiedenen Abschnitten des Nervensystems eine Entspre-chung in veränderten Schmerzwahrnehmungen haben. Veränderungen der Nozi-zeptoreigenschaften (z. B. bei Entzündungen), aber auch veränderte Übertra-gungsfunktionen an Synapsen des zentralen Nervensystems, können zu Schmerzüberempfindlichkeit (Hyperalgesie), ja sogar zur Entstehung von Schmer-zen führen, die nicht durch äußere Reize bedingt sind. Schmerzen werden also nicht

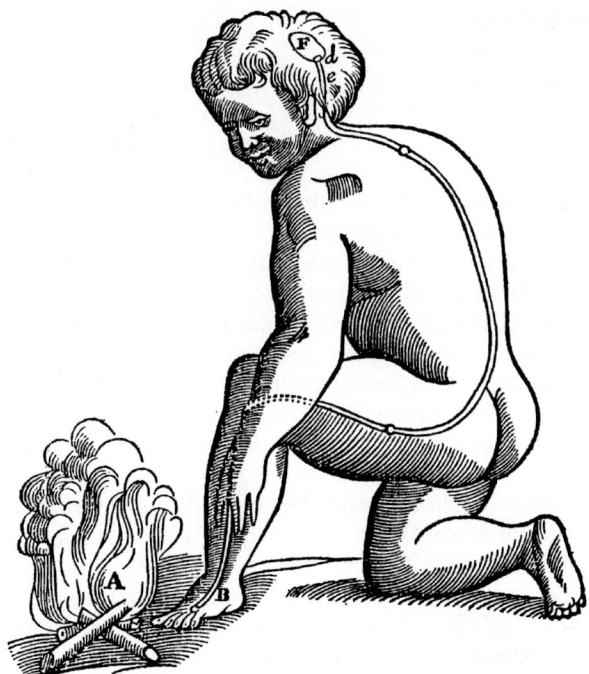

Abb. 1.2. Abbildung aus der Abhandlung von René Descartes, in der er seine Hypothese der Schmerzentstehung veranschaulicht. Nähere Erläuterungen s Text. (Aus: Descartes 1664)

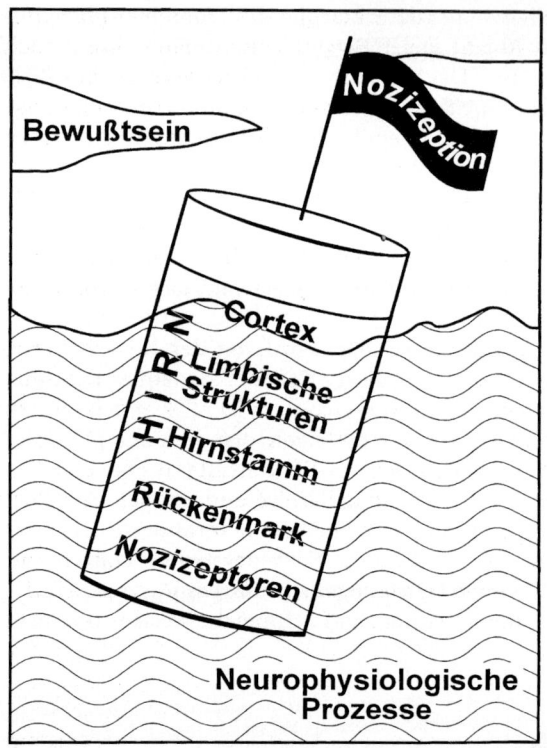

Neurophysiologische
Prozesse

Abb. 1.3. Modell zur Erklärung des Hirn-Bewußtseins-Problems. (Nähere Erläuterungen s. Text)

durch das Bewußtsein selbst determiniert, sondern durch Vorgänge im Nervensystem. Ein „Klingelzugmodell" ist offenbar unbrauchbar.

Um den heutigen Stand der Diskussion anschaulich zu skizzieren, möchte ich ein anderes, einfaches Modell vorstellen (Abb. 1-3). Es ist das Modell einer Signaltonne, wie sie zur Markierung der Fahrrinne im Meer und in Flüssen liegen. Das Schwimmen der Tonne symbolisiert die Fähigkeit des Nervensystems, Bewußtseinszustände zu generieren. Dies ist in dem Modell dadurch ausgedrückt, daß die Tonne teilweise aus dem Wasser in die Luft ragt, sozusagen in ein anderes Medium. Wie das Generieren von Bewußtseinszuständen geschieht, ist – wie gesagt – (noch) nicht bekannt.

Vorgänge in der Tonne können zweifellos deren Schwimmen beeinflussen. Verlagern sich z. B. in der Tonne Gewichte, dann wird sie schräg im Wasser liegen oder gar kippen. Drückt man die Tonne unter die Wasseroberfläche, dann taucht sie zwar momentan nicht aus dem Wasser, hat aber die Fähigkeit zu schwimmen nicht notwendigerweise verloren. Auf das Gehirn bezogen: Ebensowenig wie Vorgänge in der Tonne dem Zustand „Schwimmen" einfach gleichgesetzt werden können, lassen sich Bewußtseinsvorgänge einfach mit bestimmten Vorgängen im Gehirn gleichsetzen, auch nicht mit neuronaler Aktivität in der Hirnrinde. Im gesamten

Nervensystem können durchaus noch Signale übermittelt werden, wenn das Bewußtsein z. B. durch Anästhesie ausgeschaltet ist, so wie sich in der Tonne noch Gewichte verschieben können, wenn sie unter den Wasserspiegel gedrückt ist. Diese neuronalen Aktivitäten im Zustand der Bewußtlosigkeit können auch längerdauernde Veränderungen hervorrufen, die sich evtl. später in veränderten Bewußtseinsinhalten manifestieren.

Das Tonnenmodell dient einer wichtigen Unterscheidung: der von *neuronalen Prozessen* und *Bewußtseinsinhalten*. Schmerzen gehören in die Dimension des Bewußtseins. Die Summe der physiologischen Prozesse, die dann Schmerzen induzieren, wenn „die Tonne aufgetaucht ist", d. h. wenn Bewußtsein vorhanden ist, bezeichnen wir als **Nozizeption**.

Es sollte nun klargeworden sein, daß Nozizeption ohne Schmerz ablaufen kann, *Schmerz hingegen nozizeptive Prozesse* voraussetzt. Damit ist der Begriff Schmerz festgelegt, wie er in diesem Buch verwendet wird – er schließt die Verwendung des Wortes im übertragenen Sinn (z. B. „Seelenschmerz" usw.) aus.

Außerdem sollte klargeworden sein, daß der Begriff „Schmerzrezeptor" nicht sinnvoll ist. Schmerz ist kein Vorgang in der Zellmembran einer peripheren Nervenfaser. Der korrekte Begriff ist daher Nozizeptor (s. Kap. 2).

Hat man sich auf die grundlegende Unterscheidung zwischen Schmerz und Nozizeption geeinigt, dann ist auch das reduktionistische naturwissenschaftliche Vorgehen bei der Erforschung der Nozizeption einsichtig. Wenn man die Pathophysiologie der Nozizeptoren verstehen will, dann versucht man das Repertoire der modernen Zellbiologie auf die zellulären Prozesse der Nozizeptoren anzuwenden. Das geschieht am besten, indem man die betreffenden Prozesse möglichst isoliert, also an einzelnen Zellen untersucht. Will man zelluläre Prozesse der Nozizeption erforschen, kann die erfolgversprechendste Strategie darin bestehen, sich zunächst auf die Zellkörper zu konzentrieren, die viel größer sind als die nozizeptiven Nervenendigungen und die in Gewebekulturen isoliert werden können. Diese Zellen können daher mit modernen zellbiologischen Methoden untersucht werden. Man geht dabei von der Hypothese aus, daß in diesen isolierten Neuronen dieselben pathophysiologischen Prozesse ablaufen wie in den nozizeptiven Nervenendigungen. Die methodischen Grenzen bestimmen die Vorliebe der modernen pathobiologischen Forschung für biologische Modelle.

Dieses Vorgehen ist natürlich nicht unproblematisch. Man hat den Eindruck, daß manche Forscher im Eifer der Forschung völlig die Frage ausblenden, ob ihr „Modell" überhaupt für die dahinterliegende Fragestellung relevant ist.

Besonders problematisch wird die Anwendung des Modellgedankens bei der Erforschung chronischer Schmerzzustände, denen ja wahrscheinlich eine komplexe pathophysiologische Fehlsteuerung des peripheren und zentralen Nervensystems zugrunde liegt. So ist es z. B. leider Mode geworden, von „Tiermodellen chronischer Schmerzen" zu sprechen. Dieser Begriff ist sicher unschön, er ist aber nicht nur ethisch, sondern auch wissenschaftlich unsauber. Wenn Modelle gesucht und untersucht werden, dann sollen sie für klar definierte Mechanismen einzelner Komponenten des nozizeptiven Systems stehen, an denen dann z. B. die Wirkmechanismen von Analgetika erforscht werden können.

Zweifellos lassen sich Teile des nozizeptiven Systems an Versuchstieren erforschen, wenn eine entsprechende Untersuchung beim Menschen aus ethischen

Gründen nicht möglich ist. Die Ethik fordert aber auch, das Leiden der Versuchstiere so gering wie möglich zu halten. Behält man das Ziel solcher Untersuchungen im Auge, bestimmte physiologische Prozesse zu untersuchen, dann sollte das aber ebenso eine Forderung der naturwissenschaftlichen Methodik sein, die darauf abzielt, Prozesse möglichst isoliert zu untersuchen. Grundsätze solchen ethisch verantwortlichen Experimentierens sind z. B. in den „Guidelines" der Ethikkommission der "International Association for the Study of Pain" (IASP) festgelegt.

Es ist nur scheinbar eine paradoxe Forderung, „Schmerzmodelle" ganz ohne, oder mit minimalem Schmerz zu untersuchen. Das Paradox ist der Begriffsverwirrung zwischen Schmerz und Nozizeption zuzuschreiben. Ungenügend geklärte Begriffe, wie etwa die Verwechslung von Schmerz und Nozizeption, führen fast zwangsläufig zu ungenauen Fragestellungen.

■ Zusammenfassung

Schmerzen sind Bewußtseinsvorgänge, und das Phänomen Bewußtsein ist naturwissenschaftlich noch nicht geklärt. Es läßt sich aber zeigen, daß Bewußtseinsvorgänge in ihrer Struktur und in ihrem Ablauf von Vorgängen im Nervensystem bestimmt werden.

Wichtig ist die Unterscheidung zwischen Nozizeption und Schmerz: Unter Nozizeption versteht man die nervösen Prozesse, die dann zu Schmerz führen können, wenn Bewußtsein vorhanden ist. Nozizeptive Prozesse lassen sich mit reduktionistischen naturwissenschaftlichen Ansätzen untersuchen, z. B. an isolierten Zellverbänden.

2 Das nozizeptive System

Definition of pain:
"An unpleasant sensory and emotional experience associated with actual or potential tissue damage, or described in terms of such damage." *Task Force on Taxonomy, International Association for the Study of Pain, 1979*

2.1
Nozizeptoren

2.1.1
Abgrenzung und Definition

Den Begriff Nozizeptor (von lat. „nocere", schaden) hat vor fast 100 Jahren der Oxforder Physiologe Sir Charles Sherrington (Nobelpreis für Medizin 1932) für solche sensorischen Nervenendigungen eingeführt, die Reize erfassen, welche die Integrität des Körpers bedrohen (Sherrington 1906). Schmerz wird vom Betroffenen mit Gewebeschädigung assoziiert, selbst wenn er nicht durch akute Gewebeschädigung verursacht ist. Das belegt sehr schön das Eingangszitat dieses Kapitels, sozusagen die „amtliche" Definition des Schmerzes durch die Nomenklaturkommission der *International Association for the Study of Pain* (IASP).

In der Praxis erwies es sich aber als schwierig, diese Klasse von afferenten Neuronen[1] funktionell abzugrenzen. Die Gewebeschädigung selbst eignet sich nicht als Abgrenzungskriterium, da die meisten Nozizeptoren nicht erst dann erregt werden, wenn es zu manifesten Schädigungen von Geweben gekommen ist – das wäre biologisch wohl auch nicht sinnvoll. Wenn Nozizeptoren aber Reize registrieren, die Gewebe zu schädigen drohen, dann erhebt sich die Schwierigkeit, diese Bedrohung zu definieren. Meist wird angeführt, daß Nozizeptoren nur durch starke Reize erregt werden, daß sie also durch hohe Erregungsschwellen charakterisiert sind. Dieses Kriterium läßt sich aber allenfalls auf mechanische und thermische Reize anwenden – und bleibt selbst bei diesen Reizmodalitäten problematisch (s. S. 38f). Ebensowenig eignet sich die Schmerzschwelle zu einer klaren Abgren-

---

[1] Mit „Afferenz" oder „afferentes Neuron" wird hier die Nervenzelle bezeichnet, die Informationen aus den Körpergeweben ins Zentralnervensystem übermittelt. Dazu gehören die sensorischen Nervenendigungen, die leitenden Axone im Nerv und die Zellkörper in den Hinterwurzelganglien.

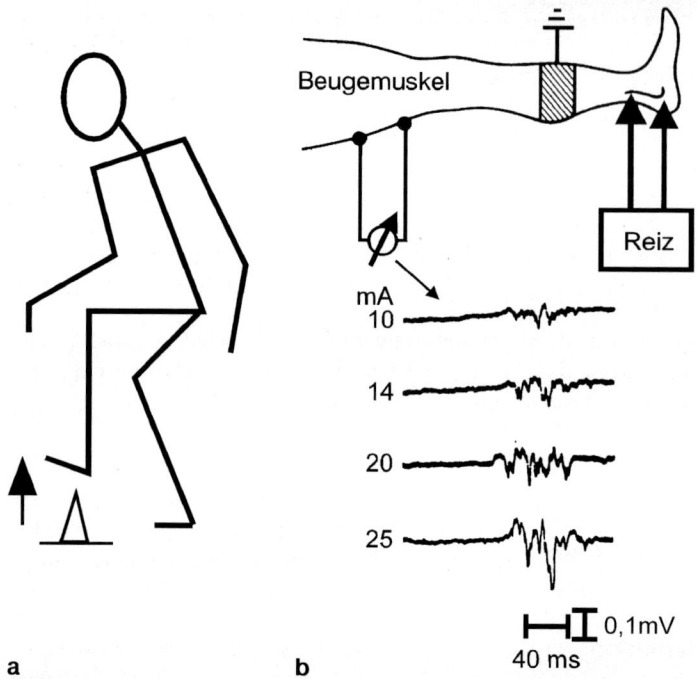

Abb. 2.1. Nozizeptiver Fluchtreflex: **a** Strichzeichnung zur Erläuterung des nozizeptiven Fluchtreflexes. Erregung der Nozizeptoren an der Fußsohle führt zu einer reflektorischen Kontraktion der Beugemuskulatur des Oberschenkels und der anterioren Muskelgruppe am Unterschenkel (Fuß- und Zehenheber). **b** Versuchsanordnung zur wissenschaftlichen Untersuchung des nozizeptiven Fluchtreflexes. Das Schema zeigt die Stellen der elektrischen Reizung im Bereich von Knöchel und Ferse und der Ableitung der elektrischen Erregung der Beugemuskulatur am Oberschenkel (Myographie). Das Reflexmyogramm belegt die Erregung der Beugemuskulatur. Die Ableitungen zeigen die Zunahme der Reflexamplitude bei stärkeren Reizen, durch die mehr Aδ-Nozizeptoren und dadurch mehr motorische Einheiten im Muskel rekrutiert werden. (Mod. nach Willer 1984; mit freundlicher Genehmigung)

zung, da die Erregung einzelner Nozizeptoren und selbst die von Nozizeptorpopulationen nicht notwendigerweise Schmerz induzieren (s. S. 39f). Wäre es anders, dann bliebe kein Spielraum für die zentralnervöse Modulation der Schmerzschwelle, von der später die Rede sein wird (s. S. 64f).

Nach Sherrington kann man Nozizeptoren als Afferenzen definieren, die zu motorischen Flucht- oder Schutzreflexen beitragen. Diese Reflexe werden auch als nozifensiv bezeichnet. Ein typischer *nozifensiver Reflex* ist der *Wegziehreflex*, mit dem eine Extremität von einem schädigenden Reiz zurückgezogen wird (Abb. 2-1). Die an solchen Reflexen beteiligten zentralen Neurone liegen im Rückenmark und Hirnstamm. Die Großhirnrinde ist in der Regel nicht beteiligt, und dementsprechend sind diese Reflexe vom Bewußtsein unabhängig. Der Wegziehreflex funktioniert auch unter Narkose, solange diese nicht so tief ist, daß sie die neuronale Aktivität im Rückenmark unterdrückt.

Auch ohne Narkose kann man die Unabhängigkeit des Wegziehreflexes vom Schmerzbewußtsein ganz einfach an sich selbst beobachten: berührt man versehentlich eine heiße Herdplatte, dann wird die Hand in der Regel reflektorisch zurückgezogen, bevor der Schmerz eintritt.

Eine Definition der Nozizeptoren als „Afferenzen, die Fluchtreflexe hervorrufen", hat den Vorteil von der bewußten Schmerzwahrnehmung unabhängig zu sein. Aber auch hier gibt es Abgrenzungsprobleme. Fluchtreflexe der Extremitäten gehören zu den „*Flexorreflexen*", und die können auch von eindeutig nichtnozizeptiven Afferenzen ausgelöst werden, z. B. von Gruppe-II-Afferenzen aus Muskelspindeln, wie in einschlägigen Lehrbüchern der Physiologie nachzulesen ist (z. B. Schmidt 1995). Der Flexorreflex dient offenbar auch noch anderen motorischen Aufgaben neben der Nozizeption.

Da verschieden starke physikalische Reize (z. B. verschiedene Hitzegrade) unterschiedlich starken Schmerz hervorrufen, kann man Nozizeptoren am besten folgendermaßen charakterisieren:

➡ Merke
Nozizeptoren sind Sensoren und die zugehörigen afferenten Neurone, die bei unterschiedlich intensiven noxischen Reizen unterschiedlich stark erregt werden. Ihre Erregungen können somit Reize diskriminieren und kodieren, die als unterschiedlich schmerzhaft empfunden werden.

Die Erregungsmuster empfindlicher, d. h. niederschwelliger Mechano- und Thermosensoren differenzieren verschiedene Grade noxischer (gewebeschädigender) Reizung nicht. Häufig werden diese Afferenzen durch sehr intensive Reize weniger erregt als durch schwächere, oder sie werden sogar durch noxische Reize inaktiviert.

Mit dem Nozizeptorbegriff gelang es Sherrington, die Definition dieser Klasse von Sensoren vom Schmerzerlebnis abzukoppeln; damit wurden sie der Untersuchung am narkotisierten Versuchstier zugänglich. Hinzu kommt, daß eine Allgemeinnarkose kaum Einfluß auf die Erregbarkeit von peripheren afferenten Neuronen hat. In den vergangenen Jahren hat sich sogar gezeigt, daß die Eigenschaften der Nozizeptoren erhalten bleiben, wenn man die Haut oder ein anderes Organ in ein Gewebebad überführt und in vitro erforscht. Seither werden die meisten Untersuchungen an isolierten *Organpräparaten* vorgenommen, in denen das extrazelluläre Milieu besser kontrolliert und manipuliert werden kann als im intakten Organismus (s. Abb. 2-12).

2.1.2
Funktionell wichtige Eigenschaften

Leitungsgeschwindigkeit
Afferente Axone in den verschiedenen peripheren Nerven teilt man nach ihrer Leitungsgeschwindigkeit in
- dicke markhaltige $A_{\alpha/\beta}$-Fasern mit Durchmessern von 8–14 µm und Leitungsgeschwindigkeiten von ca. 40–90 m/s,

- dünne markhaltige A_δ-Fasern mit Durchmessern von 2–5 µm und Leitungsgeschwindigkeiten von 2–40 m/s,
- marklose C-Fasern, mit Durchmessern von <2µm und Leitungsgeschwindigkeiten von <2m/s.

Die Verteilung der verschiedenen Klassen von Nervenfasern in Haut- und Muskelnerven ist ähnlich (Abb. 2-2), viszerale Nerven enthalten fast nur dünne markhaltige und marklose Nervenfasern.

Reizt man einen Nerv elektrisch, dann ist die Reizschwelle der einzelnen Axone umgekehrt proportional zu ihrem Durchmesser. Die dicken Nervenfasern benötigen die schwächsten Reizströme, die dünnen C-Fasern die stärksten. Ein elektrischer Reiz wird schmerzhaft, sobald er stark genug ist, dünne markhaltige A_δ-Fasern zu erregen. Werden zusätzlich C-Fasern erregt, wird der Schmerz stärker und klingt länger nach. Schmerz wird somit physiologischerweise durch dünne Nervenfasern vermittelt.

Die meisten, aber nicht alle *langsam leitenden* Hautafferenzen sind nozizeptiv. Unter den A_δ-Afferenzen gibt es eine klar definierte Population von empfindlichen Sensoren für Kaltreize und unter den C-Afferenzen empfindliche Sensoren für Warmreize, v. a. in der Gesichtshaut. Andere A_δ- und C- Afferenzen sind empfindliche Mechanosensoren.

Die Afferenzen der Fluchtreflexe sind die A_δ-Fasern, die C-Fasern spielen wegen ihrer extrem langsamen Leitungsgeschwindigkeit für Fluchtreflexe eine geringe Rolle. Ganz anders ist es bei der bewußten Schmerzwahrnehmung und bei den Reflexen des vegetativen Nervensystems. Hier sind die weitaus häufigeren C-Fasern die wichtigere Gruppe von Afferenzen.

Die Leitungsgeschwindigkeit der C-Fasern ist so langsam, daß man die Impulsleitung in A_δ- und C-Fasern auch subjektiv unterscheiden kann, zumindest wenn Hand oder Fuß gereizt werden, die Impulse also über eine beträchtliche Strecke im Körper geleitet werden müssen, bevor sie das ZNS erreichen. Ein Stromstoß oder ein Nadelstich vermittelt dann das *Doppelschmerzphänomen*: Nach dem Reiz setzt sofort eine Schmerzempfindung ein, die als „stechend" erlebt wird; nach einem kurzen, schmerzfreien Intervall folgt dann eine 2. Schmerzwelle, oft von brennendem oder bohrendem Charakter. Man hat diese beiden Schmerzkomponenten „1." und „2." Schmerz genannt.

A_δ-Fasern und C-Fasern verhalten sich unterschiedlich bei Reizwiederholung. Wird Schmerz z. B. durch kurze Hitzepulse hervorgerufen, die alle 3 s wiederholt werden, dann schwächt sich der „1." Schmerz kontinuierlich ab, während der „2." zunimmt. Dem entspricht eine verminderte Antwort der A_δ-Fasern bei wiederholter Reizung, während die Zunahme des durch C-Faser vermittelten Schmerzes wahrscheinlich auf einer zentralen Summation an den Synapsen im Hinterhorn des Rückenmarks beruht („wind up", s. S. 102; Price et al. 1977).

Differentielle Nervenblockaden

Dünne Nervenfasern sind weniger empfindlich für tonischen Druck auf den Nerv und für Ischämie. Möglicherweise sind sie hingegen empfindlicher für Lokalanästhetika. Experimentelle differentielle Nervenblockaden wurden meist durch Druck erzeugt, z. B. auf den N. radialis superficialis über dem Radiuskopf, oder durch

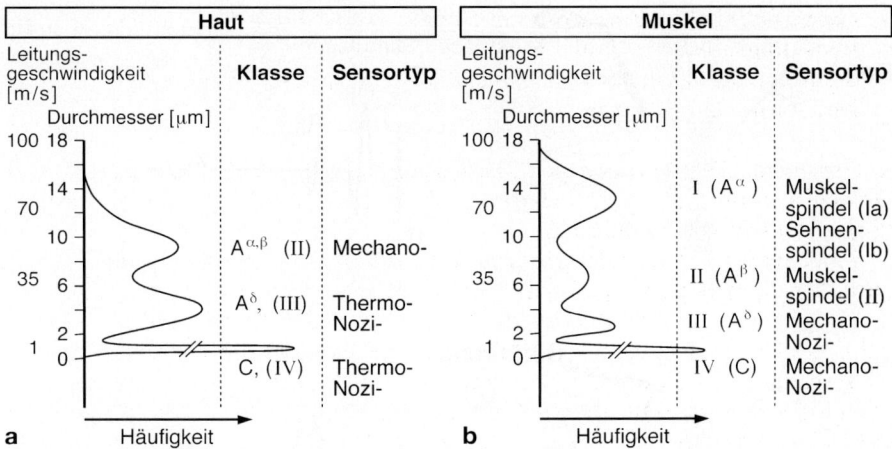

Abb. 2.2. Nervenfaserklassen in menschlichen Haut- und Muskelnerven. Das Diagramm zeigt die Häufigkeitsverteilung, Leitungsgeschwindigkeiten und Durchmesser der verschiedenen Typen von Hautafferenzen (**A**) und Muskelafferenzen (**B**). Die Gruppe der marklosen C-Fasern ist in beiden Diagrammen unterbrochen, um anzudeuten, daß diese Fasern proportional häufiger sind, als aus der Verteilung ersichtlich. In Wirklichkeit stellen die C-Fasern in Haut- und Muskelnerven mindestens die Hälfte aller Nervenfasern. (Aus: Handwerker 1995a)

Ischämie, z. B. an Extremitätennerven durch eine Blutdruckmanschette[1]. Bei der differentiellen Blockade fallen mit zunehmender Dauer der Ischämie bzw. des Druckes zunächst die $A_\alpha/_\beta$-Fasern aus. Das macht sich als Verlust der Sensibilität für schwache Berührungsreize im innervierten Hautgebiet bemerkbar. Dann folgen die A_δ-Fasern, was sich v. a. als Verlust der Kaltempfindung manifestiert. In dieser Situation werden dann immer noch Nadelstiche als schmerzhaft empfunden, der Schmerz hat sogar eine Tendenz, unangenehmer zu werden und stärker nachzuklingen, wenn nur noch die C-Fasern im blockierten Nerv Impulse weiterleiten (Mackenzie et al. 1975). Dramatisch wirkt sich die Blockade aller markhaltigen Fasern z. B. auf die Empfindung bei Applikation eines Kaltreizes aus, z. B. wenn ein Eisstückchen auf die Haut gelegt wird. Die „normale" Kaltempfindung (vermittelt durch A_δ-Fasern) ist verschwunden, statt dessen ruft dieser Reiz nun einen dumpfen, bohrenden Schmerz hervor (Abb. 2-3).

Empfindlichkeit für Capsaicin
Viele Nozizeptoren zeichnen sich durch ihre Empfindlichkeit für eine Gruppe pflanzlicher Wirkstoffe aus, von denen der wichtigste das *Capsaicin* ist (Abb. 2-4), das in vielen Paprikaarten vorkommt und deren „scharfen" Geschmack verursacht. Capsaicin erregt die meisten C-Nozizeptoren und eine bestimmte Population von A_δ-Nozizeptoren bereits in sehr niedrigen Konzentrationen. Der Erregung folgt oft

---

[1] Beide Arten der Blockade sind allerdings nicht ungefährlich, da sie bei unsachgemäßer Anwendung zu Nervenschäden führen können.

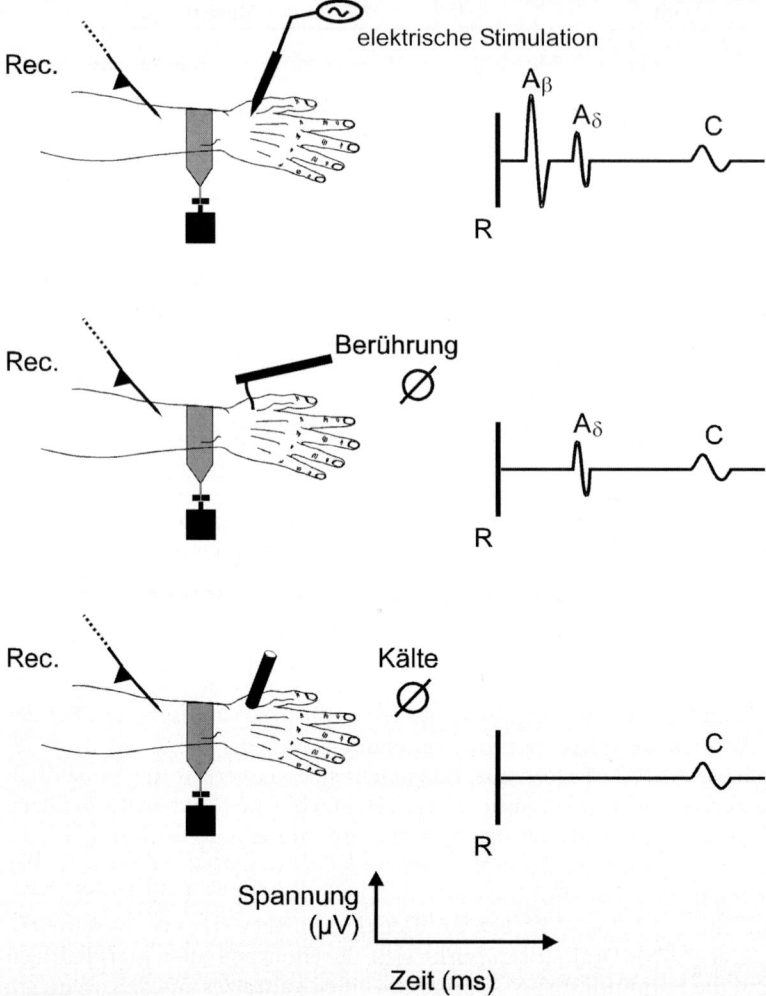

Abb. 2.3. Schematische Darstellung eines differentiellen Nervenblocks. Das Schema *links* deutet den Druckblock des Hautastes des N. radialis an der Stelle an, an der er über dem Radiuskopf verläuft. *Rec.* Ableitung eines Summenaktionspotentials aus diesem Nerven. Elektrische Reizung der Haut im Innervationsgebiet führt vor dem Block zu einer Erregung der 3 Klassen von Nervenfasern: $A\beta$, $A\delta$ und C. Wirkt der Block längere Zeit ein, fällt zunächst die Leitung in den markhaltigen $A\beta$-Fasern aus, die die schnellste Leitungsgeschwindigkeit haben. Danach wird leichte Berührung im Innervationsgebiet des Nerven nicht mehr wahrgenommen. Nach längerer Einwirkung des Druckblockes fallen auch die $A\delta$-Fasern aus. Dann wird auch ein Kältereiz (z. B. durch einen eisgekühlten Metallstab) im Innervationsgebiet des Nerven nicht mehr wahrgenommen. Am längsten bleibt die Leitung in den C-Fasern erhalten, die v. a. nozizeptive Information vermitteln

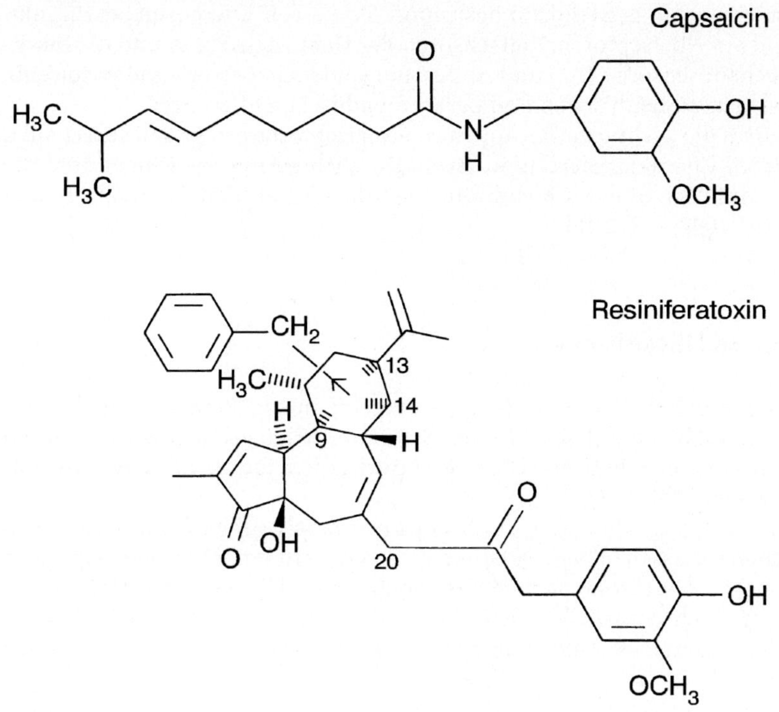

Capsaicin

Resiniferatoxin

Abb. 2.4. Formeln von Capsaicin und Resiniferatoxin

eine – zumindest vorübergehende – Inaktivierung der Nozizeptoren. Applikation von konzentrierten Capsaicinlösungen zerstört die nozizeptiven Nervendigungen in der Haut oder in den Schleimhäuten, die sich dann im Verlauf von Tagen bis Wochen wieder regenerieren (Nolano et al. 1996). Die zerstörerische Capsaicinwirkung ist bei erwachsenen Versuchstieren auf die terminalen Axone beschränkt. Bei neugeborenen Ratten zerstört systemische Capsaicingabe die meisten kleinen Hinterwurzelganglienzellen vollständig. Diese Tiere haben dann zeitlebens ein stark reduziertes peripheres nozizeptives System.

Capsaicin ruft somit bei aufsteigender Konzentration an den nozizeptiven Nervenendigungen und mit zunehmender Einwirkungsdauer folgende Wirkungen hervor:
- Erregung,
- vorübergehende Unerregbarkeit durch chemische Reize,
- vorübergehende Unerregbarkeit durch andere Reize,
- reversible Degeneration der Axonterminale,
- dauernde Degeneration kleiner Hinterwurzelganglienzellen bei neugeborenen Nagetieren.

Diese Capsaicinwirkungen sind auf bestimmte Typen von Afferenzen beschränkt, überwiegend auf Nozizeptoren. Kaltsensoren der Haut (A_δ-Axone) und die markhaltigen Mechanosensoren (A_δ- und A_β-Axone) sind nicht betroffen, ebensowenig die motorischen, sympathischen und parasympathischen Efferenzen.

Da Capsaicin die wichtigsten Gruppen von Nozizeptoren erregt und ausschaltet, ist es für deren Charakterisierung wertvoll. Kürzlich gelang das Klonen und die strukturelle Aufklärung eines Membranrezeptors VR_1, an den Capsaicin bindet (Caterina et al. 1997; s. S. 22ff).

2.1.3
Ultrastruktur und Histochemie

C-Fasern laufen in den Nerven in Gruppen vereint, in sog. Remak-Bündeln, umschlossen jeweils von einer Hülle, die von Schwann-Zellen gebildet wird, während A-Fasern einzeln von Schwann-Zellen versorgt werden, die sie mit einer Myelinscheide umgeben (Abb. 2-5).

Wenn die Axone auf dem Weg zu ihrem Innervationsgebiet die letzten feinen Nervenästchen verlassen haben, verlieren die A-Axone in ihren Endverzweigungen die Markscheide. Alle Axone bleiben aber noch für ca. 1/3 der terminalen Nervenendigung von Schwann-Zellen bedeckt. In der terminalen Region bilden die Axone häufig perlenartige Auftreibungen. Das sensorische Axon ist im terminalen

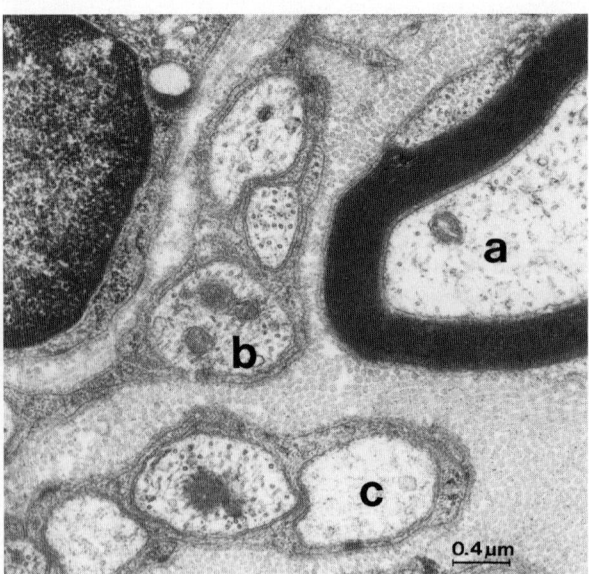

Abb. 2.5. Elektronenmikroskopischer Querschnitt durch einen menschlichen Nerven (Ausschnitt). In (a) ist eine dicke markhaltige Nervenfaser angeschnitten, die Markscheide ist als breite dunkle Umhüllung dargestellt. (b) und (c) zeigen Remak-Bündel, in denen jeweils eine Schwann-Zelle ohne Markscheide mehrere C-Fasern umhüllt, die gemeinsam in diesem Bündel verlaufen. (Mit freundlicher Genehmigung von W. Neuhuber)

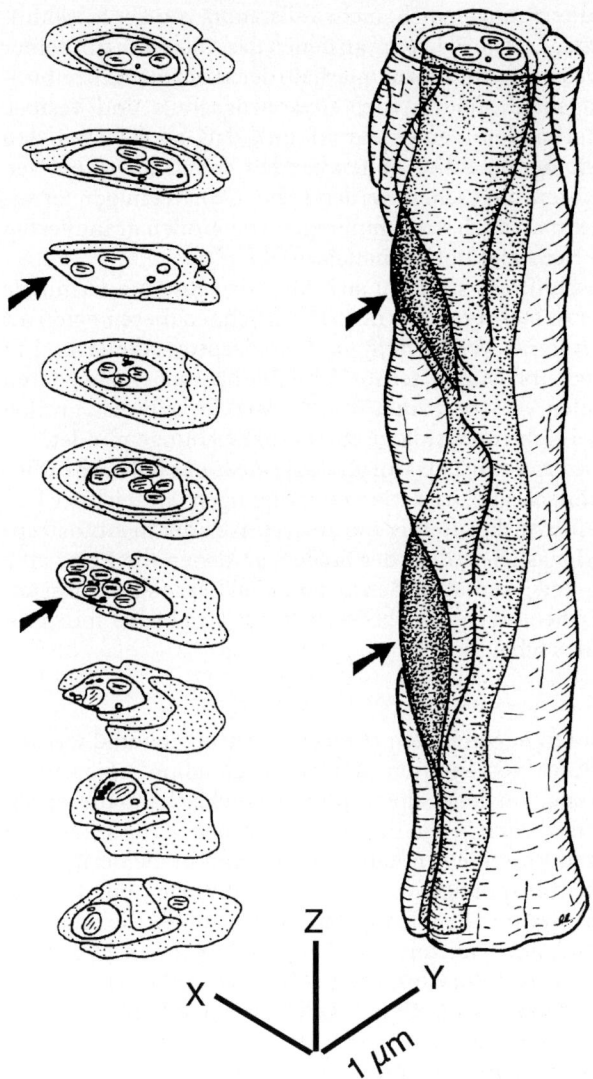

Abb. 2.6. Rekonstruktion eines Ausschnitts aus der Nervenendigung einer vermutlich nozizeptiven afferenten Nervenfaser. Die Schemata *links* skizzieren die elektronenmikroskopischen Querschnitte dieser Faserendigung. *Rechts* sieht man die Rekonstruktion des Verlaufes der Terminale. An den mit *Pfeilen* markierten Stellen hat sich die Schwann-Zellhülle vom Axon zurückgezogen, wodurch die Axonoberfläche in direkten Kontakt mit der Umgebung tritt. Dies sind vermutlich Transduktionsstellen dieser Nervenendigung. (Mit freundlicher Genehmigung von K. Meßlinger)

Bereich und v. a. an diesen Auftreibungen nicht mehr vollständig von der Schwann-Zelle umschlossen, sondern zeigt „freie Flächen", an denen das Axolemm mit seiner Basallamina direkt an die Umgebung angrenzt. Innerhalb der axonalen Auftreibungen sind Mitochondrien angehäuft, häufig auch Glykogengranula und Vesikel. Diese Kombination von Merkmalen deutet darauf hin, daß es sich bei den Axonverdickungen um physiologisch aktive Zonen handelt, die als die rezeptiven Stellen, die eigentlichen Sensoren, angesehen werden (Abb. 2-6). In einigen terminalen Axonabschnitten findet man auch Ansammlungen von großen granulierten Vesikeln, die wahrscheinlich Neuropeptide enthalten.

Diese rezeptiven Axonabschnitte erstrecken sich über das gesamte terminale Axon auf einer Länge von bis zu mehreren 100 m. Wir bezeichnen diese Region als „Axonterminale", oder „nozizeptive Nervenendigung". Nozizeptive Axone sind in der Regel mehrfach verzweigt und bilden sensorische Endbäumchen aus, deren Äste alle mit Nerventerminalen versehen sind. Dies erklärt die teilweise großen rezeptiven Felder, die man bei elektrophysiologischen Untersuchungen findet.

Die moderne elektronenmikroskopische Morphologie stellt mit höherer Auflösung dar, was man früher einfach als „freie Nervenendigungen" bezeichnet hat. Leider gibt sie uns bislang keine Auskunft über die nozizeptive oder nichtnozizeptive Funktion der Transduktionsstellen, d. h. der Stellen, an denen die Reize eine Membranpotentialänderung bewirken, das „Sensorpotential". Transduktionsstellen für mechanische, thermische und chemische Reize lassen sich bisher morphologisch nicht voneinander unterscheiden.

Synthese von Neuropeptiden

Die Zellkörper der Nozizeptoren liegen in den Hinterwurzelganglien und werden daher als DRG-Zellen bezeichnet (von englisch „dorsal root ganglion"). Sie sind in der Regel kleiner als die Neurone, von denen die empfindlichen Mechanoafferenzen ausgehen. In den Zellkörpern werden – wie bei allen Neuronen – von Genen im Zellkern gesteuert Peptide und Proteine synthetisiert, die dann in die peripheren und zentralen Axonterminale transportiert werden. Nozizeptive Neurone synthetisieren typischerweise *Neuropeptide*. Die wichtigsten Neuropeptide, die in diesen Ganglienzellen gebildet werden, sind *Substanz P (SP), Neurokinin A (NKA),* das mit SP zur Gruppe der *Tachykinine* gerechnet wird, und *CGRP („calcitonin gene-related peptide")*. Dabei ist die Population der CGRP-haltigen Neurone erheblich größer als die Gruppe derer, die SP synthetisieren.

In der Regel synthetisiert ein Neuron mehr als ein Neuropeptid. Häufig ist die Kombination von SP und CGRP (Abb. 2-7). Je nach Säugetierspezies und innervierten Organen enthalten bis zu 80% der kleinen DRG-Zellen mit langsam leitenden Axonen CGRP, und 25–60% von ihnen enthalten SP. CGRP, nicht aber SP, findet sich normalerweise auch in einigen großen DRG-Zellen mit markhaltigen Axonen, möglicherweise der A_δ-Klasse.

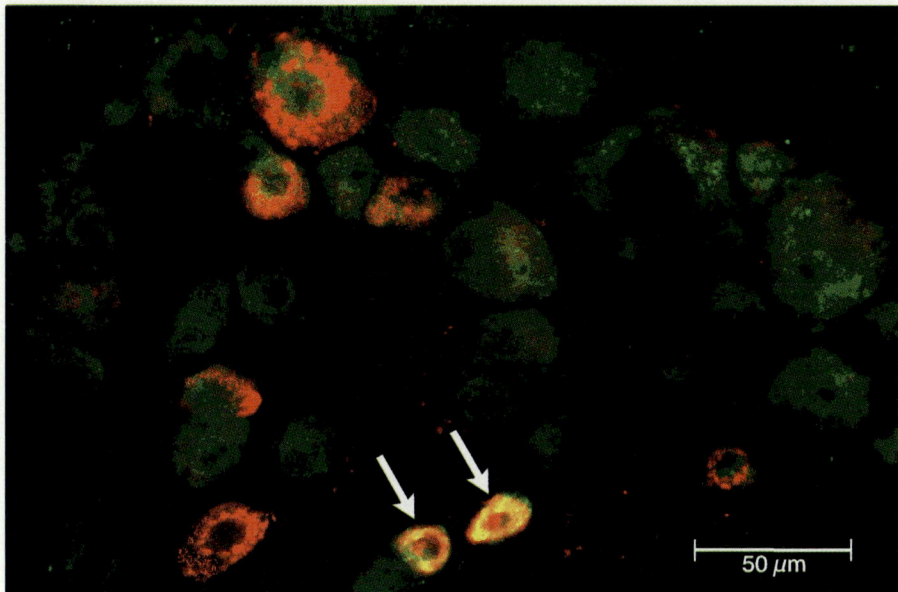

Abb. 2.7. Immunzytochemische Darstellung der Zellkörper von afferenten Neuronen in einem Hinterwurzelganglion (Spinalganglion) der Ratte mit konfokaler Lasermikroskopie. Die *rot ange-färbten* Zellkörper enthalten CGRP, 2 kleinere Neurone, die sowohl CGRP als auch SP enthalten, erscheinen in der Mischfarbe *gelb*. Außer diesen neuropeptidhaltigen Zellen sind *mattgrün* erscheinende, nichtmarkierte Zellkörper angeschnitten. Diese Anschnitte gehören meistens zu größeren Zellen, von denen markhaltige Axone ausgehen. Diese Neurone enthalten keine Neuropeptide. (Mit freundlicher Genehmigung von W. Neuhuber)

2.1.4
Transduktionsmechanismen

Unter Transduktion versteht man die Änderung des Membranpotentials eines Sensors unter Einwirkung eines Reizes, die als *Sensorpotential* bezeichnet wird (früher auch Rezeptor- oder Generatorpotential; s. Schmidt 1995). Es gibt bis heute keine Methode, das Sensorpotential bei Nozizeptoren direkt zu messen, sie sind zu klein für die üblichen elektro- und zellphysiologischen Untersuchungsmethoden. Daher werden Membraneigenschaften an dissoziierten Ganglienzellen in Zellkulturen erforscht, also am Modell. Man selektiert dazu die capsaicinempfindlichen kleinen Ganglienzellen, von denen man annimmt, daß sie die Zellkörper von Nozizeptoren sind. Bei Entnahme aus dem Organismus werden natürlich die Axone durchtrennt, und es bleiben kugelige Zellen übrig, die erst nach einigen Stunden für chemische Reize erregbar werden und dabei Eigenschaften entwickeln, die denen von nozizeptiven Axonterminalen ähneln.

Nozizeptoren können durch eine oder mehrere Reizmodalitäten erregbar sein, z. B. durch mechanische, thermische und chemische Reize. Es gibt offenbar verschiedene Transduktionsmechanismen in der Membran von Nozizeptoren. Ist eine nozizeptive Afferenz durch alle 3 Modalitäten erregbar, nennt man sie „*polymodal*", nach einem Vorschlag von Bessou u. Perl (1969).

Physikalische Reize

Über den Mechanismus der *mechanischen Erregbarkeit* nozizeptiver Nervenendigungen ist noch wenig bekannt. Vermutlich gibt es – wie bei anderen Sensoren – Membrankanäle, die durch Verformung der Membran aktiviert werden und z. B. über eine erhöhte Leitfähigkeit für Kationen eine Membrandepolarisation bewirken.

Nozizeptoren werden auch durch starke Abkühlung aktiviert, mit Aktivierungsschwellen unter 10 °C (Li et al. 1996). Der Aktivierungsmechanismus ist nicht bekannt. *Hitzereize* sind aber für die Charakterisierung von Nozizeptoren wichtiger, da in Klinik und Forschung häufig die Hitzeschmerzschwelle (ca. 45 °C) einen Anhaltspunkt für die Aktivierungsschwellen von Nozizeptoren gibt. Kürzlich wurden in einer Subpopulation von vermutlich nozizeptiven Hinterwurzelganglienzellen Membrankanäle elektrophysiologisch charakterisiert, die durch Erhitzung aktiviert werden können. Auch hier handelt es sich um Kationenkanäle, deren Aktivierung zu einer Depolarisation der Zellen führt. Die Identifizierung des VR_1-Rezeptors für Capsaicin ergab, daß dieser Rezeptor ebenfalls hitzesensitiv ist (s. unten).

Chemische Reize

Für das Verständnis der Pathophysiologie von Nozizeptoren sind chemische Reize besonders wichtig. Wie bereits oben erwähnt, ist eine Leitsubstanz für die Abgrenzung der Nozizeptoren das *Capsaicin*. Die Populationen der neuropeptidhaltigen und der capsaicinsensitiven Neurone decken sich weitgehend, aber nicht vollständig. Behandelt man neugeborene Ratten mit Capsaicin, dann ist im späteren Leben der CGRP-Gehalt in den oberflächlichen Schichten des Rückenmarkhinterhorns, in denen die afferenten Axone enden, um ca. 70% vermindert. Funktionell ist allerdings der Effekt dieser Behandlung eingreifender: eine wichtige Funktion der peripheren Endigungen dünner Afferenzen, die *antidrome Vasodilatation,* ist meist völlig erloschen (s. S. 45ff).

Erstaunlich ist, daß viele Nozizeptoren offenbar für bestimmte pflanzliche Substanzen wie Capsaicin besonders empfindlich sind. Was ist die physiologische Bedeutung dieser spezifischen Bindung? Kann man einen endogenen Liganden dieser Membranrezeptoren vermuten, dessen Wirkung die pflanzlichen Substanzen nachahmen, vielleicht zum Schutz dagegen, gefressen zu werden? Bisher wurde noch kein solcher endogener Ligand gefunden. Aber 1997 gelang die Aufklärung der Struktur eines Membranrezeptors für Capsaicin, des VR_1-Rezeptors („V" von „Vanilloid", in bezug auf die chemische Struktur des Capsaicin und anderer Liganden) . Der VR_1-Rezeptor wurde von Julius et al. durch Expressionsklonierung entdeckt (Caterina et al. 1997). Dabei wurden kultivierte DRG-Neurone selektiert, die auf Capsaicin mit einem Anstieg des intrazellulären Ca^{2+} antworten. Die extrahierte cDNA wurde dann in nichtneuronalen Zellen exprimiert und induzierte dort die gleichen Capsaicinantworten. Das isolierte Membranprotein hat vermutlich 6 Transmembrandomänen und ähnelt den Proteinen einer Familie von „storageoperated Ca^{2+} channels" (SOC), d. h. Ca^{2+}-Kanälen, die durch das Entspeichern von intrazellulärem Ca^{2+} aktiviert werden. Der VR_1-Rezeptor wird aber nicht durch Manipulation des intrazellulären Ca^{2+} beeinflußt. Es handelt sich um einen Rezeptor, der direkt einen Membrankanal kontrolliert und selbst nicht spannungsempfindlich ist.

Der VR_1-Rezeptor steuert einen unspezifischen Kationenkanal mit einem Umkehrpotential von ca. 0 mV, der (hierin ähnlich dem NMDA-Kanal) durch eine hohe Permeabilität für Ca^{2+}-Ionen charakterisiert ist. Eine Aktivierung des VR_1-Rezeptors induziert somit v. a. einen Na^+- und Ca^{2+}-Einwärtsstrom in das Neuron. Dieser Strom bewirkt eine Konzentrationserhöhung von freien Ca^{2+}-Ionen im Neuron (Abb. 2-8).

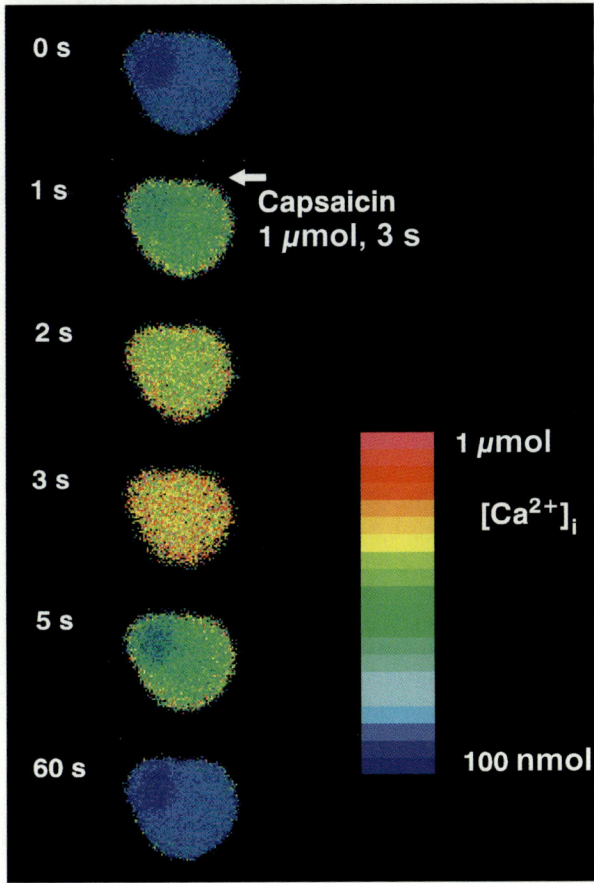

Abb. 2.8. Bestimmung des Ca^{2+}-Anstieges in einer sensorischen Hinterwurzelganglienzelle (DRG-Zelle, Spinalganglienzelle) im Gewebebad nach Applikation von Capsaicin. Das freie intrazelluläre Ca^{2+} steigt innerhalb von 2 s fast um den 10fachen Wert an und fällt nach Auswaschen des Capsaicin innerhalb kurzer Zeit wieder ab. Diese Reaktion der capsaicinempfindlichen Spinalganglienzellen wurde von Julius et al. benutzt, um die Zellen für die Klonierung des VR_1-Rezeptors zu selektieren (s. Text; mit freundlicher Genehmigung von M. Kress)

Der klonierte Kanal zeigt die gleichen unterschiedlichen Affinitäten für verwandte Liganden wie der native Rezeptor und wird durch den kompetitiven Antagonisten *Capsazepin* geblockt. Interessanterweise wird die Funktion dieses Membranrezeptors nicht beeinflußt durch die wichtigsten endogenen algogenen Substanzen: ATP, Serotonin, Acetylcholin, Bradykinin, Histamin und hypertone NaCl-Lösungen. Sie wird auch nicht beeinflußt durch Substanz P oder Glutamat.

Der VR_1-Kanal wird nicht durch H^+-Ionen aktiviert, aber eine pH-Wert-Erniedrigung potenziert den durch Capsaicin induzierten Strom. Hingegen wird der VR_1-Rezeptor offenbar direkt durch Hitze aktiviert. Es wurde daher spekuliert, daß dieser Rezeptor vielleicht ein Molekül ist, das entwicklungsgeschichtlich die Aufgabe übernahm, auf noxische Hitzereize zu reagieren (es ist allerdings möglicherweise nicht das einzige Rezeptormolekül für Hitze). Die Aktivierung durch die pflanzliche Stubstanz Capsaicin könnte nach dieser Hypothese auch ein Epiphänomen sein (Clapham 1997).

Julius et al. haben den neuentdeckten Kanal vorsichtshalber $VR_{„1"}$ genannt, um anzudeuten, daß es noch weitere Membranrezeptoren und Kanäle geben könnte, die durch Capsaicin gesteuert werden. Ein Hinweis darauf sind Capsaicinwirkungen, die nicht durch den kompetitiven Antagonisten Capsazepin blockiert werden können.

Die Entdeckung des VR_1-Rezeptors sollte nicht den Blick dafür verstellen, daß es multiple chemische Mediatoren der Nozizeption gibt. Dazu gehören auch sehr fundamentale Änderungen des Gewebsmilieus. So bewirkt z. B. die Konzentrationserhöhung der H^+-Ionen auch direkt die Nozizeptorerregung, eine Wirkung, die offenbar nicht über den VR_1-Rezeptor vermittelt wird. Dieser Mechanismus ist vermutlich pathophysiologisch wichtig, da in entzündetem Gewebe und im Muskel, der unter ischämischen Bedingungen arbeitet (z. B. Herz bei Koronarinsuffizienz) regelmäßig ein sehr niedriger extrazellulärer pH-Wert vorliegt.

Der enge Zusammenhang zwischen niedrigem pH-Wert und Schmerz läßt sich in verschiedenen Geweben nachweisen (Abb. 2-9). So entsteht im ischämischen, kontrahierenden Muskel ein pH-Wert von ca. 6,2 innerhalb von wenigen Minuten, und gleichzeitig wird die Muskelkontraktion zunehmend schmerzhaft. In der Haut entsteht Schmerz bei Superfusion von sauren Lösungen im „Blister-base-Experiment" (bei dem über den Grund einer experimentell erzeugten Hautblase Lösungen superfundiert werden; Keele u. Armstrong 1964).

Die Erregungsschwellen für Nozizeptoren in einem Hautnervenpräparat liegen bei pH-Werten von 6,9–6,1. Es kommt zu einer stärkeren Erregung bei niedrigerem pH-Wert mit einem Maximum bei einem pH-Wert von ca. 5,2. Bei noch niedrigerem pH-Wert läßt der Schmerz wieder nach, da eine Inaktivierung von Na^+-Kanälen einen lokalanästhetischen Effekt bewirkt (Steen et al. 1992).

Es gibt mehrere Typen von Membrankanälen, die durch H^+-Ionen aktiviert werden. Für die Nozizeptorerregung ist vermutlich ein Kanaltyp verantwortlich, der in capsaicinempfindlichen Ganglienzellen gefunden wird. Er hat eine Aktivierungsschwelle bei einem pH-Wert von ca. 6,3, und vermittelt einen langsam inaktivierenden Kationenstrom (Bevan u. Yeats 1991). Daß dieser Kanaltyp nicht mit dem capsaicinaktivierten Kanal identisch ist, wird auch dadurch nahegelegt, daß das Verhältnis von Na^+- und Ca^{2+}-Leitfähigkeit der beiden Kanaltypen nicht identisch ist (Zeilhofer et al. 1997).

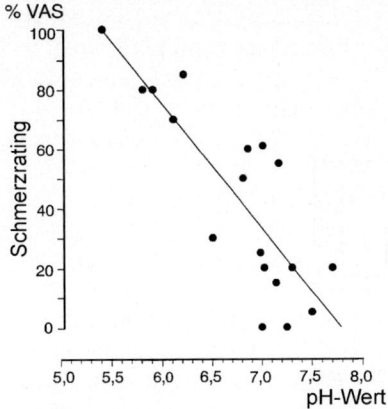

Abb. 2.9. Zusammenhang zwischen der Schmerzhaftigkeit von Ulzera im Fußbereich und dem pH-Wert, der bei Patienten auf dem Grund eines Ulkus mit einer Sonde gemessen werden konnte. Daten aus 18 Messungen an verschiedenen Patienten. Die Korrelation zwischen der Einschätzung der ulkusbedingten Spontanschmerzen auf einer visuellen Analogskala und dem pH-Wert betrug r=−0,83. (Mit freundlicher Genehmigung von K.H. Steen)

Sowohl der durch den pH-Wert induzierte Kationenstrom in isolierten DRG-Zellen als auch die oben erwähnte Erregung von Nozizeptoraxonterminalen in vitro wird durch andere Entzündungsmediatoren verstärkt (Kress u. Reeh 1996; Abb. 2-10). Die meisten dieser Entzündungsmediatoren wirken selbst eher *sensibilisierend* und nicht so sehr direkt *erregend* auf Nozizeptoren (s. Kap. 3 und Abb. 3-10). An dieser Stelle sollen nur Mediatoren besprochen werden, von denen bekannt ist, daß sie über Bindung an Membranrezeptoren Nozizeptoren direkt erregen können. Das geschieht über Membrankanäle, die direkt oder indirekt (über Second-messenger-Prozesse) an einen Membranrezeptor für diese Substanzen gekoppelt sind (Abb. 2-11).

Zu den direkt kanalgekoppelten Rezeptoren gehört der VR_1-Rezeptor und bestimmte Subtypen von Serotoninrezeptoren, z. B. der *5-HT$_3$-Rezeptor*.

Bradykinin, das bei Entzündungsvorgängen auf verschiedenen Wegen freigesetzt wird, kann als Prototyp einer Substanz gelten, die über Second-messenger-Kaskaden eine Nozizeptorerregung bewirkt. An verschiedenen Zelltypen wurden 2 Typen von Bradykininrezeptoren identifiziert, die als B_1 und B_2 bezeichnet werden. Der B_2-Rezeptor ist in der Membran vieler Zellen konstitutionell exprimiert, auch an Nozizeptoren. Ankopplung des Bradykininmoleküls an diesen Membranrezeptor aktiviert ein G-Protein. Die dann folgenden Second-messenger-Prozesse können in verschiedenen Zellen unterschiedlich ablaufen. Einige möglicherweise für die Nozizeptorerregung wichtige Pfade sind in Abb. 2-11b skizziert. Die Aktivierung des G-Proteins kann die Erhöhung des freien intrazellulären Ca^{2+} induzieren *(1)*, wodurch Kanäle aktiviert werden können, die einen Kationeneinwärtsstrom vermitteln *(3)*. Das G-Protein kann aber auch Ca^{2+}-unabhängige Second-messenger-Kaskaden induzieren, durch die depolarisierende Kanäle aktiviert werden *(2)*.

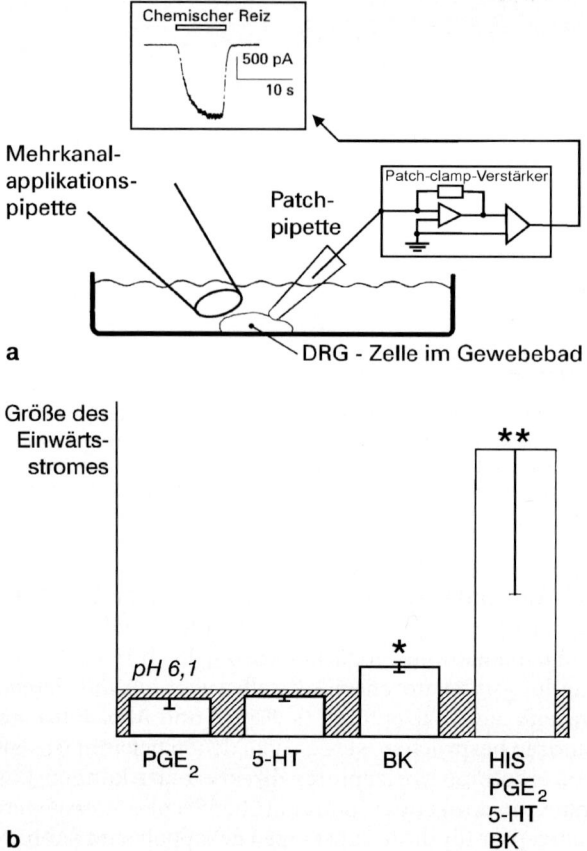

a

b

Abb. 2.10. a Schematische Darstellung der Ableitung von einer sensorischen Hinterwurzelganglienzelle (DRG-Zelle, Spinalganglienzelle) im Gewebebad mit der Patch-clamp-Methode („whole cell patch"). Links ist eine Applikationspipette dargestellt, über die auf das Neuron Lösungen von Entzündungsmediatoren appliziert werden können. Das *eingerahmte* Diagramm zeigt das Beispiel eines Membranstromes (Einwärtsstrom nach abwärts) bei chemischer Reizung. **b** Mittlere Größe des Einwärtsstromes bei Applikation verschiedener Mediatoren. Die *schraffierte Fläche* repräsentiert die mittlere Amplitude des Einwärtsstromes bei Applikation von Protonen (pH-Wert: 6,1), die *Säulen* die Größe des Stromes bei Applikation von Entzündungsmediatoren, bzw. einer Kombination von Entzündungsmediatoren (*rechter Balken*). *PGE2* Prostaglandin E_2, *5-HT* Serotonin, *BK* Bradykinin, *HIS* Histamin. Alle Mediatoren wurden in der Konzentration 10^{-5} mol/l appliziert. In der Kombination potenzieren sich die verschiedenen Mediatoren. (Daten aus Kress et al. 1977, mit freundlicher Genehmigung)

Die Nozizeptorerregung durch Bradykinin schwächt sich bei Dauereinwirkung schnell ab (s. Abb. 3-10). Auch diese Tachyphylaxie läßt sich durch Second-messenger-Prozesse erklären. So kann das erhöhte intrazelluläre Ca^{2+} das G-Protein wieder inaktivieren *(5)* und gleichzeitig K^+-Kanäle aktivieren, die das Membranpotential wieder zum Ruhepotential zurückführen *(4)*.

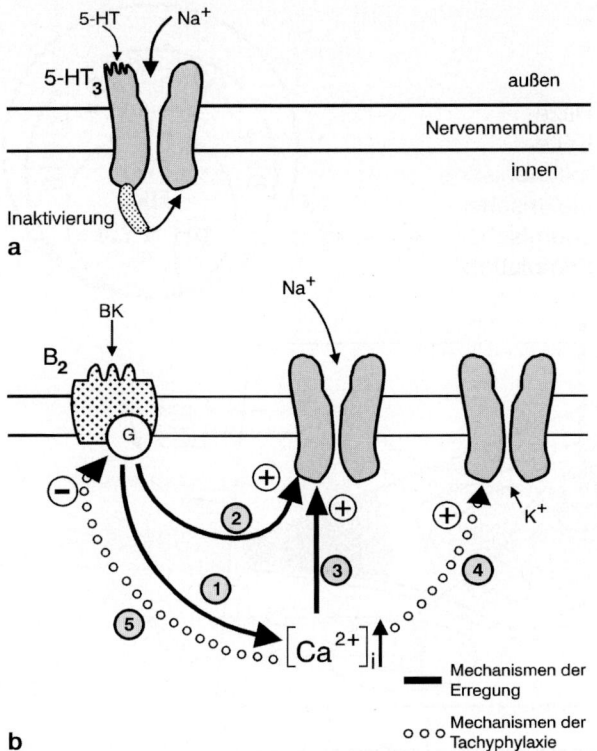

Abb. 2.11. Beispiele von Membranrezeptoren für Entzündungsmediatoren in den Membranen nozizeptiver Nervenendigungen, deren Aktivierung zur Nozizeptorerregung führen kann: **a** 5-HT3-Rezeptor als Beispiel eines direkt kanalgekoppelten Rezeptors. Reaktion von Serotoninmolekülen mit diesem Rezeptor führt zu einem Kationeneinwärtsstrom (überwiegend Na$^+$). **b** Der Bradykinin-B2-Rezeptor als Beispiel eines G-Protein-gekoppelten Rezeptors, der die Membranleitfähigkeit über Second-messenger-Prozesse beeinflußt. Die *schwarzen Pfeile* deuten Aktivierungsprozesse, die *gepunkteten* Inaktivierungsprozesse an. Ein Sensorpotential (d. h. eine Depolarisation) kann durch Erhöhung der Leitfähigkeit in Kationenkanälen zustandekommen, über die vorwiegend ein Einwärtsstrom (z. B. von Na$^+$) erfolgt, oder über Inaktivierung von K$^+$-Kanälen. Die Erhöhung des intrazellulären Ca^{2+}, die im Zentrum der Aktivierungsprozesse steht, führt auch zur Inaktivierung des G-Proteins dieses Rezeptors und somit zur Tachyphylaxie. Nähere Erläuterungen s. Text.

Prostaglandine der E-Gruppe können über verschiedene Membranrezeptoren wirken, die alle G-Proteine steuern. *Histamin,* das eine Subgruppe von nozizeptiven Afferenzen erregt (s. S. 34), wirkt über *H1-Rezeptoren,* die ebenfalls über G-Proteine intrazelluläre Second-messenger-Prozesse aktivieren.

Die beschriebenen Entzündungsmediatoren – und vermutlich noch weitere, bisher noch nicht untersuchte – können in entzündetem Gewebe synergistisch wirken. Untersucht man die Nozizeptorerregung z. B. im Hautnervpräparat, dann erweist sich, daß eine Kombination von Entzündungsmediatoren wirksamer ist als die Applikation von Einzelsubstanzen. Abbildung 2-12 zeigt schematisch die

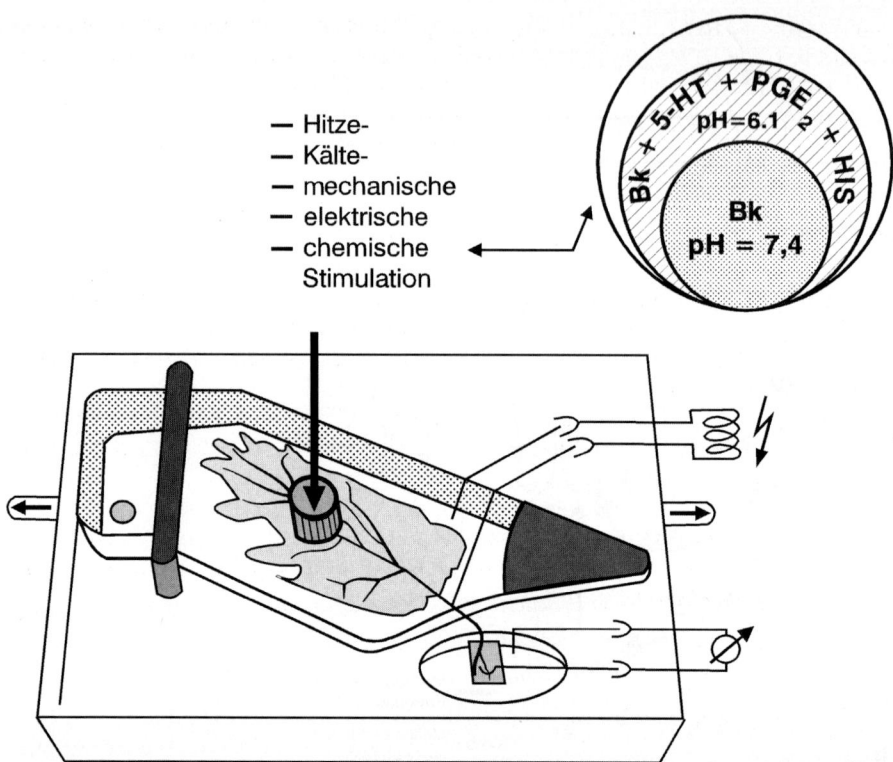

— Hitze-
— Kälte-
— mechanische
— elektrische
— chemische
Stimulation

Abb. 2-12. Hautnervenpräparat zur Untersuchung von Nozizeptoren in vitro. Die dargestellte Kammer nimmt ein Stück Haut mit den zugehörigen Hautnerven auf, die einem getöteten Versuchstier entnommen wurden. Die Haut liegt mit der Innenseite (Koriumseite) nach oben, wodurch die Nerven sichtbar werden. Reizt man den Nervenstamm elektrisch und leitet die Impulse (Aktionspotentiale oder Spikes) einer einzelnen nozizeptiven Nervenfaser ab, läßt sich die Leitungsgeschwindigkeit dieser Nervenfaser bestimmen. Über dem rezeptiven Feld der Nervenfaser kann eine lokale Kammer errichtet werden, in der das extrazelluläre Milieu rasch ausgetauscht werden kann. Die Reizung der Axonterminale mit exakt bestimmten Konzentrationen von Entzündungsmediatoren und anderen chemischen Substanzen wird dadurch möglich. Außerdem können an den Nervenendigungen physikalische Reize zur Charakterisierung und zur Untersuchung von Sensibilisierung appliziert werden. Die *Flächen der Kreise im oberen Teil* der Grafik illustrieren die Wirkung von verschiedenen Entzündungsmediatoren auf nozizeptive Nervenendigungen. Die kleinste, *gepunktete* Fläche repräsentiert den Anteil der CMH-Nozizeptoren im Hautnervenpräparat, die durch den Mediator Bradykinin (*BK*) erregt werden, die nächstgrößere, *gestrichelte* Fläche die Nozizeptorpopulationen, die durch eine Kombination von BK mit anderen Mediatoren, in einer „Entzündungssuppe", erregt werden (*5-HT* Serotonin, *PGE₂* Prostaglandin E_2, *HIS* Histamin), die *weiße Gesamtfläche* repräsentiert die Gesamtpopulation der CMH-Nozizeptoren. Nähere Erläuterungen s. Text. (Mit freundlicher Genehmigung von P.W. Reeh)

Versuchsanordnung zur Untersuchung von Nozizeptoren im Hautnervenpräparat und die Wirksamkeit von Mediatorkombinationen bei der Erregung von Nozizeptorpopulationen. Die verstärkte Wirkung einer Kombination von Entzündungsmediatoren deutet darauf hin, daß die Nozizeptormembran ein Mosaik verschiedener synergistischer Rezeptorsysteme aufweist. Zusätzlich wirken verschiedene Second-messenger-Prozesse synergistisch, wie in Abb. 2-11 skizziert. Der wirkungsvollste endogene chemische Reiz für die Nozizeptoren ist somit nicht ein einzelner Mediator, sondern eine Kombination von Mediatoren, die auch als *„Entzündungssuppe"* (*„inflammatory soup"*) bezeichnet wurde.

Wie verschiedene Substanzen an den Nozizeptoren interagieren, ist dabei im einzelnen noch nicht bekannt. Es gibt mehrere denkbare Wege:

- Die Depolarisation des Membranpotentials durch 2 Mediatoren addiert sich, so daß die Schwelle zur Auslösung von Aktionspotentialen früher erreicht wird.
- Die Effekte bei der Aktivierung intrazellulärer Second messenger verstärken sich, so daß es zu einer größeren Gesamtwirkung auf einen Typ von Membranka-nälen kommt.
- Ein hinzukommender Mediator hebt desensitivierende Second-messenger-Pro-zesse in der Zelle auf, wodurch die Wirkung anderer Mediatoren auf das Mem-branpotential verstärkt wird.

Die Synergismen der Bestandteile von „Entzündungssuppen" sind wichtige Mecha-nismen der *Sensibilisierung* von Nozizeptoren. Diese werden in einem späteren Abschnitt besprochen (s. S. 90ff).

2.1.5
Nozizeptortypen, Gewebespezifität

Die bisher besprochenen Eigenschaften von Nozizeptoren lassen sich in verschie-denen Geweben nachweisen. Natürlich hat aber jedes Innervationsgebiet Besonder-heiten, die v. a. durch die Funktion des betreffenden Gewebes bedingt sind.

Hautnozizeptoren (Torebjörk et al. 1996)
Die Haut ist das größte Sinnesorgan unseres Körpers, das auch die meisten schä-digenden Reize aufzufangen hat. Nozizeptoren in der Haut lassen sich gut anhand der externen mechanischen, thermischen und chemischen Reize charakterisieren, auf die sie reagieren. Hautnozizeptoren können direkt am Menschen physiologisch charakterisiert und systematisch untersucht werden. Dazu werden Metallmikro-elektroden durch die Haut wacher Probanden in Hautnerven eingestochen, um die Impulsaktivität einzelner Nervenfasern zu registrieren. Man nennt diese Untersu-chungstechnik *Mikroneurographie* (Torebjörk et al. 1996). Versuchsanordnung und Ableitungsergebnisse von einem Nozizeptor sind in Abb. 2-13 dargestellt.

Um Hautnozizeptoren zu charakterisieren wurden häufig *Druckreize* mit kali-brierten v.-Frey-Haaren und *Hitzereize* verwendet. Viele afferente C-Fasern werden durch punktuellen Druck auf ihr rezeptives Feld in der Haut erregt. Die Schwellen liegen meist bei 20–200 mN (=2–20 g). Die meisten dieser Afferenzen werden auch durch Hitzereize aktiviert, wobei die Schwellentemperaturen bei 42–46 °C liegen. Die Mehrzahl dieser Afferenzen reagiert außerdem auf Capsaicin und andere chemische Reize, die brennende Schmerzempfindungen hervorrufen. Man hat diesen Typ von C-Fasern daher *polymodale Nozizeptoren* genannt. Heute wird

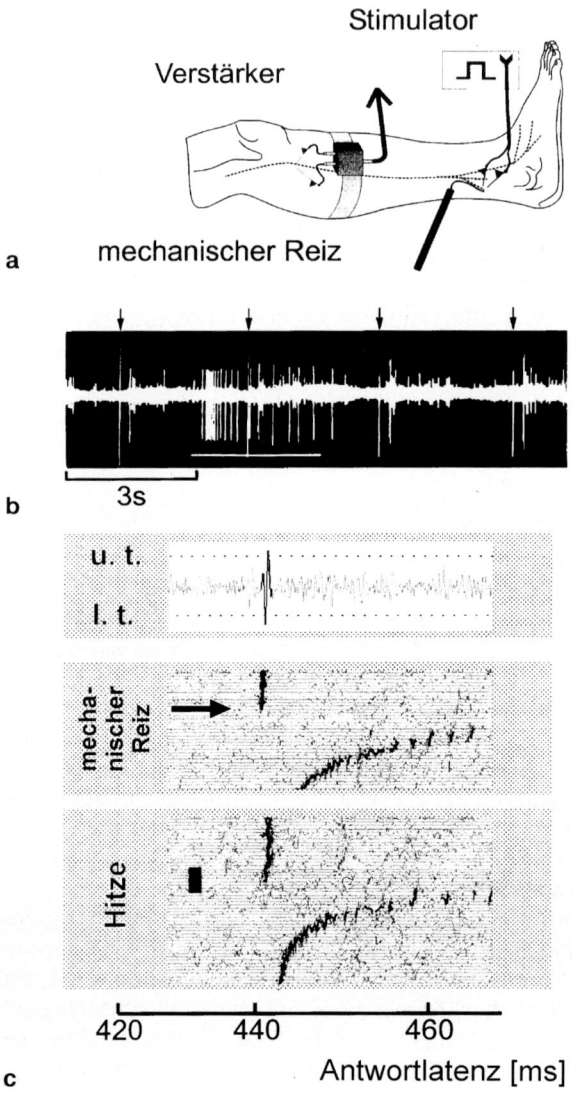

Verstärker

Stimulator

a   mechanischer Reiz

b   3s

u. t.

l. t.

mechanischer Reiz

Hitze

420   440   460

c   Antwortlatenz [ms]

meist der präzisere Begriff *CMH-Afferenzen* verwendet, wobei „C" für C-Faser, „M" für mechanische Rezeptivität und „H" für Hitzeempfindlichkeit steht (s. Abb. 2-13)

Eine Population von A-Afferenzen der Haut hat ganz ähnliche Erregungsschwellen für mechanische und Hitzereize, und diese Afferenzen werden entsprechend als *AMH*-Afferenzen bezeichnet (manchmal als AMH Typ II). Andere A-Fasern werden zunächst nur durch mechanische noxische Reize erregt, können aber bei langer Reizeinwirkung auch durch Hitzereize aktiviert werden (AMH Typ I). Viele CMH- und AMH-Afferenzen werden auch durch Abkühlung der Haut unter 10 °C erregt.

◀───

Abb. 2.13. Schematische Darstellung der elektrophysiologischen Untersuchung einzelner nozizeptiver Nervenfasern beim Menschen in der Mikroneurographie. **a** Versuchsanordnung: elektrische Reizung der Nervenendigungen in der Haut und Ableitung der Aktionspotentiale im Hautast des N. peroneus in Höhe des Knies; **b** Ableitung der Impulse einer einzelnen C-Fasern, die gleichzeitig elektrisch (*Pfeile von oben*) und mechanisch, mit einem v.-Frey-Haar gereizt wurde (*Balken unter der Ableitspur in B*). Die elektrische Reizung der Nervenendigungen führt zu einem Aktionspotential, das nach konstanter Latenzzeit in der Ableitung erscheint, wonach die Leitungsgeschwindigkeit der Faser bestimmt werden kann (**C**, oberste Ableitspur). **c** zeigt die Charakterisierung dieser Nervenfaser mit der „Marking"-Methode. Die Ableitspuren werden in dieser Darstellung eng untereinander geschrieben, wobei jede Antwort auf den elektrischen Reiz, der in 3 s Abstand erfolgt, eine Zeile bildet. In dieser Darstellung erscheint der elektrisch ausgelöste Nervenimpuls (Aktionspotential) dieses Axons als vertikale Spur. Wird der Sensor gleichzeitig zur repetitiven elektrischen Reizung auch durch natürliche Reize erregt, dann kommt es zu einer Verlangsamung der Leitungsgeschwindigkeit, die zu einer Abweichung der Impulsspur nach rechts führt. Nach Ende des Reizes bewegt sich die Impulsspur wieder langsam auf die ursprüngliche Position zurück. Da die betreffende C-Faser durch mechanische und Hitzereize erregt wurde, handelt es sich hier um eine CMH-Faser. (Daten von Schmidt, R., Schmelz, M., Torebjörk, H.E. und Handwerker, H.O.; mit freundlicher Genehmigung)

Allerdings sind nicht alle Nozizeptoren polymodal. In einer Population von mehreren hundert C-Fasern, die aus dem Hautast des N. peroneus des Menschen abgeleitet wurden, fanden sich ca. 50% *CMH*, ca. 20% *CM* (d. h. Afferenzen, die durch mechanische, aber nicht durch Hitzereize erregt wurden), ca. 10% *CH* (nur durch Hitze, aber nicht durch mechanische Reize erregt).

Mechanische und Hitzereize können im Experiment nicht beliebig verstärkt werden, sonst treten irreversible Gewebeschäden auf, und nozizeptive Axonterminale werden zerstört. Die Reizbegrenzung wird meist so gewählt, daß praktisch alle CMH- und AMH-Afferenzen durch die Testreize erregt werden, z. B. Druck mit einer v.-Frey-Borste von 160 g und Strahlungshitze bis 52 °C.

Etwa 20% der afferenten C-Fasern der menschlichen Haut im Bereich von Unterschenkel und Fußrücken (die bestuntersuchte Körperregion) können zunächst durch physikalische Reize im angegebenen Rahmen nicht erregt werden. Sie werden als CM_iH_i [1] bezeichnet, eine entsprechende Population von $A\delta$-Fasern als AM_iH_i. Diese Afferenzen können aber durch Entzündungsprozesse sensibilisiert werden und antworten dann auf physikalische Reize wie die CMH. Sie werden daher auch poetisch als „*schlafende Nozizeptoren*" bezeichnet. Sie sind für die Nozizeptorplastizität besonders wichtig.

Die Transduktionsmechanismen für mechanische, thermische und chemische Reize sind somit offenbar unterschiedlich in den Zellmembranen einzelner nozizeptive Axonterminale verteilt, und nicht bei jeder C- oder $A\delta$-Faser ist jeder dieser Transduktionsmechanismen aktivierbar. Dabei gibt es aber auffällige Korrelationen, so ist in der Regel Hitzesensitivität mit Capsaicinempfindlichkeit verbunden .

───────────────

[1] Das Suffix „i" steht für „insensitiv"

A Dehnung des Kolon

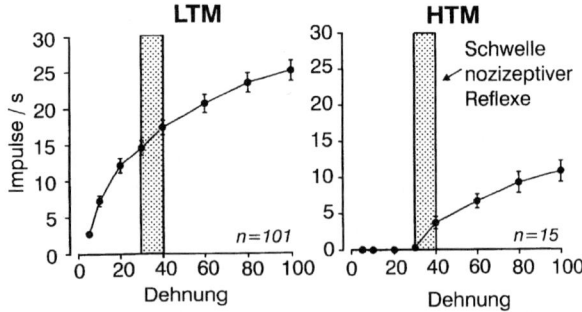

B Dehnung der Harnblase

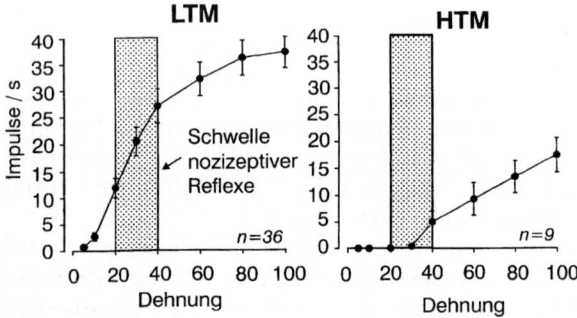

Abb. 2.14. Populationen von viszeralen afferenten Axonen, die durch Dehnung des Kolons (*oben*) oder der Harnblase (*unten*) erregt wurden. Untersuchungen an der narkotisierten Ratte. Die *vertikalen Balken* repräsentieren die Schwellen eines nozizeptiven Reflexes, der in anderen Experimenten bei wachen Ratten mit gleichen Dehnungsreizen ausgelöst wurden. *LTM* afferente Nervenfasern mit niederer Dehnungsschwelle („low threshold mechanoreceptive"), *HTM* Afferenzen mit hoher mechanischer Schwelle („high threshold mechanoreceptive"). (Aus: Sengupta u. Gebhart 1994a,b; mit freundlicher Genehmigung)

Nozizeptoren im Bewegungsapparat: Muskeln, Sehnen und Gelenke (Mense 1996; Schaible u. Schmidt 1996)

Afferente C- und A$_\delta$-Fasern enden auch in der Skelettmuskulatur und den Sehnen als „freie Nervenendigungen", häufig nahe an Gefäßen oder in der Wand von Arteriolen. Viele dieser Afferenzen werden durch lokalen Druck aktiviert. Einige der dünnen, langsamleitenden Muskelafferenzen sind niederschwellig (LTM; „low threshold mechanoreceptive") und haben z. T. sogar so niedrige Erregungsschwellen, daß sie bereits bei normalen Muskelkontraktionen erregt werden. Diese Sensoren sind offenbar keine Nozizeptoren, da sie unterschiedlich schmerzhafte Reize nicht differenzieren können (s. oben). Man hat daher diese Gruppe von Sensoren als *„ergorezeptiv"* oder *„kontraktionssensitiv"* bezeichnet und vermutet, daß ihre

Aktivierung zur reflektorischen Anpassung von Atmung und Kreislauf an die Muskelarbeit beiträgt.

Eine größere Gruppe langsamleitender Afferenzen reagiert zwar ebenfalls bereits auf nichtschmerzhaften Druck. Anders als die empfindlichen Mechanosensoren werden diese Afferenzen aber durch noxische Druckreize stärker erregt („LTM-noci", s. auch die viszeralen Nozizeptoren in Abb. 2-14). Schließlich gibt es eine Gruppe von Sensoren langsamleitender Afferenzen, die nur auf noxische mechanische Reize reagieren, z. B. auf extreme Dehnungen des Muskels oder Kontraktionen unter Ischämie. Sie wurden daher als *HTM* („high threshold mechanoreceptive") bezeichnet. Viele LTM und HTM sind empfindlich für Entzündungsmediatoren und Capsaicin. Wie bei capsaicinempfindlichen Hautafferenzen synthetisieren viele dieser Neurone.

Nerven aus den *Gelenken* (z. B. Knie- und Sprunggelenk) enthalten fast nur A_δ- und C-Fasern. Diese Afferenzen werden bei normalen, kleineren Gelenkbewegungen nicht aktiviert. Sie liefern daher keine Information über die Gelenkstellung. Die meisten von Ihnen sind offenbar Nozizeptoren. 55% der A_δ- und 70% der C-Fasern im Kniegelenk der Katze reagieren nur auf extreme Gelenkauslenkungen oder – solange das Gelenk nicht entzündet ist – gar nicht auf Gelenkbewegungen, während sie z. T. durch lokalen Druck auf die Gelenkkapsel erregt werden können. Diese Afferenzen gehören somit funktionell zu den „schlafenden" Nozizeptoren. Etwa 50% aller C-Fasern in einem Gelenknerv gehören in diese Kategorie.

Viszerale Nozizeptoren
(Cervero 1996; Gebhart 1996)

Auch in Nerven aus den Eingeweiden finden sich fast nur langsamleitende Axone mit freien Nervenendigungen, z. B. in der Wand der Hohlorgane. Häufig finden sich die Axonterminale in der Nähe von Arteriolen, teilweise auch in der Gefäßwand. In den viszeralen Nervensträngen laufen Afferenzen gemeinsam mit sympathischen Efferenzen. Ein Teil dieser afferenten Axone zieht durch den Grenzstrang des Sympathikus und bildet dort synaptische Kontakte mit den Ganglienzellen. Man spricht daher manchmal von „sympathischen Afferenzen". Die Zellkörper liegen aber – wie bei anderen Afferenzen – in den Hinterwurzelganglien.

In Enddarm, Harnblase und Genitalorganen gibt es sowohl Afferenzen, die mit sympathischen Axonen verlaufen als auch solche, die im N. pelvicus – assoziiert mit efferenten parasympathischen Axonen – zum Sakralmark ziehen. Ösophagus, Trachea, Bronchien, Herz und Magen haben sowohl Afferenzen aus den Spinalnerven als auch aus dem N. vagus. Viele Vagusafferenzen, v. a. die markhaltigen, sind allerdings eindeutig nichtnozizeptiv. Als Beispiel seien die empfindlichen Dehnungssensoren in den Herzvorhöfen angeführt.

Die Beziehung zwischen nozifensivem Verhalten von Versuchstieren und Erregung viszeraler Afferenzen wurde bei einigen Hohlorganen besonders gründlich erforscht: Die meisten langsamleitenden Afferenzen z. B. aus der Wand von Kolon und Harnblase lassen sich durch Dehnung des Hohlorgans abgestuft erregen, und zwar schon bei Dehnungen, die bei der betreffenden Tierspezies (Ratte) noch keine nozizeptiven Reflexe hervorrufen (LTM-Sensoren). Andere werden erst durch offenbar noyische Reize erregt (HTM-Sensoren). Schließlich gibt es auch in diesem Innervationsgebiet Sensoren, die durch Darmdehnung nicht aktiviert werden, solange keine Entzündung vorliegt, also „schlafende" Nozizeptoren (Abb. 2-14). In einem späteren Abschnitt wird diskutiert, wie diese Populationen von Afferenzen möglicherweise zum viszeralen Schmerz beitragen (s. S. 41f.

Viele viszerale Afferenzen reagieren auf Entzündungsmediatoren und Capsaicin, unabhängig vom Grad ihrer Empfindlichkeit für mechanische Reize, und synthetisieren Neuropeptide.

Trigeminale Nozizeptoren
(Belmonte u. Gallar 1996; Matthew u. Hughes 1988; Messlinger et al. 1993)

Die Innervation des Kopfes weist einige Besonderheiten auf, die sich in eigenen Schmerzsyndromen manifestieren, z. B. Kopfschmerzen und Zahnschmerzen. Die Gesichtshaut ist außerordentlich dicht innerviert. Vor allem empfindliche Thermosensoren finden sich in der Gesichtshaut häufiger als in anderen Hautregionen. Einige vom N. Trigeminus versorgte Gewebe, z. B. Zahnpulpa, Cornea und Hirnhäute, sind hingegen offenbar ausschließlich mit Nozizeptoren innerviert. An ihnen lassen sich keine spezifischen Empfindungen auslösen, die einem anderen Sinnessystem zugerechnet werden könnten.

In der Cornea wurden sowohl spezifisch mechanosensitive (A_δ-) als auch „polymodale" (A_δ- und C-)Afferenzen beschrieben, die auf mechanische, thermische und chemische Reize antworten. Die Axonterminale erstrecken sich bis in die dünne Epithelschicht der Cornea.

Auch die Zahnpulpa innervieren A_δ-und C-Afferenzen. Die Axonterminale der A_δ-Axone erstrecken sich in die Dentinkanälchen, die C-Axone tragen überwiegend zum Nervenplexus der Pulpa bei. Auch diese Afferenzen sind großenteils „polymodal".

2.1.6
Irritationssensoren, Jucken

Zur Nozizeption im weiteren Sinne zählen neben den schmerzvermittelnden Afferenzen auch Sensortypen, die unter dem Begriff *Irritationssensoren* zusammengefaßt werden. Diese Sensoren werden durch noxische oder potentiell noxische Reize erregt, induzieren aber Empfindungen, die nicht im engeren Sinne als Schmerzen bezeichnet werden. Zu den Irritationssensoren gehören z. B. Sensoren in den Atemwegen, die Nies- und Hustenreflexe vermitteln. Die Empfindungen, welche durch Irritationssensoren vermittelt werden, bezeichnen wir in der Regel nicht als Schmerz, obgleich sie sehr unangenehm sein können. Diese Empfindungen zeichnen sich v. a dadurch aus, daß sie einen Drang zu reflexartigen Reaktionen hervorrufen. Ein Beispiel ist der Hustenreiz.

Die wichtigsten Irritationssensoren in der Haut sind die Sensoren für den *Juckreiz*, eine Sinnesmodalität, die auf die oberflächlichen Hautschichten und die Übergangsschleimhäute beschränkt ist. Jucken kann man geradezu definieren als den Zwang, sich zu kratzen (s. S. 75).

Auch Irritationssensoren sind langsamleitende Afferenzen, die meist capsaicinempfindlich sind. Die meisten dieser Afferenzen synthetisieren wahrscheinlich

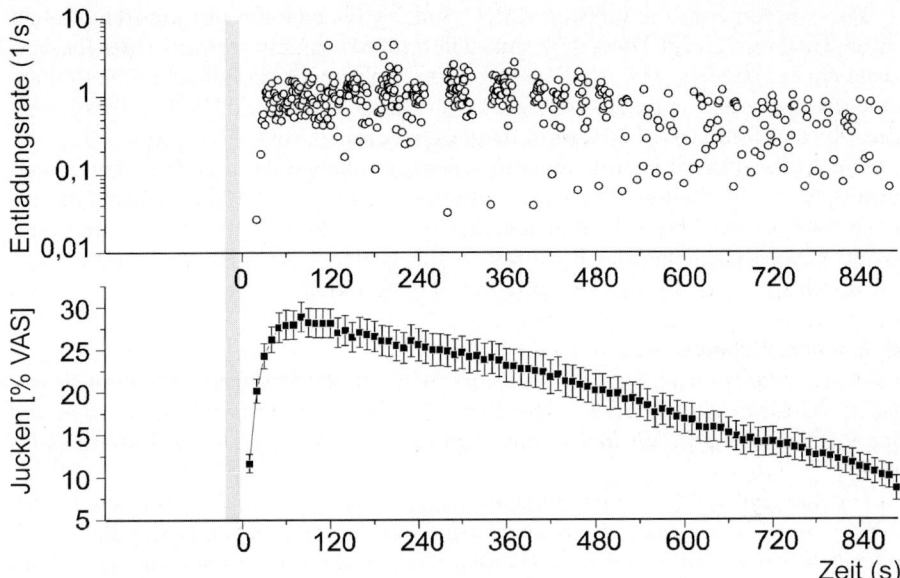

Abb. 2-15. Erregungsrate einer histaminsensitiven C-Faser in einem menschlichen Hautnerven, die im mikroneurographischen Experiment untersucht wurde. Das Axonterminal wurde durch Histaminiontophorese gereizt (*vertikaler Balken*), und die nachfolgende Aktivierung des Axons ist in der Momentanfrequenzdarstellung wiedergegeben (*offene Kreise*). Verlauf der Jukkempfindung nach Histaminiontophorese (*unten*). Dargestellt sind die Mittelwerte der Empfindungsschätzungen von 20 Probanden (auf der visuellen Analogskala). Da die Erregung dieses C-Fasertyps parallel zur Juckempfindung verläuft, kann man annehmen, daß diese Afferenzen die Juckempfindung vermitteln. (Aus: Schmelz et al. 1997, mit freundlicher Genehmigung)

Neuropeptide. Diese Afferenzen unterscheiden sich aber in ihrem Erregbarkeitsspektrum von den schmerzvermittelnden Nozizeptoren.

Die peripheren Mechanismen des Juckreizes waren lange umstritten. M. v. Frey, der zunächst einen eigenen sensorischen Apparat für das Jucken annahm, stellte um 1920 die Hypothese auf, daß Jucken durch eine schwache Erregung der schmerzvermittelnden Sensoren erzeugt werde. Er schlug also eine „Intensitätstheorie" des Juckens vor (v. Frey 1922). Einige Befunde stehen aber zu dieser Hypothese im Widerspruch: Erregung schmerzvermittelnder Nozizeptoren unterdrückt i. allg. das Jucken, vermutlich über eine zentralnervöse Hemmung. Dieses Phänomen ist vermutlich die Grundlage der Unterdrückung des Juckens durch Kratzen, da beim Kratzen Nozizeptoren erregt werden. Die meisten algogenen Substanzen, wie z. B. Capsaicin und Bradykinin, induzieren kein Jucken, sondern brennenden Schmerz. Jucken wird hingegen durch Histamin über H_1-Rezeptoren ausgelöst, wenn Histamin z. B. aus Mastzellen der oberen Hautschichten freigesetzt wird. Andere Substanzen, die Jucken induzieren, wirken meist indirekt, über die Histaminfreisetzung aus Mastzellen. Eine derartige pruritogene Wirkung hat z. B. das Neuropeptid Substanz P.

Nun werden aber die meisten CMH- und AMH-Sensoren des Menschen nicht durch Histamin erregt. Diese Afferenzen kommen daher als Vermittler des Juckreizes nicht in Frage. Erst kürzlich gelang es mit mikroneurographischen Methoden, eine Untergruppe von mechanoinsensitiven C-Fasern (CH und CM_iH_i) zu isolieren, die sehr empfindlich auf Histamin reagieren (Schmelz et al. 1997a; Abb. 2-15).

Die Axone dieser histaminsensitiven Sensoren haben deutlich langsamere Leitungsgeschwindigkeiten als die schmerzvermittelnden CMH-Axone in menschlichen Hautnerven. Sie sind außerdem durch sehr große rezeptive Felder charakterisiert, was die ausgedehnten Rötungsreaktion („Flare") nach Histaminreiz erklärt, die durch einen Axonreflex vermittelt wird (s. S. 45ff).

■ Zusammenfassung

Als Nozizeptoren bezeichnet man sensorische Nervenendigungen und deren Neurone, die bei unterschiedlich intensiven noxischen Reizen abgestuft erregt werden und somit Reize unterschiedlicher Schmerzhaftigkeit diskriminieren und kodieren können.

Die nozizeptiven Nervenendigungen (Axonterminale) wurden als „freie Nervenendigungen" bezeichnet, da sie keine zellulären Endkörperchen (wie z. B. Merkel- oder Meißner-Zellen) aufweisen. Die sensorischen Kontaktstellen in der Membran der Axonterminale können sich über mehrere hundert m erstrecken. Zudem verzweigen sich nozizeptive Axone und innervieren daher unterschiedlich große rezeptive Felder.

Nozizeptoren haben langsamleitende, dünne markhaltige (A_δ-) und marklose (C-) Nervenfasern. Viele von ihnen sind durch eine auffallende Empfindlichkeit für chemische Reize charakterisiert. Als Leitsubstanz gilt das Capsaicin, eine Substanz, die in Paprikapflanzen vorkommt. Auch körpereigene Entzündungsmediatoren können Nozizeptoren erregen.

Unter Transduktion versteht man Änderungen des elektrischen Membranpotentials an den Axonterminalen bei Reizeinwirkung. Diese Potentialänderungen werden als Sensorpotentiale bezeichnet. Bei den Nozizeptoren schließt der Transduktionsprozeß verschiedene Typen von Membrankanälen ein: temperaturaktivierte, mechanisch aktivierte und durch Botenstoffe gesteuerte. Unter letzteren finden sich sowohl direkt ligandengekoppelte, als auch second-messenger-gesteuerte Membrankanäle.

Verschiedene Transduktionsprozesse können in der terminalen Membran eines Nozizeptors kombiniert vorkommen. Es sind aber nicht alle Transduktionsprozesse bei allen Nozizeptoren vorhanden. Deshalb lassen sich verschiedene Nozizeptorklassen unterscheiden.

Viele nozizeptive Afferenzen, v. a. unter den capsaicinempfindlichen, synthetisieren Neuropeptide, z. B. Substanz P und „calcitonin-gene-related peptide" (CGRP), die sie bei Erregung aus ihren peripheren Nervenendigungen freisetzen.

Neben den generellen Eigenschaften von Nozizeptoren gibt es gewebespezifische Besonderheiten der Nozizeptorfunktion. Daher unterscheiden sich Nozizeptoren je nach Innervationsgebiet. Außer den schmerzvermittelnden Afferenzen gibt es „Irritationssensoren" mit recht ähnlichen Eigenschaften, die ebenfalls Nozizeptoren sind. Dazu gehören Sensoren, die die Juckempfindung vermitteln.

2.2
Nozizeptorerregung und Schmerzempfindung

Nozizeptorerregung kann Schmerz induzieren, wenn diese Erregung von einem bewußten Hirn verarbeitet wird. Allerdings wirft die Beziehung zwischen Nozizeptorerregung und Schmerz eine Reihe von Fragen auf. In diesem Kapitel sollen zunächst v. a. Schmerzen betrachtet werden, die durch externe Reize bedingt sind. Entzündungsschmerzen und neuropathische Schmerzen werden in späteren Kapiteln genauer besprochen (Kap. 3 und 5). Hier sollen 4 Aspekte diskutiert werden:

- Ist die **Qualität** der Schmerzwahrnehmung durch die Art der gereizten Nozizeptoren erklärbar?
- Sind Nozizeptoren für die **Schmerzlokalisation** verantwortlich?
- Wie verhalten sich die Erregungsschwellen von Nozizeptoren zur **Schmerzschwelle**?
- Ist die **Intensität** der Schmerzwahrnehmung durch die Größe der Nozizeptorerregung erklärbar?

2.2.1
Schmerzqualität

Bekanntlich kann Schmerz in verschiedenen Qualitäten auftreten und als brennend, stechend, bohrend oder krampfartig empfunden werden. Diese Schmerzqualitäten hängen auch mit der Lokalisation des Schmerzes zusammen: Oberflächenschmerz ist meist brennend oder stechend, Tiefenschmerz dumpf bohrend. Krampfartige Schmerzen sind den Muskeln oder Eingeweiden zugeordnet.

Wie verhält es sich aber mit verschiedenen Schmerzqualitäten, die aus einem Organ kommen können, z. B. den brennenden und stechenden Schmerzen bei Hautreizung?

Antworten auf diese Fragen kann man mit der Methode der **Mikrostimulation** von Axonen in menschlichen Nerven gewinnen, die aus der Mikroneurographie (s. S. 30f) entwickelt wurde. Bei diesen Experimenten werden zunächst mit einer Mikroneurographieelektrode die Aktionspotentiale eines einzelnen Axons abgeleitet, und anschließend wird dieses Axon über die Mikroelektrode elektrisch gereizt. Bei der Mikrostimulation werden möglichst schwache Reizströme verwendet, nahe der Erregungsschwelle des untersuchten Axons. Die Miterregung anderer, nahe gelegener Axone ist allerdings dennoch nicht mit Sicherheit auszuschließen.

Trotzdem führt dieses Verfahren in der Regel zu eindeutigen Zuordnungen zwischen Axontyp und „Elementarempfindungen", die durch die Mikrostimulation ausgelöst wurden. Die Erregung von dicken markhaltigen Mechanosensoraxonen induziert die Empfindung von Berührung oder Druck, während die Erregung kutaner C-Afferenzen einen brennenden, gelegentlich auch bohrenden Schmerz hervorruft. Reizt man kutane, nozizeptive A_δ-Afferenzen, dann berichten die Probanden regelmäßig über einen stechenden Schmerz (Ochoa u. Torebjörk 1989; Torebjörk 1985). Die Reizung von nozizeptiven A- oder C-Afferenzen in Muskelnerven induziert krampfartige Schmerzempfindungen. Diese Empfindungen werden nicht an der Reizstelle wahrgenommen, sondern jeweils in einem kleinen *projizierten Feld*, das dem Areal entspricht, in dem die Endigungen des gereizten Axons liegen.

Die Empfindungsqualität wird somit vorwiegend durch die Art der erregten Afferenzen determiniert. Keinen Einfluß auf die Empfindungsqualität hat das zeitliche Impulsmuster in einzelnen Axonen. Vergleicht man die Empfindungen, die durch ein Impulsmuster erzeugt werden, das dem natürlichen Muster bei Erregung eines C-Nozizeptors nachgebildet ist, mit denen, die durch regelmäßige Reizung mit starrer Frequenz induziert werden (was unter natürlichen Bedingungen nicht vorkommt), dann bewirkt das „natürliche" Impulsmuster zwar eine ausgeprägtere Schmerzempfindung, die Qualität der durch beide Reizmuster induzierten Empfindungen ist aber gleich (Lundberg et al. 1992).

2.2.2
Schmerzlokalisation

In vielen Lehrbüchern wird die Meinung tradiert, daß C-Fasererregungen schlecht lokalisiert werden können; allenfalls die A_δ-Afferenzen würden eine gute Lokalisation von Schmerzquellen gestatten. Entsprechend dieser Auffassung unterschied man zwischen „epikritischem" und „protopathischem" Schmerz – basierend auf einer heute veralteten Hypothese, die Henry Head 1905 veröffentlichte (s. S. 128). Diese Auffassung wird nicht durch Mikrostimulationsexperimente gestützt. Die Lage des projizierten Feldes, die der Proband während der Mikrostimulation angibt, stimmt gut mit der des rezeptiven Feldes der gereizten Afferenz überein, auch bei C-Fasern. Die Lokalisation ist genauer bei distaler Lage der Felder an Hand oder Fuß als bei proximaler Lage an Arm oder Bein. Diese Ergebnisse konnten durch psychophysische Untersuchungen bestätigt werden, bei denen Probanden im Blindversuch schmerzhafte Reize zu lokalisieren hatten, nachdem durch differentielle Blockierung alle markhaltigen Fasern ausgeschaltet waren (s. S. 16). Die Lokalisation dieser Reize wurde nicht wesentlich schlechter, wenn nur noch C-Fasern die Sinnesinformation übermittelten (Koltzenburg et al. 1993; Abb. 2-16).

Die Genauigkeit der Lokalisation eines Reizes am oder im Körper hängt vermutlich v. a. von der Repräsentation im Projektionsareal der Hirnrinde ab (s. S. 78), weit weniger von der Art der erregten Afferenzen.

Durchweg ungenauer als an der Körperoberfläche ist die Lokalisation von Reizen im Körperinneren ; zur Übertragung in Head-Zonen s. S. 58.

2.2.3
Schmerzschwelle

Bei Mikrostimulation markloser nozizeptiver Afferenzen wird ein einzelner Impuls oft gar nicht wahrgenommen, nur Sequenzen von mehreren Impulsen werden perzipiert – offenbar ist eine Bahnung an den Synapsen im ZNS erforderlich, um zentralnervöse Erregung hervorzurufen, die zu bewußter Schmerzwahrnehmung führt. Da sich die rezeptiven Felder von Nozizeptoren überlappen, werden bei

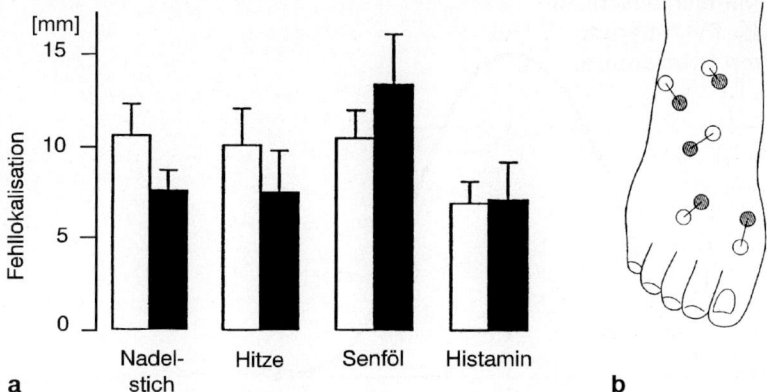

Abb. 2.16. Präzision der Lokalisation einer Reizeinwirkung, wenn die Information ins ZNS nur durch C-Fasern übertragen wird. **a** Mittlere Fehllokalisation eines Reizes am Handrücken bei intakter Nervenleitung (*offene Balken*) und nach Blockade der Leitung in den markhaltigen Afferenzen. Für die meisten noxischen Reizformen ist die Lokalisation nicht wesentlich schlechter, wenn die Leitung in allen A-Fasern blockiert ist. (Aus: Koltzenburg et al. 1993, mit freundlicher Genehmigung) **b** Abweichung der Lokalisation der „projizierten Felder" (s. Text) bei Mikrostimulation von C-Fasern im Hautast des N. peroneus von den rezeptiven Feldern dieser C-Fasern. (Aus: Jorum et al. 1989, mit freundlicher Genehmigung)

natürlicher Reizeinwirkung praktisch immer mehrere Nozizeptoren erregt, auch wenn es sich um einen kleinflächigen Reiz handelt, z. B. einen Nadelstich. Die Schmerzschwelle für eine bestimmte Art von Reiz unterliegt Schwankungen, die nicht ausschließlich dadurch bedingt sein können, daß ein bestimmter Reiz Nozizeptoren unterschiedlicher Schwellen trifft. Schon wegen der psychischen Beeinflußbarkeit der Schmerzschwelle muß eine zentralnervöse Modulation angenommen werden, die dadurch zustande kommt, daß die synaptische Übertragung in Rückenmark und Gehirn unterschiedlich starken Hemmungen unterworfen ist (s. S.64ff). In Abb. 2-17 ist dieses Konzept der zentralen Schwelle skizziert. Nach diesem Konzept ist es auch einleuchtend, daß die Erregungsschwellen einzelner Nozizeptoren niedriger liegen müssen als die mittlere Schmerzschwelle.

Mit dem Modell in Abb. 2-17 läßt sich der Zusammenhang zwischen Erregung der CMH- und AMH-Nozizeptoren und der Schmerzentstehung z. B. bei Hitzereizung der Haut erklären. Dieselben „polymodalen" Nozizeptoren können aber auch durch mechanische Reize, z. B. mit v.-Frey-Borsten erregt werden (s. S. 29), und da ergibt sich ein zunächst verblüffender Befund: Es gibt keine signifikante Korrelation zwischen den mechanischen und thermischen Schwellen von CMH- und AMH-Afferenzen . Mechanische Reize, die eine ausgeprägte Erregung in diesen Nozizeptoren hervorrufen, sind häufig nicht schmerzhaft, während eine gleich starke Erregung derselben polymodalen Nozizeptoren durch Hitzereize sehr schmerzhaft sein kann (Van Hees u. Gybels 1981).

Aus diesen Befunden läßt sich ein wichtiger Schluß ziehen: Die Schmerzintensität ist vermutlich nicht in einer einzigen Population von primären Afferenzen kodiert. Bei Hitzereizen und bei mechanischen Reizen werden unterschiedliche

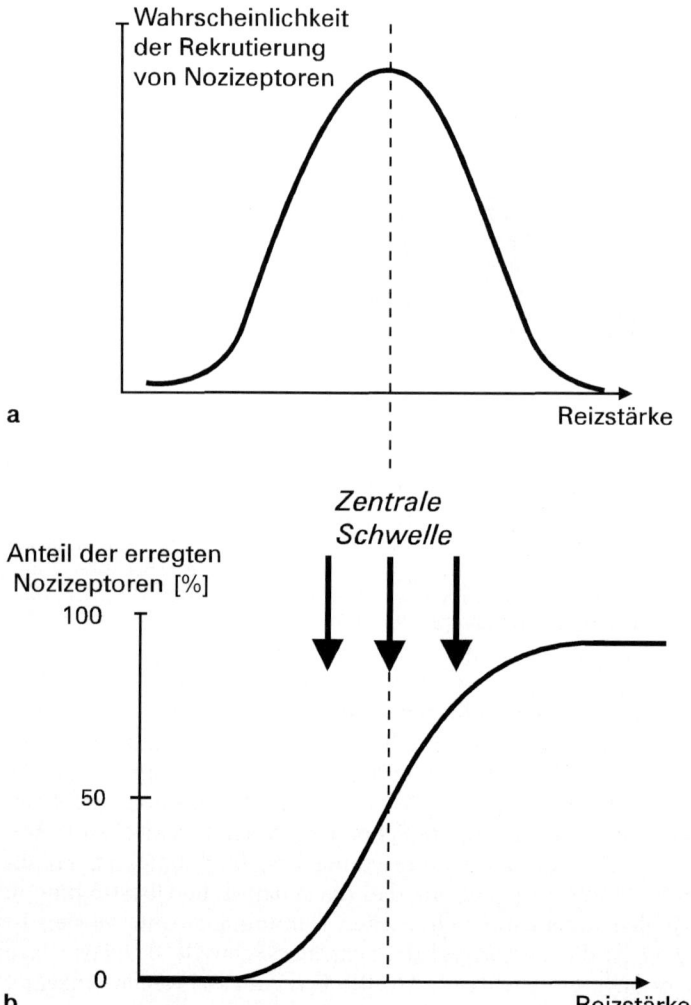

Abb. 2.17. Beziehung zwischen Erregungsschwellen für Nozizeptoren und Schmerzschwelle. **a** Wahrscheinlichkeit der Rekrutierung von Nozizeptoren, d. h. der Schwellenüberschreitung bei zunehmender Stärke eines physikalischen Reizes; **b** Kumulative Häufigkeit der Schwellenüberschreitung. Diese Kurve zeigt die relative Zunahme der Zahl der erregten Nozizeptoren mit der Reizstärke. Die *Pfeile* deuten unterschiedliche zentrale Schmerzschwellen an. So kann z. B. in einem Fall die Schmerzschwelle überschritten sein, wenn nur etwa 1/3 der Nozizeptoren erregt ist, im anderen Fall bedarf es dazu z. B. der Aktivierung einer größeren Population. (Nähere Erläuterung s. Text)

Populationen von Afferenzen rekrutiert, selbst innerhalb der Klasse der C-Fasern. Bei Hitze werden außer CMH- auch CH-Afferenzen erregt, dazu noch hitzesensible Aδ-Fasern. Bei mechanischen Reizen werden neben CMH- auch CM-Afferenzen

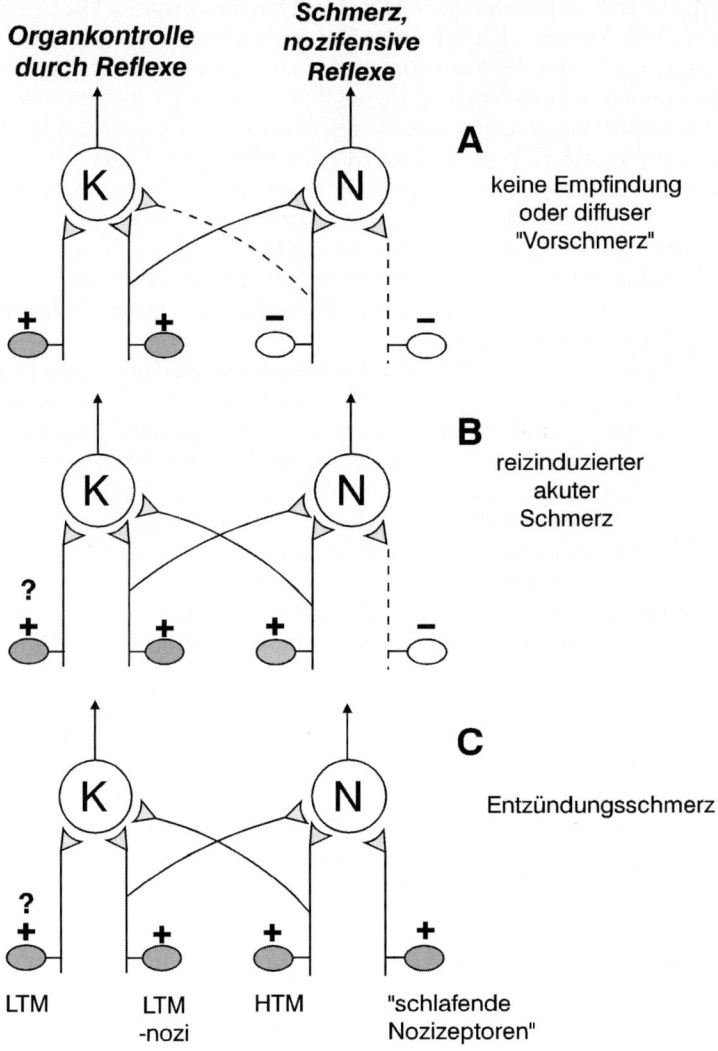

Abb. 2.18. Hypothetisches Modell des Zusammenwirkens von niederschwelligen und hochschwelligen viszeralen Afferenzen bei der Entstehung von Empfindungen und bei der reflektorischen Kontrolle der Organfunktionen. Die *kleinen Ovale und zugehörigen Striche repräsentieren* die primären Afferenzen mit ihren Ganglienzellen, die *großen offenen Kreise* sekundäre Neurone im Rückenmark. *N*: Neurone im nozizeptiven System, *K*: Neurone in Organkontrollsystemen. **A** Erregung ausschließlich der niederschwelligen Neurone führt entweder zu keiner Empfindung oder zu einer diffusen „Vorschmerz"empfindung, **B** Akuter Dehnungsschmerz kann auftreten, wenn auch die hochschwelligen HTM-Afferenzen erregt werden. Durch diese Bahnung wird die synaptische Schwelle an den „N"-Neuronen überschritten. **C** Bei Entzündung kommt es zu einer Sensibilisierung mehrerer Klassen von Nozizeptoren und dabei auch zur Rekrutierung von „schlafenden" Nozizeptoren. Nähere Erläuterungen s. Text. (Mod. nach Cervero 1993)

rekrutiert – neben niederschwelligen, markhaltigen Mechanosensoren. Für beide Arten von Input können die zentralen Schwellen unterschiedlich eingestellt sein.

Besonders komplex erscheint der Zusammenhang zwischen der Erregung primärer Afferenzen und der Schmerzentstehung bei den *viszeralen Schmerzen*. Wie im vorhergehenden Kapitel beschrieben, gibt es in Hohlorganen, wie dem Enddarm oder der Harnblase, mindestens 3 Populationen dünner Afferenzen: *LTM* (Afferenzen mit niedriger mechanischer Schwelle), *HTM* (Afferenzen mit hoher mechanischer Schwelle; s. Abb. 2-14) und die „schlafenden" Nozizeptoren. Wie aus Abb. 2-14 ersichtlich, können viele LTM-Afferenzen sowohl nichtnoxische Reize kodieren (z. B. peristaltische Kontraktionen der Darmmuskulatur) als auch noxische.

Abbildung 2-18 stellt ein Modell vor, wie diese 3 Populationen zu verschiedenen Typen von Empfindungen beitragen könnten.

Werden durch schwache Reize nur die LTM-Afferenzen erregt, dann treten nur diffuse Empfindungen auf, z. B. ein „Druckgefühl". Man hat solche diffusen, noch nicht so recht schmerzhaften Empfindungen als *Vorschmerz* („prepain") bezeichnet (Handwerker u. Kobal 1993). Bei stärkerer Dehnung der Darmwand oder bei Dehnung mit gleichzeitiger Kontraktion der glatten Muskelfasern der Darmwand werden neben den LTM-Afferenzen, die nun stärker erregt werden, auch die HTM-Afferenzen aktiviert. Daraufhin kann dann die zentrale Schwelle überschritten werden, worauf akuter Schmerz einsetzt.

Beim Entzündungsschmerz schließlich werden alle 3 Typen von Afferenzen aktiviert und bewirken gemeinsam einen verstärkten Input in schmerzvermittelnde Bahnen des ZNS.

Diese Modellvorstellung mag nur regionale Bedeutung für den Magen-Darm Trakt haben oder in abgewandelter Form für viele Gewebe unseres Körpers gelten. Allerdings scheint es Gewebe zu geben, die nur mit Nozizeptoren innerviert sind, z. B. die Koronararterien, von denen der Schmerz bei Angina pectoris ausgeht, und der Ureter, der sich nur bei Abgängen von Nierensteinen schmerzhaft bemerkbar macht. Auch in diesen Regionen kann es zu „Vorschmerzempfindungen" kommen, z. B. dem dumpfen Druck, der im Begriff „angina pectoris" (lateinisch für „Herzenge") enthalten ist.

2.2.4
Schmerzintensität

Im vorigen Abschnitt wurden Nozizeptoren als Sensoren definiert, welche die Intensität noxischer Reize kodieren können, deren Erregung daher mit der Schmerzintensität korreliert ist (s. S. 13). Das läßt sich für Hautnozizeptoren wiederum mit Mikrostimulationsexperimenten belegen: Steigert man die *Frequenz* der elektrischen Stimulation einzelner Nozizeptoren, dann nimmt die Schmerzintensität zu – eine Steigerung der Stärke der Mikrostimulationsimpulse erregt hingegen zusätzlich andere, nahe gelegene Afferenzen, was sich in einer konzentrischen Vergrößerung der schmerzhaften Hautregion äußert (Jorum et al. 1989).

Bei natürlicher Reizung ließ sich für Hitzepulse und für mechanische Prellreize eine Korrelation zwischen der Aktionspotentialfrequenz in Nozizeptoren (AMH- und CMH-) und der Schmerzintensität belegen (Koltzenburg u. Handwerker 1994;

Torebjörk et al. 1984). Die Differenzierung unterschiedlich intensiver Hitzereize durch die Impulsfrequenz in CMH-Afferenzen und die subjektive Intensitätsschätzung menschlicher Probanden ist etwa gleich präzise. Bei Hitzereizen konnte auch gezeigt werden, daß der ausgeprägtere Schmerz bei Hyperalgesie mit einer entsprechend höheren Entladungsrate von AMH- und CMH-Nozizeptoren korreliert ist (s. S. 88ff).

Da aber zwischen Nozizeptorerregung und Schmerzempfindung komplexe Prozesse der Informationsverarbeitung im ZNS ablaufen, ist es nicht erstaunlich, daß die Beziehung zwischen Nozizeptorerregung und Schmerzintensität nicht immer linear ist (LaMotte et al. 1984; Torebjörk et al. 1984). Die Kodierung der Stärke von Schmerzreizen im peripheren Nervensystem kann eben auf unterschiedliche Weise erfolgen:

- Durch Variation der Frequenz der Nervenimpulse einzelner Nozizeptoren. Das wäre der einfache Fall, wie er möglicherweise bei der Wahrnehmung schmerzhafter thermischer Reize gegeben ist. Wir sprechen hier von serieller Informationsübertragung.
- Durch die Populationsantwort: Stärkere Reize könnten mehr und besonders hochschwellige Nozizeptoren rekrutieren. Das würde bedeuten, daß bei stark schmerzhaften Reizen eine andere Population von afferenten Axonen erregt wird, auf jeden Fall eine größere Population als bei schwächeren Reizen. In diesem Fall hätten wir es mit paralleler Informationsverarbeitung in verschiedenen Axongruppen zu tun.
- Auch Interaktionen könnten eine Rolle bei der Kodierung spielen, wenn z. B. die Erregungen in einer Klasse von Afferenzen durch die gleichzeitige Erregung in einer anderen gehemmt wird. Wir werden dieses „gating" später diskutieren (s. S. 64ff).

Häufig wird bei Betrachtung der Reizstärke die **Zeitdimension** vernachlässigt. Läßt man einen Druckreiz für einige Minuten auf die Haut einwirken, dann nimmt die Schmerzhaftigkeit mit der Dauer der Reizeinwirkung langsam zu, evtl. entsteht Schmerz überhaupt erst nach Reizeinwirkung über viele Sekunden. CMH und die meisten AMH Afferenzen adaptieren aber bei tonischer Reizeinwirkung rasch, so daß sich das Paradox ergibt, daß der Schmerz zunimmt, während die Erregung von Nozizeptoren abnimmt (Adriaensen et al. 1984). In neuesten mikroneurographischen Experimenten konnte nun gezeigt werden, daß zwar CMH-Fasern bei tonischer Druckeinwirkung adaptieren, daß aber „schlafende" Nozizeptoren bei längerer Druckeinwirkung „aufwachen" können. Die langsam zunehmende Schmerzhaftigkeit tonischer Reize könnte also mit paralleler Verarbeitung in 2 Klassen von Nozizeptoren erklärt werden.

■ Zusammenfassung

Zwischen Nozizeptorerregung und Schmerzempfindung läuft die komplexe zentralnervöse Informationsverarbeitung ab. Dennoch prägt die Art der Nozizeptorerregung viele Eigenschaften der Schmerzperzeption, z. B. Qualität, Lokalisation, Schwelle und teilweise auch Intensität des Schmerzes.

Durch Mikrostimulation einzelner, identifizierter nozizeptiver Axone beim Menschen konnte gezeigt werden, daß die Qualität des Schmerzes durch die Art der erregten Afferenzen determiniert ist. So bewirkt die Erregung von C-Nozizeptoren der Haut meist brennenden Schmerz, während die Erregung von A-Nozizeptoren stechenden Schmerz induziert.

Die Schmerzlokalisation ist ebenfalls den Nozizeptoren zuzuschreiben. Eine präzise Lokalisation schmerzhafter Hautreize ist auch mit C-Fasern möglich.

Da die synaptischen Prozesse im ZNS einer variablen Kontrolle unterliegen, ist die Schmerzschwelle nicht mit der Erregungsschwelle der Nozizeptoren identisch. Verschiedene Schmerzmodalitäten werden durch unterschiedliche Populationen von Nozizeptoren verschiedener Typen vermittelt. Die zentrale Schwelle kann für verschiedene Nozizeptorpopulationen unterschiedlich eingestellt sein.

Bei konstanter zentraler Schwelle ist die Schmerzintensität mit der Erregungsfrequenz in Nozizeptoren korreliert. Die Schmerzintensität wird aber nicht nur durch höhere Erregungsfrequenzen von Nozizeptoren gesteigert, sondern v. a. auch durch die Rekrutierung von anderen Nozizeptorpopulationen mit höheren Erregungsschwellen.

2.3
Axonreflex und neurogene Entzündung

2.3.1
Neuropeptidfreisetzung aus nozizeptiven Nervenendigungen

Bekannlich treten die afferenten Axone durch die Hinterwurzeln ins Rückenmark ein, während die efferenten Axone durch die Vorderwurzeln das Rückenmark verlassen. Bayliss veröffentlichte 1901 den überraschenden Befund, daß die Reizung der vom Rückenmark abgetrennten Hinterwurzeln über die peripheren afferenten Axone eine Erweiterung der Blutgefäße und damit eine erhöhte Haut- und Organdurchblutung hervorruft (Bayliss 1901). Er prägte den Begriff **antidrome Vasodilatation**, da diese Gefäßerweiterung offensichtlich durch Nervenimpulse ausgelöst wird, die antidrom, d. h. entgegen der normalen Richtung der Impulsübermittlung in afferenten, sensorischen Nervenfasern verlaufen. Heute weiß man, daß es sich dabei um die capsaicinempfindlichen, afferenten C-Fasern und einige A_δ-Fasern handelt (Jänig u. Lisney 1989).

Fast gleichzeitig wurde beobachtet, daß eine Behandlung der Haut mit bestimmten chemischen Substanzen, wie z. B. Senföl (Allyl-iso-thio-cyanat), eine Entzündung nur dann auslöst, wenn die afferenten Nervenfasern intakt sind. Dasselbe gilt für Capsaicin. Diese Substanzen erzeugen über afferente Nervenfasern eine **neurogene Entzündung**. Man nahm ursprünglich an, daß die afferenten Neurone 2 Arten von Axonterminalen bilden: rezeptive und sekretorische – manchmal wurden letztere als *Nozifensoren* bezeichnet. Nach dieser Hypothese würde eine Reizung der rezeptiven Nervenendigungen Erregung auslösen, die sich zunächst in Richtung ZNS (zentripetal) und dann in die Peripherie zu den sekretorischen Axonkollateralen hin (zentrifugal) ausbreitet. Dieser Vorgang wurde als **Axonreflex** bezeichnet (Abb. 2-19).

Die Hypothese der räumlich getrennten Nozizeptor- und Nozifensorterminale kann heute als widerlegt gelten. Die Axonreflexhypothese selbst wurde aber gestützt durch die späteren Untersuchungen von T. Lewis, der die *„triple response"* beschrieb (Lewis u. Harmer 1927): Ein punktförmiger noxischer Hautreiz ruft eine Reaktion hervor, die sich in 3 Phasen gliedern läßt: lokale Rötung, lokale Schwellung (Quaddel) und Umgebungserythem. Lewis konnte nachweisen, daß das Umgebungserythem, die sog. *Flarereaktion* von afferenten nozizeptiven Nervenfasern vermittelt wird – über einen Axonreflex.

Antidrome Vasodilatation, Axonreflex und neurogene Entzündung basieren darauf, daß aus den Axonterminalen afferenter C-Fasern gefäßerweiternde und permeabilitätssteigernde Substanzen freigesetzt werden. Dabei handelt es sich v. a. um die Neuropeptide CGRP und SP (s. S. 20f). Die Beteiligung von weiteren Neuropeptiden ist noch unklar. Vermutet – aber bisher nicht belegt – wurde auch die Freisetzung von Glutamat und Adenosintriphosphat (ATP).

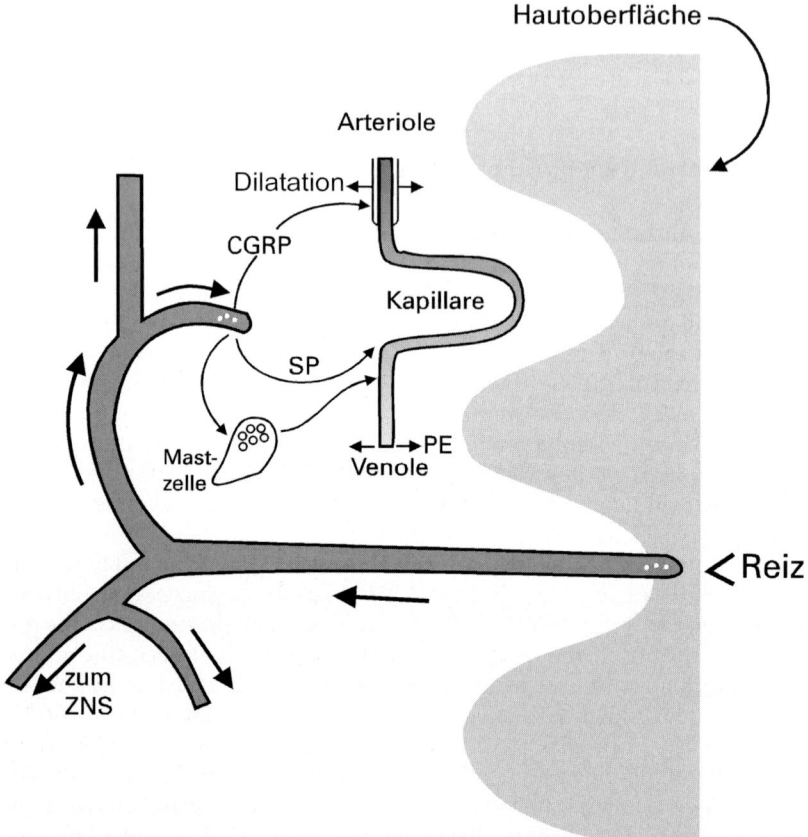

Abb. 2.19. Schema des Axonreflexes. Die *dunkle Struktur* zeigt die Endverzweigungen eines nozizeptiven Axons, die *hellen Punkte* in den Terminalen deuten die neuropeptidhaltigen Vesikel an. Ausschüttung von CGRP führt v. a. zur Dilatation der terminalen Arteriolen, Ausschüttung von SP kann Permeabilitätszunahme der Venolen und Degranulation von Mastzellen induzieren. Die Folge ist Plasmaextravasation aus den postkapillären Venolen (*PE*). Die *Pfeile* deuten die Richtung der Erregungsausbreitung der Nervimpulse an. (Nähere Erläuterungen s. Text)

Eine Neuropeptidfreisetzung aus Axonterminalen kann auf verschiedene Weise hervorgerufen werden, z. B.:

- durch Reizung der Axonterminale mit Capsaicin oder anderen stimulierenden Substanzen,
- durch Depolarisation von Axonterminalen mit K^+-Ionen,
- durch elektrische Reizung von Axonen mit einer Reizstärke, die ausreicht, C-Fasern zu erregen,
- in der Umgebung einer intrakutanen Capsaicin- oder Histamininjektion durch die fortgeleitete Erregung von Axonkollateralen (Flarereaktion).

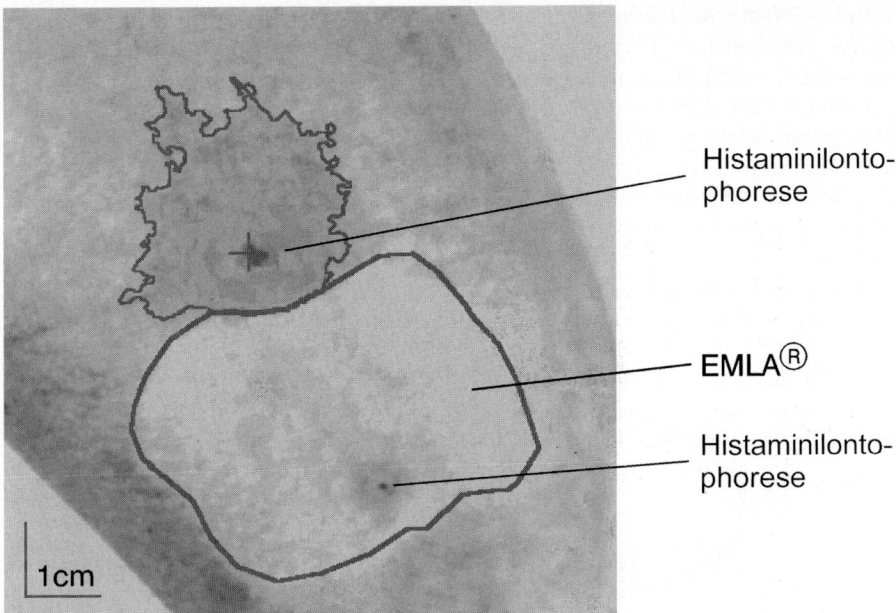

**Histaminilonto-
phorese**

EMLA®

**Histaminilonto-
phorese**

1cm

Abb. 2.20. Blockierung des Axonreflexerythems durch Lokalanästhesie. Am Unterarm einer Probandin wurde durch Histaminiontophorese ein Axonreflexerythem erzeugt (*dunkle, unregelmäßig umrandete Fläche*). Im Bereich einer Fläche, die vor diesem Versuch mit einem Lokalanästhetikum behandelt wurde (EMLA-Creme) breitet sich das Axonreflexerythem nicht aus. Wird in diesem Bereich iontophoretisch Histamin appliziert, dann entsteht nur eine lokale Schwellung durch die direkte Wirkung des Histamins auf die Blutgefäße, aber kein Erythem. (Nähere Erläuterungen s. Text)

Eine Voraussetzung der Neuropeptidfreisetzung aus den C-Faserterminalen ist der Einstrom von Ca^{2+}-Ionen und der Anstieg des intrazellulären freien Ca^{2+} in den Axonterminalen. Dazu muß die Membran vermutlich depolarisiert werden. Für die beiden oben an erster Stelle genannten Freisetzungsarten genügt aber eine lokale Depolarisation der Axonterminalen, eine fortgeleitete Erregung durch Aktionspotentiale ist nicht erforderlich. Die Flare-Entstehung durch elektrische Nervenreizung, und die Flare–Ausbreitung über den Axonreflex bedürfen hingegen der Erregungsfortleitung und werden daher durch Lokalanästhetika blockiert (Abb. 2-20).

Nicht alle marklosen Afferenzen tragen in gleichem Umfang zur Vasodilatation und Plasmaextravasation bei. Beim Menschen vermitteln v. a. die mechanoinsensitiven histaminempfindlichen C-Fasern einen nachhaltigen Flare. Deren rezeptive Felder sind besonders groß (s. S. 36), was die großen Flarereaktionen bei Histaminapplikation oder -freisetzung aus Mastzellen erklärt.

Zelluläre Effekte der Neuropeptidfreisetzung aus afferenten Neuronen

CGRP und Substanz P sind die beiden wichtigsten Mediatoren der neurogenen Vasodilatation und Plasmaextravasation. Letzteres gehört zusammen mit Neurokinin A und Neurokinin B zur Gruppe der *Tachykinine*. Neben Substanz P wird auch Neurokinin A aus peripheren Axonterminalen freigesetzt. Die Tachykinine binden an 3 Membranrezeptortypen, *NK₁*, *NK₂* und *NK₃*, die in der Membran von Neuronen, glatten Gefäßmuskelzellen, Endothelzellen und exokrinen Drüsen vorkommen (Maggi 1996; Regoli et al. 1996). Die molekulare Struktur dieser Membranrezeptoren ist bereits aufgeklärt.

Substanz P bindet v. a. an den NK_1-Rezeptor. Es bewirkt *Plasmaextravasation* über Rezeptoren an Endothel- und glatten Muskelzellen der Venolen und bewirkt in den Bronchien *Schleimsekretion* über Rezeptoren auf Drüsenzellen. Zusätzlich bewirkt Substanz P Mastzelldegranulation und damit die Freisetzung von Histamin und anderen Substanzen, die in den Mastzellen synthetisiert werden. Diese Mastzellmediatoren bewirken selbst wiederum Vasodilatation und Plasmaextravasation. Der letztgenannte Effekt wird dem N-terminalen Ende der Substanz-P-Moleküle zugeschrieben, er wird nicht über einen der bekannten NK-Rezeptoren vermittelt (1997).

Die Rezeptoren für *CGRP* sind – anders als die Rezeptoren für Tachykinine – noch nicht kloniert und damit strukturell aufgeklärt. CGRP ist einer der potentesten Vasodilatatoren und in dieser Hinsicht wirksamer als Substanz P. Es wirkt auf das Endothel und die glatte Muskulatur von terminalen Arteriolen, aber auch von größeren Arterien, bereits in femto- bis pikomolaren Konzentrationen. Die gefäßerweiternde CGRP-Wirkung kommt überwiegend durch die Freisetzung von NO (Stickoxid) aus Endothelzellen zustande. Die physiologische Rolle des NO fand in der Forschung der vergangenen Jahre großes Interesse. Immer neue Funktionen dieses instabilen und kurzlebigen Mediators wurden beschrieben. Wir wissen heute, daß NO neben seiner Funktion als gefäßerweiternder Faktor des Endothels auch an der Modulation vieler synaptischer Prozesse des Nervensystems beteiligt ist.

Im Gegensatz zu den Tachykininen (Substanz P und Neurokinin A) induziert CGRP keine Plasmaextravasation und degranuliert auch nicht die Mastzellen. Wenn bei neurogenen Reaktionen sowohl CGRP, als auch Substanz P freigesetzt werden, dann ist mit Interaktionen zu rechnen. Injiziert man in menschliche Haut zugleich CGRP und Substanz P, dann verkürzt sich die Dauer der Vasodilatation, da Substanz P aus Mastzellen Peptidasen freisetzt, die einen rascheren Abbau von CGRP bewirken (Brain u. Williams 1988).

Da beim Menschen von den Nozizeptoren, die den Axonreflex vermitteln, v. a. CGRP freigesetzt wird, wird der Axonreflexflare diesem Neuropeptid zugeschrieben. Eine ältere Hypothese nahm an, daß der Axonreflexflare durch eine Kaskade bedingt sei, in der aus Nerventerminalen freigesetzte Substanz P eine Sekretion von Histamin aus Mastzellen induziert, das dann über H_1-Rezeptoren die Vasodilatation und die Erregung benachbarter Nozizeptoren bewirkt. Gegen diese Kaskadenhypothese spricht, daß mit Mikrodialysemethoden im menschlichen Flare zwar CGRP Freisetzung, nicht aber Freisetzung von Substanz P, Histamin oder Mastzelltryptase nachgewiesen werden konnte.

In der Rattenhaut wird bei neurogenen Reaktionen neben CGRP auch Substanz P aus C-Fasern sezerniert, weshalb die Reaktion auf C-Faserreizung sich bei dieser Spezies anders als beim Menschen v. a. als *Plasmaextravasation* äußert.

2.3.2
Funktionen der neurogenen Entzündung

Obgleich die neurogene Entzündung nun schon seit fast 100 Jahren bekannt ist, blieb ihre biologische Bedeutung weitgehend unklar. Erst in den letzten Jahren haben sich Daten angesammelt, die eine vorläufige Wertung ermöglichen. Das ist v. a. der Anwendung des Capsaicin zur selektiven Auslösung und Unterdrückung der neurogenen Entzündung zuzuschreiben, in neuerer Zeit auch der Entwicklung selektiver Tachykininagonisten und -antagonisten.

Entzündung ist bekanntlich die Sammelbezeichnung für die komplexen „unspezifischen" Abwehrmechanismen des Organismus gegen Schädigungen. Diese Abwehrmechanismen haben zunächst eine physiologische Funktion, können aber auf vielfältige Weise zur Krankheit werden. Entsprechend reicht auch die Bedeutung der neurogenen Entzündung von physiologischen Anpassungsmechanismen zu pathophysiologischen Fehlanpassungen. Die Wirkungen der Freisetzung von Neuropeptiden aus den Endigungen afferenter C-Fasern soll daher unter 3 Aspekten besprochen werden:

- Trophische Effekte und Organprotektion,
- Entzündungsauslösung und Entzündungsverstärkung,
- mögliche Rolle bei der Schmerzentstehung.

Bei diesen Wirkungen geht man davon aus, daß die neurogenen Entzündungsmechanismen üblicherweise in der Peripherie – durch Reizung von C-Faserterminalen ausgelöst werden. Es gibt aber auch Hinweise, daß unter bestimmten Umständen die Aktivierung von Neuronen im Rückenmark diese Reaktion über eine Depolarisation der zentralen Endigungen der Afferenzen auslösen kann (PAD, primär afferente Depolarisation; Rees et al. 1994). Ob eine solche vom ZNS ausgelöste antidrome Erregung bei C-Fasern eine pathophysiologische Bedeutung hat, ist noch unklar.

Trophische Effekte und Organprotektion

Vermutlich dient die Neuropeptidsekretion der Gewebeerhaltung und -protektion. Ausgangspunkt dieser Hypothese ist die Beobachtung, daß bereits niedrige Aktionspotentialfrequenzen (Impulse) von C-Fasern eine meßbare Durchblutungszunahme in der Haut induzieren können (Lynn u. Shakhanbeh 1988). Bei derartig schwacher Aktivierung von C-Nozizeptoren kommt es in der Regel nicht zu Empfindungen (s. S. 40). Möglicherweise haben capsaicinempfindliche Nozizeptoren daher 2 Arbeitsbereiche: einen, in dem sie auf geringfügige Reize eine Durchblutungszunahme herbeiführen und dadurch gewebeprotektiv wirken, und einen zweiten, in dem sie außerdem noch Schmerz induzieren.

Unterstützt wird diese Hypothese durch den Nachweis eines über NK_1-Rezeptoren vermittelten trophischen Effektes von Tachykininen auf die Proliferation von menschlichen Fibroblasten in vitro (Ziche et al. 1990). Nachgewiesen wurde auch eine fördernde Wirkung auf die Angiogenese und eine verbesserte Wundheilung in vivo unter Einwirkung von Substanz P (Ziche 1996). Diese Befunde können wahrscheinlich zur Deutung der Pathophysiologie trophischer Gewebsschädigungen bei Neuropathien beitragen, bei denen v. a. die dünnen Nervenfasern geschädigt sind und daher die Neuropeptidsekretion vermindert ist (z. B. Diabetische Polyneuropathie; s. S. 124).

Eine protektive Wirkung bei mehr oder minder geringfügigen Gewebsschädigungen können C-Afferenzen durch Neuropeptidsekretion in vielen Geweben ausüben. Hier soll als Beispiel nur ein Organ dargestellt werden, das besonders gut untersucht wurde: der *Magen*. Die Integrität der Magenschleimhaut ist ja durch die Azidität des Magensaftes dauernd bedroht. Geschützt wird sie durch eine Schleimschicht über einer dichten Mukosa, die eine hohe Konzentration von Bicarbonat (HCO_3^-) zur Pufferung enthält. Der Magen wird mit sensorischen Fasern über den N. vagus und über die spinalen Hinterwurzeln versorgt. Vor allem die spinalen Afferenzen enthalten zu einem hohen Prozentsatz CGRP, Substanz P und Neurokinin A. Sie versorgen bevorzugt die terminalen Arteriolen in der Submukosa, und ihre Reizung, z. B. mit Capsaicin, erhöht den Blutfluß in der Mukosa des Magens. Diese Blutflußerhöhung wird überwiegend durch CGRP über endotheliale Rezeptoren vermittelt, die eine NO-Freisetzung bewirken. Erregung der capsaicinempfindlichen Nervenfasern in der Mukosa führt abgesehen von der Vasodilatation auch zu einer vermehrten Bicarbonatsekretion in den Magenschleim, damit zu einer rascheren Elimination von H^+-Ionen. Beide Faktoren, Steigerung des Blutflusses in der Mukosa und Steigerung der Bicarbonatsekretion, schützen gegen Schädigungen. So wurde z. B.gezeigt, daß eine akute Capsaicingabe bei der Ratte die Entstehung von alkoholinduzierten Magenulzerationen verhindern kann (Holzer 1996).

Entzündungsauslösung und Entzündungsverstärkung

Welche Bedeutung hat die Neuropeptidfreisetzung bei manifesten Entzündungen? Bisher wurde eine mögliche Rolle v. a. bei akuten Entzündungsvorgängen in einigen Organsystemen erforscht. Hier seien nur die Verhältnisse bei den am besten untersuchten Organen kurz skizziert.

Haut

Bei allergischen Reaktionen der *Haut* kommt es zur Histaminausschüttung, die über H_1-Rezeptoren an den Gefäßen Ödembildung bewirken. Diese Reaktion ist nicht neuropeptidabhängig. Das Umgebungserythem (s. oben, „triple response") wird hingegen über afferente Nerven und CGRP vermittelt. Bci anderen Arten von Hautentzündungen ist die Beteiligung neurogener Mechanismen unterschiedlich. Die häufig untersuchte Carrageenanentzündung der Rattenpfote wird hingegen durch Vorbehandlung mit Capsaicin oder Tachykininantagonisten kaum beeinflußt. Hingegen sind Hautödem und Vasodilatation, die durch UV-Bestrahlung bei der Ratte erzeugt werden können, ausgeprägt neuropeptidabhängig (Benrath et al. 1995).

Wahrscheinlich ist der neurogene Anteil an einer akuten Entzündung generell davon abhängig, in welchem Ausmaß die Noxe eine Nozizeptoraktivierung und Sensibilisierung erzeugt.

Auge

Die Cornea und der vordere Augenabschnitt unterscheiden sich in vieler Hinsicht von anderen Körperregionen. Die Cornea wird z. B. nicht direkt über das Blut versorgt, sondern über das Kammerwasser, dessen kontinuierliche Produktion und Abfluß für den Augeninnendruck verantwortlich sind. Wichtig für die physiologischen Funktionen der vorderen Augenkammer ist die Blut-Kammerwasser-Schranke, die dafür sorgt, daß das Kammerwasser keine zellulären Elemente und nur etwa 1% der Proteine enthält, die im Blutplasma vorkommen. Die Cornea wird über den 1. Ast des N. trigeminus mit afferenten Nervenfasern versorgt, die CGRP, Substanz P und Neurokinin A enthalten.

Auf ein akutes Trauma, z. B. eine Stoßverletzung, reagiert das Auge mit Miosis, Erhöhung des Augeninnendrucks und mit Anstieg des Proteingehalts im Kammerwasser. Leukozyten sind an dieser Reaktion i. allg. nicht beteiligt. Durch Reizung mit Capsaicin und durch Irritation mit Infrarotbestrahlung vor und nach Ausschaltung der neuropeptidhaltigen Nervenfasern konnte gezeigt werden, daß die Reaktionen des Auges auf Schädigung weitgehend durch Neuropeptide vermittelt werden. Direkte Applikation von Substanz P bewirkt Miosis über NK-Rezeptoren an den glatten Muskelzellen der Iris. Applikation von CGRP hingegen induziert Hyperämie, Erhöhung des okulären Druckes und Schädigung der Blut-Kammerwasser-Schranke (Hakanson u. Wang 1996).

Gelenke

Die Synovia ist mit dünnen afferenten Nervenfasern innerviert, die Neuropeptide enthalten. Diese sind an der Entstehung experimenteller Arthritiden bei der Ratte beteiligt (Kidd et al. 1990; Levine et al. 1985). Die elektrische Reizung von Gelenknerven oder die direkte Applikation von Substanz P erzeugen Plasmaextravasation in die Synoviaflüssigkeit der Gelenkhöhle, die durch NK_1-Rezeptorantagonisten gehemmt werden kann. Bei akuten Arthritiden könnten Neuropeptide einen entzündungsverstärkenden Circulus vitiosus bewirken: Die akute Entzündung induziert Erregung und Sensibilisierung peptiderger Nervenfasern, diese schütten daraufhin vermehrt CGRP und Substanz P aus, was zur Vasodilatation und Plasmaextravasation (Gelenkerguß) führt. Dadurch werden vermehrt Entzündungsmediatoren (z. B. aus dem Blut) freigesetzt, die dann wieder die Entzündung und Nozizeptorreizung steigern (Ferrell u. Lam 1996).

Die Beteiligung dieser Mechanismen an der rheumathischen Arthritis des Menschen ist bisher noch nicht klar belegt, wurde aber von verschiedenen Autoren postuliert. (Levine et al. 1985)

Atemwege

Ausgeprägte neuropeptidvermittelte Reaktionen finden sich in den Atemwegen, die in unserem Kontext eine Besonderheit darstellen, da die beteiligten Afferenzen keine Nozizeptoren im engeren Sinn sind, sondern „Irritationssensoren" der Bronchien, die im N. vagus verlaufen (s. S. 34). Die Zellkörper liegen im Ganglion

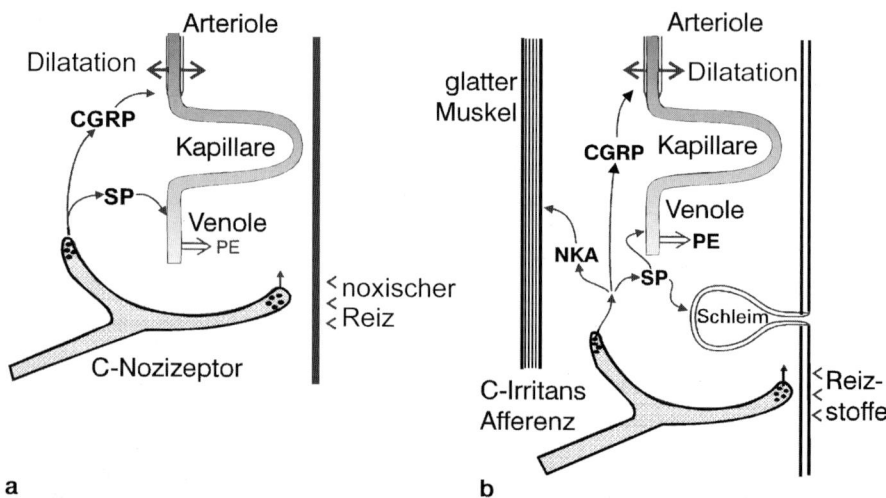

Abb. 2. 21. Wirkung der Neuropeptidsekretion aus afferenten Nervenfasern in verschiedenen Organen. **a** Axonreflex in der Haut bei Reizung von Nozizeptoren. **b** In den Bronchien finden sich „Irritations"rezeptoren, die bei Reizung SP (Substanz P), NKA (Neurokinin A) und CGRP („calcitonin-gene-related peptide") ausschütten. Nähere Erläuterungen zur Wirkung dieser verschiedenen Neuropeptide s. Text. (Mod. nach Lynn 1996)

nodosum. Unter diesen Afferenzen gibt es eine Population von Fasern, die Substanz P, Neurokinin A und CGRP enthalten, wobei diese Neuropeptide teilweise in einzelnen Neuronen kolokalisiert sind (Abb. 2-21).

Substanz P induziert über NK_1-Rezeptoren an den Schleimdrüsen der Submukosa eine vermehrte Schleimsekretion und über die Innervation der terminalen Venolen Plasmaextravasation. Im Bronchialbaum spielt auch das zweite Tachykinin, Neurokinin A eine klar definierte Rolle: es wirkt auf die glatte Muskulatur des Bronchialbaumes, v. a der distalen Bronchiolen, und vermittelt über NK_2-Rezeptoren Bronchokonstriktion, während die cholinerge, parasympathische Innervation der glatten Bronchialmuskelzellen v. a. in den größeren Bronchialästen zu finden ist. CGRP hat in den Bronchien – wie in anderen Organen – eine gefäßerweiternde Wirkung v. a. auf die terminalen Arteriolen und verstärkt dadurch die Plasmaextravasation durch Substanz P.

Dieses Wirkungsspektrum der Neuropeptide in den Atemwegen legt den Verdacht nahe, daß die peptidergen afferenten Nervenfasern mit der Pathophysiologie von *Asthma* zu tun haben können. Die direkte Evidenz dafür ist aber derzeit noch nicht überzeugend. Es sind 2 Aspekte zu berücksichtigen:

a) Zwar läßt sich bei Nagetieren experimentell eine neurogene Entzündung der Atemwege induzieren, diese ist aber kein realistisches Modell der chronischen eosinophilen Entzündung, die das Asthma des Menschen charakterisiert.

b) In gesunden menschlichen Bronchien ist die Innervation mit neuropeptidhaltigen afferenten Nervenfasern viel spärlicher als bei Nagetieren. Andererseits nimmt der Substanz-P-Gehalt in menschlichem Bronchialgewebe bei schweren chronischen Asthmazuständen zu, und in Lavageflüssigkeiten von Asthmatikern wurde Substanz P nachgewiesen (Barnes 1991, 1996).

Ähnlich verhält es sich mit der möglichen neurogenen Beteiligung an der *chronischen Bronchitis* von Zigarettenrauchern. Es konnte nachgewiesen werden, daß bei Meerschweinchen Zigarettenrauch eine neurogenen Plasmaextravasation bewirkt. Beim Menschen gibt es bisher keinen klaren Nachweis für eine wesentliche Beteiligung afferenter Nervenfasern an der Raucherbronchitis.

Mögliche Rolle der Neuropeptidfreisetzung bei der Schmerzentstehung:

Die Freisetzung von Neuropeptiden aus sensorischen Nervenendigungen führt selbst nicht zur Erregung von Nozizeptoren. Entsprechend ist die Injektion von Substanz P oder CGRP in die Haut auch nicht schmerzhaft Substanz P erzeugt allerdings Jucken über die Freisetzung von Histamin aus Mastzellen.

Experimentell ließ sich eine Sensibilisierung von Nozizeptoren durch die Freisetzung von Neuropeptiden kaum nachweisen. Zum Beispiel gibt es im Bereich eines Axonreflexflare der menschlichen Haut keine primäre Hyperalgesie (s. S. 48). In anderen Organen könnten neurogene Mechanismen bei der Schmerzentstehung wichtiger sein. Nach einer vieldiskutierten Hypothese kommt der Schmerz im Migräneanfall dadurch zustande, daß eine Erregung der zentralen Terminale von Hirnhautafferenzen durch zentralnervöse Mechanismen eine antidrome Erregung dieser Afferenzen und damit die Neuropeptidfreisetzung an den peripheren Terminalen in den Hirnhäuten bewirkt. Die resultierende Vasodilatation und Plasmaextravasatation soll dann die Ursache einer Nozizeptorerregung sein (Moskowitz 1990). – Eine ausführlichere Diskussion der verschiedenen Hypothesen über die Kopfschmerzentstehung folgt in einem späteren Kapitel (s. S. 113ff).

Alle bisherigen experimentellen Untersuchungen beschränkten sich auf akute Schmerzinduktion. Es ist noch völlig unklar, ob die Neuropeptidfreisetzung aus Nozizeptoren bei chronischen, krankheitsbedingten Prozessen der Schmerzinduktion eine Rolle spielt.

■ Zusammenfassung

In vielen Ganglienzellen, den Zellkörpern nozizeptiver C-Fasern werden Neuropeptide synthetisiert, v. a. „calcitonin gene-related peptide" (CGRP), Substanz P und Neurokinin A. Diese Neuropeptide werden mit dem axoplasmatischen Fluß in die peripheren Nerventerminale transportiert, dort in Vesikeln gespeichert und bei Erregung freigesetzt. Die Freisetzung von CGRP bewirkt v. a. eine Dilatation der terminalen Arteriolen und damit eine Durchblutungszunahme. Die Freisetzung von Substanz P bewirkt direkt und über die Entspeicherung von Mediatoren aus Mastzellen eine Plasmaextravasation aus den Venolen. Für diese neuropeptidvermittelte Vasodilatation und Plasmaextravasation wurde der Begriff „neurogene Entzündung" geprägt.

Bei punktförmiger noxischer Reizung der menschlichen Haut kann sich die Erregung über Axonkollaterale in die anderen Endverzweigungen des erregten Neurons ausbreiten und und dort durch CGRP-Freisetzung ein Erythem (Umgebungserythem) erzeugen. Diesen Mechanismus nennt man Axonreflex.

Die funktionelle Bedeutung der Neuropeptidfreisetzung aus afferenten C-Fasern ist noch nicht vollständig geklärt. Diskutiert werden sowohl physiologische. als auch pathophysiologische Funktionen, u. a.

a) Organprotektion und trophische Effekte auf Gewebe,

b) Entzündungsauslösung und Entzündungsverstärkung,

c) zusätzlich wird auch eine Rolle der neurogenen Vasodilatation und Plasmaextravasation bei der Schmerzentstehung in einigen Organsystemen diskutiert, so z. B. bei der Entstehung von Kopfschmerzen.

2.4
Nozizeptive Neurone im Hinterhorn des Rückenmarks

In den Hinterhörnern des Rückenmarks und deren kranialen Fortsetzungen, den kaudalen Trigeminuskernen, erfolgen die ersten synaptischen Übertragungen nach Eintritt der nozizeptiven Afferenzen in das ZNS.

Die Erforschung der *sekundären* nozizeptiven Neurone stößt auf größere Schwierigkeiten, als die der *primären* Nozeptorneurone und der von ihnen ausgehenden Nervenfasern in den verschiedenen Körperregionen. Das beginnt beim experimentellen Zugang: Während uns für die Erforschung der peripheren Nervenfasern in der Haut das Instrument der Mikroneurographie zur Verfügung steht, sind experimentelle Untersuchungen zur Elektrophysiologie von spinalen Neuronen beim Menschen aus ethischen Gründen praktisch unmöglich.

Wir sind daher vorwiegend auf Befunde angewiesen, die am narkotisierten Versuchstier gewonnen wurden. Neuerdings werden auch Rückenmarkneurone immer häufiger in isolierten Organpräparaten in vitro untersucht, um konstante und gut kontrollierbare Versuchsbedingungen zu erhalten. Hier vollzieht sich die gleiche reduktionistische Entwicklung wie bei der Erforschung der Nozizeptoren (s. Abb. 2-12). Solche Präparate sind z. B. herausgeschnittene Rückenmarksegmente („slice"-Präparate). Auch Päparationen von Teilen des Rückenmarks mit anhängenden Nerven und Zielorgan wurden entwickelt, in denen sich ganze Reflexbögen untersuchen lassen.

Ein wichtiger Unterschied zwischen zentralen und peripheren Neuronen besteht darin, daß die zentralen Neurone miteinander in sehr komplexen Schaltkreisen durch Synapsen verbunden sind. Damit ergibt sich eine Dimension der Informationsverarbeitung, die im peripheren Nervensystem weitgehend fehlt. Die komplexe Interaktion innerhalb des neuronalen Netzwerks im ZNS macht es schwierig, die für die Nozizeption wichtigen Elemente abzugrenzen.

Zentrale Neurone sind an der Verarbeitung nozizeptiver Information beteiligt, wenn sie
a) synaptische Verbindung mit den primären nozizeptiven Afferenzen haben,
b) quantitativ abgestuft durch solche noxische Reize erregt werden, die auch Nozizeptoren quantitativ abgestuft erregen,
c) auf nozizeptiven Input mit einer veränderten Genexpression reagieren und sog. „immediate early genes" exprimieren,
d) Axone in aufsteigende Bahnen projizieren, die in Hirnregionen enden, die der nozizeptiven Informationsübertragung dienen.

Mit diesen Kriterien wird man Neurone charakterisieren, die an der Verarbeitung von nozizeptiven Nervensignalen beteiligt sind. Das bedeutet aber nicht notwendigerweise, daß sie auch zur bewußten Schmerzwahrnehmung beitragen. Nozizeptiver Input vermittelt ja auch motorische und vegetative Reflexe, die unabhängig von der bewußten Schmerzwahrnehmung sind (s. S. 12f). Diese werden durch Reflexbögen im Rückenmark und im Hirnstamm vermittelt.

Nur mit dem Ansatz d) werden Neurone selektiert, die direkt mit Hirnzentren verbunden sind und daher zur bewußten Schmerzwahrnehmung beitragen können. Nun ist aber seit den frühen Pionierzeiten der experimentellen Schmerzforschung bekannt, daß die Informationsübertragung vom Rückenmark zum Gehirn z. T. auch über Neuronenketten erfolgt, die über kurze Axone miteinander verbunden sind. Noordenbos nannte 1959 in seinem schönen Büchlein über den Schmerz dieses diffuse Projektionssystem „chicken wire" – heute sprechen wir vom neuronalen Netz (Noordenbos 1959). Es ist noch nicht bekannt, wieweit diese diffuse Projektion vom Rückenmark ins Gehirn zur bewußten Wahrnehmung beiträgt.

2.4.1
Nozizeptorspezifische und „Wide-dynamic-range"-Neurone

Das Hinterhorn des Rückenmarks wird in Schichten (lat. „laminae") eingeteilt, die der Neuroanatom Rexed eingeführt hat (Abb. 2-22). Neurone, die die nozizeptive Information aufnehmen und weiterleiten, finden sich v. a. in der I. und V. Schicht nach Rexed. Schicht II und III werden als *Substantia gelatinosa* bezeichnet und enthalten überwiegend kleine Interneurone. Allerdings erstrecken sich die Dendriten der großen Neurone der V. Schicht bis in diesen Bereich. Nozizeptive Afferenzen aus der Haut enden v. a. in den obersten Schichten und bilden synaptische Kontakte mit Neuronen der I. und V. Schicht. Die nichtnozizeptiven taktilen Afferenzen aus der Haut enden überwiegend in den Schichten IV und V. Nozizeptive Afferenzen aus den tieferen Körpergeweben, den Muskeln, Sehnen und inneren Organen, enden ebenfalls in der obersten, der I. Schicht und zusätzlich in einem seitlichen Bereich des Hinterhorns, der als lateraler Kern bezeichnet wird, sowie in der „X." Schicht, einer Region um den Zentralkanal (Abb. 2-23).

Bei elektrophysiologischen Untersuchungen fand man v. a. in Lamina I Neurone, die spezifisch auf nozizeptiven Input reagieren und durch niederschwellige taktile Afferenzen nicht erregt werden können. Diese Neurone werden als **NS-Neurone** (nozizeptorspezifisch) bezeichnet. In den tieferen Schichten IV und V finden sich hingegen Neurone, die durch verschiedene Arten von Reizen erregt werden, einerseits durch leichte Berührung und durch nichtschmerzhaften tonischen Druck auf die Haut, andererseits aber auch durch noxische Reize, wie Nadelstiche, Kneifen von Hautfalten und Hitzereize. Dabei induzieren noxische Reizstärken in diesen Neuronen höhere Entladungsfrequenzen als Berührungsreize. Diese Neurone wurden daher als **WDR-Neurone** („wide dynamic range", weiter dynamischer Antwortbereich) bezeichnet.

In allen Schichten kommen Neurone vor, die keinen nozizeptiven, sondern nur taktilen Input erhalten. Diese Neurone dürfen bei Betrachtungen über die Übertragungsfunktionen im Hinterhorn nicht vergessen werden. Es wurde daher auch eine andere Klassifikation der Hinterhornneurone vorgeschlagen, nämlich in Neurone ohne Nozizeptorinput, die als „*Klasse-I*"-Neurone bezeichnet werden, die WDR-Neurone, die die „*Klasse 2*" bilden, während die NS-Neurone, als "*Klasse 3*" bezeichnet werden (Handwerker et al. 1975).

Es wurde vielfach über die Funktion von NS- und WDR-Neuronen bei der Übermittlung von Schmerzinformationen spekuliert. Die WDR-Neurone nehmen zwar außer nozizeptivem Input auch noch den Input von empfindlichen Mechanosensoren auf. Trotzdem können sie zum Schmerz beitragen. Darauf deutet die

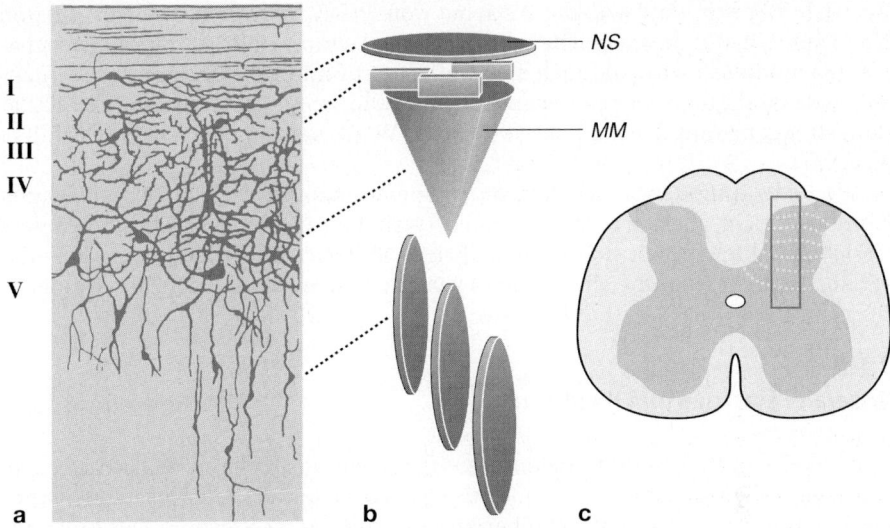

Abb. 2. 22. Darstellung von Neuronen im Hinterhorn des Rückenmarks (Nissel-Verfärbung). Die *römischen Ziffern* am *linken Bildrand* bezeichnen die Schichten des Hinterhorns nach Rexed. Zur Orientierung ist der in (**a**) gezeigte Ausschnitt im Rückenmarkquerschnitt (**b**) Schematische Darstellung der Ausdehnung der Dendritenbäume verschiedener Typen von Hinterhornneuronen. (**c**) als Rechteck eingezeichnet. *NS* nozizeptorspezifische Neurone, *MM* multimodale oder „Wide-dynamic-range" (WDR)-Neurone. Ein Teil der Neurone projiziert nicht zum Hirn, sondern hat lediglich lokale synaptische Verbindungen: Interneurone. (Mod. nach Scheibel u. Scheibel 1968; aus: Handwerker 1995a)

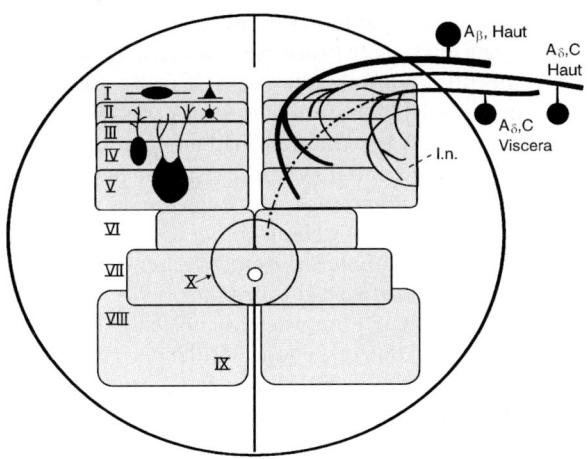

Abb. 2.23. Rückenmarkschema, in dem *links* die Neuronentypen und *rechts* die Endigungen der primären Afferenzen schematisch dargestellt sind. (Nähere Erläuterungen s. Text)

Beobachtung hin, daß v. a. die Aktivität von WDR-Neuronen, weniger die von NS-Neuronen, durch verschiedene synaptische Hemm- und Verstärkungsmechanismen moduliert wird, die auch die Schmerzempfindung beeinflussen. Die Intensität eines wahrgenommenen Schmerzes ist daher möglicherweise mit der Entladungsfrequenz und der Zahl der aktivierten WDR-Neurone korreliert (Coghill et al. 1993).

Die Bedeutung der beiden Neuronenpopulationen für die Schmerzentstehung kann also nicht allein aus ihrem Antwortverhalten erschlossen werden. Weitere Gesichtspunkte ergeben sich aus den übrigen Kriterien zur Abgrenzung sekundärer nozizeptiver Neurone, die in den folgenden Abschnitten besprochen werden.

2.4.2
Viszeraler Einstrom und Head-Zonen

Wie bereits oben erwähnt, enden die Afferenzen aus tieferen Körpergeweben, (Muskeln, Gelenken, inneren Organen usw.) teils in Lamina I, teils im lateralen Kern des Hinterhorns, der strukturell überwiegend zu Lamina V gehört. Der Input aus den Organen der oberen Körperhälfte wird auch über afferente Axone des N. vagus direkt in den Hirnstamm übermittelt. Die Zahl der viszerosomatischen Neurone unter den NS- und WDR-Neuronen des Hinterhorns ist in verschiedenen Rückenmarksegmenten unterschiedlich. In manchen Segmenten erhalten diese Neurone ausschließlich nozizeptiven viszeralen Einstrom, in anderen auch nichtnozizeptiven (Cervero 1993).

Fast alle Hinterhornneurone, die von viszeralen Afferenzen erreicht werden, erhalten auch Input von Hautafferenzen, viele auch von nozizeptiven Muskelafferenzen. Für die WDR-Neurone in Schicht V bedeutet das, daß sie z. B. ein rezeptives Feld für taktile Reize in der Haut haben, andererseits aber auch durch noxische Reizung eines inneren Organs erregt werden können (Berkley 1993).

Diese *viszerosomatische Konvergenz* wirft viele Probleme auf. Sie wird als Ursache der Schmerzübertragung in Haut- und Muskelareale angesehen, die sog. *Head-Zonen*. Charakteristischerweise erfolgt die Übertragung des Schmerzes ipsilateral, innerhalb eines spinalen Segmentes oder ins proximale Nachbarsegment. Häufig ist z. B. die Ausstrahlung des Schmerzes bei Koronarischämie (Angina pectoris) in die Innenseite des linken Oberarms. Dieser *übertragene Schmerz* wird meist als tiefer Schmerz empfunden, nicht als oberflächlicher Hautschmerz. Dies entspricht der Häufigkeit von Hinterhornneuronen bei Primaten, die entsprechenden konvergenten Input aus Viszera, Muskeln und Haut aufweisen (Foreman 1993).

Sicher ist die viszerosomatische Konvergenz eine wesentliche, wahrscheinlich aber nicht die einzige Voraussetzung des übertragenen Schmerzes. Bei einem Spasmus z. B. der Gallengänge oder der Koronargefäße kann der Schmerz in eine Head-Zone übertragen werden, das ist aber durchaus nicht immer der Fall. Möglicherweise bedarf es synaptischer Bahnung und der in den nächsten Abschnitten diskutierten neuronalen Plastizität, um die Schmerzübertragung in Haut und Muskel zu bewirken.

Zunächst bedeutet die viszerosomatische Konvergenz nur, daß unter bestimmten Bedingungen viszeraler Input zu bestimmten Gruppen von Projektionsneuronen Zugang erhält und diese erregen kann (wenn die betreffenden Synapsen gebahnt sind). Das Phänomen bedeutet nicht, daß solcher Input in alle aufsteigenden Bahnen gleichermaßen übertragen wird, oder daß alle Hirnregionen, die Input aus dem Rückenmark erhalten, auch in gleichem Umfang mit Signalen aus viszeralen Nerven versorgt werden. So findet man z. B. im Thalamus häufig viszerosomatische Konvergenz, im kortikalen somatosensorischen Projektionsareal SI aber wenig. Auffallend viel viszerosomatische Konvergenz findet sich in einigen frontalen und limbischen Kortexstrukturen (Cervero 1993).

Warum hat sich im Laufe der Evolution offenbar kein eigenes System spinaler viszeraler Bahnen ausgebildet? – Vielleicht ist der Grund einfach in der Ökonomie eines Nervensystems mit begrenzten Wachstumsmöglichkeiten zu suchen: Nur etwa 17% aller afferenten Nervenfasern, die ins Rückenmark eintreten, sind viszeral. Da die Eingeweide geschützt im Inneren des Körpers liegen und hier schmerzhafte Ereignisse viel seltener eintreten als in der Haut, konnte deren neuronaler Apparat „mitbenutzt" werden.

Die Bedeutung der viszerosomatischen Konvergenz für die Schmerztherapie ist noch nicht vollständig aufgeklärt: Sowohl reflektorische Effekte von Haut- und Muskelreizung auf innere Organe, als auch Durchblutungsänderungen in Haut und Muskeln, die von inneren Organen ausgehen, sind noch ungenügend erforscht.

2.4.3
Expression von „immediate early genes"

In den vergangenen Jahren wurde eine neuartige, molekularbiologische Methode zum Nachweis der Aktivierung zentraler Neurone gefunden: der Nachweis der Expression von „immediate early genes" (IEG, früher auch als Protoonkogene bezeichnet). Dies ist eine Gruppe von Genen, die rasch und vorübergehend aktiviert werden, wenn eine Zelle nachhaltig, etwa durch Wachstumsfaktoren, stimuliert wird. Dazu wird keine De-novo-Proteinsynthese benötigt.

Dem Nachweis neuronaler Aktivierung diente v. a. das c-fos-Gen. Die Aktivierung dieses Gens induziert die Bildung des Proteinproduktes Fos, das v. a. im Zellkern zu finden ist und dort histochemisch nachgewiesen werden kann. Die c-fos-Expression ist eine unspezifische Reaktion der Neurone auf Aktivierung. Im Gehirn gibt es auch Neurone, die dieses Gen „spontan" exprimieren. Im Rückenmark hingegen ist spontane Expression von c-fos sehr selten, und nichtschmerzhafte Reize bewirken im Hinterhorn des Rückenmarks kaum c-fos-Induktion (Hunt et al. 1987). Reizt man periphere Nerven elektrisch, dann führt nur die Erregung von A_δ- und C-Fasern, nicht aber die von A_β-Fasern zur c-fos-Induktion im Hinterhorn (Herdegen et al. 1991). Es gibt mindestens 2 Stoffwechselpfade zur fos-Aktivierung, einen über die IP3-Proteinkinase und einen über die Erhöhung des intrazellulären freien Ca^{2+} (Chapman u. Besson 1997; s. Abb. 3-11). In einem späteren Abschnitt wird beschrieben, warum die Reizung niederschwelliger markhaltiger Afferenzen keine c-fos-Induktion bewirkt, obwohl dadurch viele Hinterhornneurone erregt werden (s. S. 101ff).

Zwei Stunden nach Reizung der Haut mit noxischer Hitze oder nach anderen akuten noxischen Hautreizen finden sich 85% der fos-positiven Neurone in der

I. Schicht, in der sich viele NS-Neurone finden. Danach werden v. a. Neurone in der V. Schicht fos-positiv, die ja meist WDR-Neurone sind. Durch Doppelfärbungen und retrograde Markierung (s. unten) konnte belegt werden, daß viele fos-positive Hinterhornneurone in den Thalamus und andere Hirnkerne projizieren.

Das fos-Protein wird innerhalb einiger Stunden nach dem Einwirken des noxischen Reizes gebildet und ist nach 2 Tagen bereits wieder verschwunden (s. aber S. 107).

Die c-fos-Methode und andere Techniken, die auf dem Nachweis eines veränderten Stoffwechsels von Neuronen beruhen (z. B. die Deoxyglukosemethode, Mao et al. 1992)) sind neuartige Indikatoren für die nozizeptive Informationsverarbeitung im Rückenmark. Sie erlauben einen Einblick in die Funktionsweise des ZNS, der mit der Mikroelektrodentechnik nicht möglich ist. Mit der Mikroelektrode „belauscht" man die elektrischen Signale eines einzigen Neurons, evtl. einer kleinen Gruppe von Neuronen. Bei Verstärkung des nozizeptiven Einstromes ins ZNS verändert sich aber nicht nur die Häufigkeit der Spikes einzelner Neurone, es vermehrt sich auch die Zahl der Neurone, deren Aktivierung die Schwelle für die c-fos-Induktion überschreitet. Dabei gibt es unterschiedliche Aktivierungsschwellen für verschiedene Neuronentypen. Mit zunehmender Dauer des nozizeptiven Einstroms nimmt v. a. die Zahl der in den tiefen Schichten des Hinterhorns aktivierten Neurone zu. Diese Veränderung der Populationsantwort ist möglicherweise eine wichtige Information für das Gehirn – vielleicht sogar wichtiger als die Veränderung des Antwortmusters einzelner Neurone (s. auch Abschn. 3.3).

In den vergangenen Jahren wurde die c-fos-Technik zunehmend auch eingesetzt, um Analgetikaeffekte zu demonstrieren. Opioide und andere zentral wirkende Analgetika vermindern v. a. die Anzahl der in den Schichten I und V aktivierten Neurone (Chapman u. Besson 1997).

2.4.4
Aufsteigende Bahnen

Ein Gesichtspunkt für die Beteiligung von spinalen Neuronen an der Entstehung von Schmerz sind die Endigungsgebiete der Axone, die von diesen Neuronen ausgehen und in Bahnen gebündelt zum Gehirn aufsteigen, um dort in bestimmten Kerngebieten zu enden.

Früher hielt man die *spinothalamische Bahn* für die einzig relevante Bahn der Schmerzübermittlung (s. Physiologiebücher, z. B. Schmidt 1995). Die Axone dieser Bahn gehen v. a. von Neuronen der I. und V. Schicht des Hinterhorns aus, kreuzen im Ursprungssegment des Rückenmarks auf die andere Seite und verlaufen im Vorderseitenstrang des Rückenmarks hinauf zum somatosensorischen Thalamuskern (ventrobasaler Komplex, VB).

Da man früher diese Bahn als „die" Schmerzbahn ansah, bestand eine Behandlungsmethode von schwer beherrschbaren Schmerzzuständen darin, diese Bahn zu unterbrechen. Bei dieser Operation, der *Kordotomie*, durchtrennte der Neurochirurg nach Freilegung des Rückenmarks den Vorderseitenstrang, um damit Schmerzempfindung auf der kontralateralen Körperseite unterhalb der Läsionsstelle auszuschalten. Es stellte sich aber heraus, daß die Kordotomie die chronischen Schmerzen meist nur vorübergehend beseitigt. In jüngster Zeit wurde dieser Eingriff daher nur noch selten in einer weniger eingreifenden Operation durchgeführt, bei der transkutan, unter Röntgenkontrolle mit einer Sonde der Vorderseitenstrang koaguliert wird. Als Indikation für diese Operation gelten schwere terminale Schmerzzustände bei Patienten mit malignen Erkrankungen und begrenzter Lebenserwartung.

Die Kordotomie hat oft deshalb keinen dauerhaften Erfolg, weil die nozizeptive Information über verschiedene Bahnen vom Rückenmark ins Gehirn übertragen werden kann, und weil der VB, der Projektionskern im Thalamus, nicht die einzige Anlaufstelle für nozizeptive Information im Gehirn ist (s. S. 78).

Mit der Frage, welche Hirngebiete die nozizeptive Information erreicht, beschäftigt sich ein späterer Abschnitt (s. S. 70ff). Kaum eine dieser Projektionen wird nur von einem einzigen Neuronentyp im Hinterhorn gebildet. Auch die somatotopisch organisierte „klassische" Projektion über den spinothalamischen Trakt in den VB, den ventrobasalen Komplex des Thalamus, stammt sowohl von den WDR-, als auch von NS-Neuronen.

2.4.5
Synaptische Übertragung im Rückenmark

Erregende Synapsen
Nachdem die Rolle der Substanz P (SP) bei der antidromen Vasodilatation entdeckt war, herrschte lange Zeit die Annahme vor, daß SP der wichtigste Transmitter für die Übertragung der nozizeptiven Information auf Hinterhornneurone sei. Tatsächlich werden bei Reizung nozizeptiver Afferenzen die Neuropeptide *SP, NKA* und *CGRP* im Hinterhorn freigesetzt (Abb. 2-24). Allerdings bedarf es dazu einer anhaltenden Reizung von Nozizeptoren (Urban et al. 1994). An den Übertragungsneuronen im Hinterhorn beobachtet man eine hohe Dichte der hochaffinen Membranrezeptoren für SP, der *NK₁-Rezeptoren*, aber auch *NK₂- Rezeptoren* die eine hohe Affinität für NKA besitzen und Rezeptoren für CGRP. Alle diese Neuropeptidrezeptoren sind an G-Proteine gekoppelt und bewirken Depolarisation der Zellmembran über Second-messenger-Prozesse. Verschiedene Signalwege wurden beschrieben, die letztlich eine Erhöhung des freien intrazellulären Ca^{2+} bewirken, u. a. über Phospholipase C und Inositolphosphat (IP 3; (Fong 1996)) und die Aktivierung von Proteinkinase C (Urban et al. 1994).

Die wichtigsten Überträgerstoffe an den Synapsen der primären nozizeptiven Afferenzen mit den Hinterhornneuronen sind aber nicht Neuropeptide, sondern *erregende Aminosäuren*, v. a. *Glutamat.* Diese erregenden Aminosäuren sind auch die Transmitter der nichtnozizeptiven Afferenzen im Hinterhorn. Wahrscheinlich ist Glutamat der wichtigste erregende Transmitter im ZNS überhaupt. Die Glutamatübertragung erfolgt über verschiedene Typen von Membranrezeptoren und somit unterschiedliche Synapsentypen. Die wichtigsten Typen sind
- der *AMPA-Rezeptor*, benannt nach dem Liganden α-amino-3-hydroxy-5-methyl-isoxazol und
- der *NMDA-Rezeptor*, benannt nach dem Liganden N-methyl-D-aspartat.

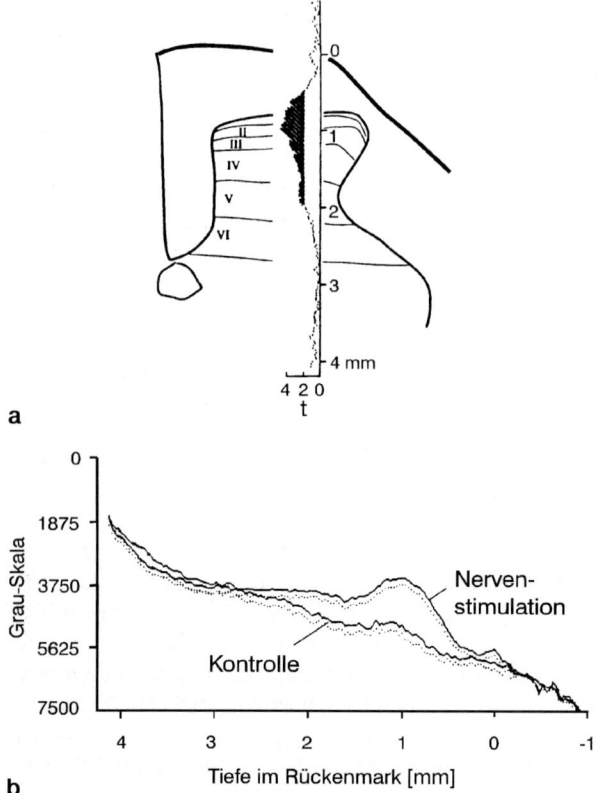

Abb. 2.24. Nachweis der Freisetzung von Substanz P (SP) aus den zentralen Nervenendigungen der Nozizeptoren mit der „Mikroprobemethode". Bei dieser Methode wird die Bindung von lokal freigesetzten Transmittermolekülen (in diesem Fall SP) an der Oberfläche einer mit dem mit Liganden beschichteten Mikropipette mittels Radioimmunoassay (RIA) gemessen. **a** Rükkenmarkquerschnitt, in dem die Intensität der Bindungsreaktion an der Oberfläche der Mikropipette und damit die Konzentration von freigesetztem SP nach Reizung von C-Fasern in einem peripheren Nerven als *schwarze Fläche* dargestellt ist. Die höchste Konzentration findet sich in den oberflächlichen Rückenmarkschichten, in denen die C-Faser-Terminalen enden. Die SP-Konzentration ist aber auch in den benachbarten tieferen Schichten erhöht, da Neuropeptide in die Umgebung des Freisetzungsortes diffundieren (Volumenübertragung, s. S. 108). **b** Quantitative Auswertung der unterschiedlichen Transmitterkonzentration nach C-Faserstimulation in Abhängigkeit vom Abstand von der Rückenmarkoberfläche. Die höchste Konzentration findet sich in etwa 1 mm Tiefe, was im Rückenmark einer Ratte den Schichten I und II entspricht. (Mit freundlicher Genehmigung von H.-G. Schaible)

- Hinzu kommen Rezeptoren für andere erregende Aminosäuren, z. B. Kainat und Aspartat und ein Rezeptortyp für Glutamat, der nicht direkt Membrankanäle kontrolliert, sondern ausschließlich intrazelluläre second-messenger-Prozesse aktiviert,
- **der metabotrope Rezeptor.** Jeder dieser Rezeptortypen besteht aus Untereinheiten, die in verschiedenen Neuronen unterschiedlich exprimiert werden. Bei der Aufklärung der Funktionen dieser Rezeptoren wurden mehr oder minder selektive, kompetitive Antagonisten eingesetzt, was zu teilweise widersprüchlichen Interpretationen führte. Die Beschreibung der komplexen Einzelheiten von Struktur und Funktion dieser Rezeptoren würde den Rahmen dieses Buches sprengen.

Bei der Übertragung nozizeptiver und nichtnozizeptiver Information im Rückenmark unter physiologischen Bedingungen ist v. a. der AMPA-Rezeptor beteiligt. AMPA-Antagonisten hemmen die Übertragung von C-Impulsen auf Hinterhornneurone und verhindern die in Kap. 3 beschriebenen Sensibilisierungsprozesse (s. S. 101ff), zu denen auch metabotrope Rezeptoren beitragen.

Bei der synaptischen Plastizität im Hinterhorn spielt der NMDA-Rezeptor eine entscheidende Rolle. Die von diesem Rezeptortyp kontrollierten Ionenkanäle sind durch Mg^{2+}-Ionen blockiert, wenn das Neuron wenig synaptischen Input erhält und daher ein „normales" negatives Membranpotential aufweist. Es kommt in diesem Zustand nicht zu einer Aktivierung des Neurons, wenn Glutamat an den NMDA-Rezeptor anbindet. Wird das Neuron hingegen durch andere synaptische Prozesse nachhaltig depolarisiert, dann wird dieser Block gelöst, und es kommt zum Na^+- und Ca^{2+}-Einstrom in die Zelle. Die NMDA-Synapse wird also erst wirksam, wenn das Neuron bereits durch andere Mechanismen depolarisiert wurde. Sie trägt dann zu einer Verstärkung der synaptischen Antwort bei. Das gilt nicht nur für das nozizeptive System, der NMDA-Rezeptor ist ein wichtiger Mechanismus der synaptischen Plastizität in vielen Hirnregionen.

Dieser komplexe Rezeptor wird nicht nur durch Glutamat aktiviert, sondern besitzt auch eine Bindungsstelle für *Glycin*, einen Transmitter, der sonst an hemmenden Synapsen wirkt und im Hinterhorn des Rückenmarks in ausreichender Konzentration vorkommt, um sich an der Aktivierung von NMDA-Rezeptoren zu beteiligen.

Für die Aktivierung der NMDA-Synapsen ist die basale Erregung über AMPA-Rezeptoren nicht ausreichend, da diese nur eine kurzzeitige Depolarisation bewirken. Hingegen können die Neuropeptide SP, NKA und CGRP über die NK_1-, NK_2- und CGRP-Rezeptoren langdauernde Depolarisation in Übertragungsneuronen bewirken. Normalerweise setzen nur C-Fasern in nennenswertem Umfang Neuropeptide frei. Daher wird an den WDR-Neuronen (die ja Input von A- und C-Fasern erhalten), Erregung in C-Fasern benötigt, um NMDA-Rezeptoren zu aktivieren. Wie oben erwähnt, bewirkt die Aktivierung der Neuropeptidrezeptoren über G-Proteine die Aktivierung von Proteinkinase C und den Anstieg des freien Ca^{2+}_i in der Zelle. Dieser Prozeß wird durch die nachfolgende NMDA-Aktivierung verstärkt. Auch eine Aktivierung des metabotropen Glutamatrezeptors wirkt wahrscheinlich in diese Richtung. Die Folge ist nicht nur die Depolarisation der Zellmembran, sondern auch die Aktivierung weiterer Mediatoren, v. a. von

- **NO**, über die induzierbare NO-Synthase (iNOS),
- **Prostaglandinen** über die Induktion von Cyklooxygenase (COX).

Die Rolle dieser beiden Kotransmitter der nozizeptiven synaptischen Übertragung im Rückenmark ist noch kontrovers. In den meisten Systemen scheinen sie aber die Übertragung zu fördern, Hemmung der iNOS ist somit ein mögliches Prinzip künftiger antihyperalgetischer Medikamente. Hemmung der COX-Induktion wird als wahrscheinlichster spinaler Mechanismus der antipyretischen Analgetika (z. B. *Acetylsalicylsäure, Ibuprofen* u. a.) angesehen.

Da afferente nozizeptive Axone Glutamat und verschiedene Kombinationen von Neuropeptiden enthalten und an ihren präsynaptischen Terminalen freisetzen können, resultiert eine sehr komplexe und modulierbare synaptische Übertragung, die zentrale Sensibilisierungsvorgänge ermöglicht (s. Kap. 3 und Abb. 3-11).

Hemmende Synapsen

Diese standen im Zentrum der Schmerzforschung seit der Entdeckung der Opioidrezeptoren und der Endorphine. Unter physiologischen Bedingungen steht die synaptische Übertragung nozizeptiver Impulse im Rückenmark unter einer dauernden Hemmung, die nur überspielt wird durch Aktivierung mehrerer Afferenzen, die konvergierend auf Rückenmarkneurone projizieren (räumliche Bahnung) oder durch frequente Erregung von einzelnen nozizeptiven Afferenzen (zeitliche Bahnung). Diese Hemmung der nozizeptiven Übertragung im Rückenmark bewirkt die Einstellung der *zentralen Schmerzschwelle*.

Man kann verschiedene funktionelle Typen von Hemmung des nozizeptiven Systems unterscheiden. Nach dem Ursprungsort unterscheidet man die *segmentale* (spinale) und die *supraspinale Hemmung.* Ferner wird unterschieden zwischen *phasischer und tonischer Hemmung.* Die erstgenannte wird durch peripheren Input (in Aβ-Mechanorezeptoren, segmentale Hemmung) oder durch deszendierende Bahnen aus dem Gehirn bewirkt, wenn die Aβ-Fasern erregt werden, oder die hemmenden Neuronengruppen im Hirnstamm Input erhalten. Das Phänomen der Unterdrückung von Nozizeption durch die Reizung von Aβ-Afferenzen wird klinisch-therapeutisch für die *transkutane Nervenstimulation* (TNS) ausgenutzt. Die tonische Hemmung ist hingegen unabhängig von einem Input und nur vom funktionellen Zustand des ZNS abhängig. Diese verschiedenen Typen von Hemmung können präsynaptisch und postsynaptisch an der Übertragung der nozizeptiven Information im Rückenmarkhinterhorn angreifen. *Präsynaptische Hemmung* erfolgt an den Nozizeptorterminalen im Rückenmark und vermindert die Effektivität der Transmitterausschüttung.

Eine Diskussion der Funktion der verschiedenen Schmerzhemmsysteme findet sich an anderer Stelle dieses Buches (s. S. 78f).

Es war das Verdienst von P.D. Wall und R. Melzack, die bereits früher (z. B. von Noordenbos 1959) geäußerte Vermutung, daß der Schmerz im Rückenmark einer inhibitorischen Kontrolle unterliege, in eine einprägsame Hypothese zu fassen, die als *Torkontrollhypothese* („*gate control*") berühmt wurde (Melzack u. Wall 1965). Die ursprüngliche *Gate-control-Hypothese* ging von dem damals von J.C. Eccles neu entdeckten Phänomen der präsynaptischen Hemmung aus und ist heute nur noch von historischem Interesse. Wahrscheinlich stand hinter dem einprägsamen Bild

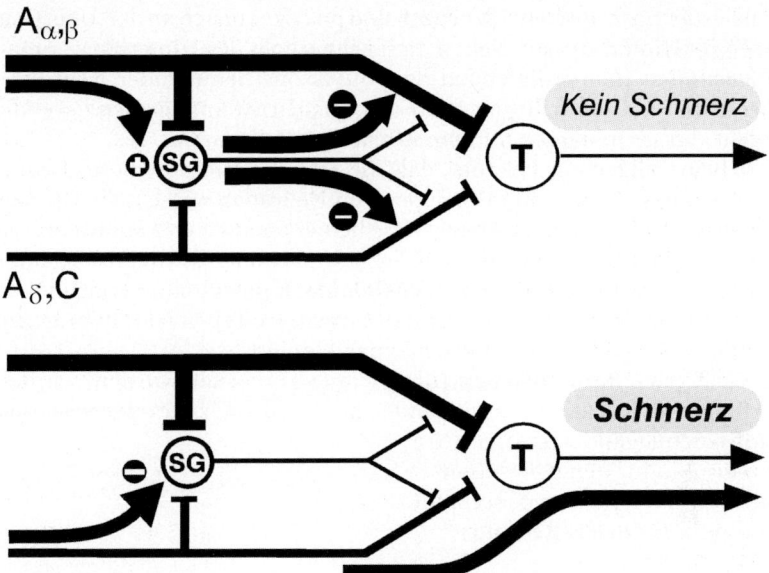

Abb. 2.25. Schema der „Gate-control"-Hypothese von Melzack u. Wall (1965). Diese Hypothese nahm an, daß auf Übertragungsneurone (*T*) schnell leitende markhaltige Mechanoafferenzen und dünne, (z. T. marklose) nozizeptive Afferenzen konvergieren. Gleichzeitig erregen beide Typen von Afferenzen Interneurone in der Substantia gelatinosa (*SG*), die eine überwiegend präsynaptisch gedachte Hemmung der Übertragung von Erregung der primären Afferenzen auf die T-Zellen ausüben. Die *Pfeile* geben den angenommenen Verlauf von Erregung und Hemmung wieder. Werden überwiegend die markhaltigen Mechanoafferenzen erregt, kommt es zum „Schließen des Tores", da diese Afferenzen auch die hemmenden SG-Interneurone aktivieren. Bei überwiegender Erregung der Nozizeptoren werden hingegen die SG-Interneurone gehemmt, weshalb die synaptische Übertragung von Nozizeptoren auf die T-Zellen ungehemmt erfolgen kann. –Einzelne physiologische Annahmen dieses Schemas konnten allerdings experimentell nicht belegt werden. Trotzdem hat es als heuristischer Ansatz großen Einfluß auf die Entwicklung der Schmerzforschung gehabt.

der Torkontrolle aber auch das damals jedem Neuropyhsiologen bekannte Schaltbild einer Verstärkerröhre, bei der das Gitter (engl. „gate") die Aufgabe hat, den Elektronenstrom abzuschwächen oder zu verstärken (Abb. 2-25). In den vergangenen 30 Jahren hat die Forschung anstelle eines einfachen Gates eine Vielzahl von hemmenden und verstärkenden Mechanismen entdeckt, von denen die wichtigsten in diesem Text angeführt sind. Das plastische Bild der *Gate control* wird heute meist eher als Metapher verwendet.

Verschiedene hemmende Transmitter sind an der Kontrolle der nozizeptiven Übertragung beteiligt, nicht nur endogene Opioide. Zu den Transmittern, die die Hemmung der Übertragung von C-Faser-Input bewirken, gehören **Adenosin** (über A_1-Rezeptoren) und **GABA** (über GABA-A- und -B-Rezeptoren), die von Interneuronen im Hinterhorn gebildet werden. Diese Hemmung setzt präsynaptisch an den

Terminalen der nozizeptiven Afferenzen und postsynaptisch an den Übertragungs-neuronen im Hinterhorn an. Neben dieser innerhalb des Hinterhorns organisier-ten, **segmentalen Hemmung** enden dort die Axone hemmender Neurone, deren Zellkörper im Hirnstamm liegen. Diese aus dem Hirnstamm **deszendierende Hem-mung** geht von **serotonergen** und **noradrenergen** Zellgruppen aus.

Es ist heute allgemein bekannt, daß die **Opioide**, die potenteste Gruppe von Analgetika, nur an bestimmten Gruppen von Neuronen wirken, die Opioidrezep-toren in ihren Membranen besitzen. Diese bemerkenswerten Membranrezeptoren binden Morphin, ein Alkaloid aus dem Schlafmohn, und die chemisch ganz anders strukturierten Peptide, die als **endogene Opioide** (Endorphine) bezeichnet werden. Bereits vor 25 Jahren wurde vermutet, daß es mehrere Typen von Opioidrezeptoren gibt. Mittlerweile sind die wichtigsten Typen kloniert.

Die wichtigsten Rezeptortypen, (die nochmals unterteilt wurden) wurden nach ihrer Affinität für selektive Peptidliganden als μ-, - δ **und κ-Rezeptoren** bezeichnet. Die endogenen Liganden sind

- β-Endorphin für den μ-Rezeptor
- Leu-Enkephalin für den δ-Rezeptor
- Dynorphin für den κ-Rezeptor

Die Verteilung der 3 Überträgersubstanzen ist unterschiedlich: Enkephaline und Dynorphin finden sich in Interneuronen des Rückenmarks, während β-Endorphin v. a. in supraspinalen Neuronen zu finden ist.

Hinzu kommt ein Rezeptor, für den zunächst kein endogener Ligand bekannt war, der somit „verwaist" erschien und daher den poetischen Namen **Orphaninre-zeptor** erhielt (Kieffer 1997). Später wurde ein Peptid als endogener Ligand identi-fiziert, das **Nociceptin (oder Orphanin)** genannt wurde. Die funktionelle Bedeutung dieser Neuentdeckungen ist aber noch unklar.

Opioidrezeptoren gehören zur großen Familie der an G-Protein gekoppelten Rezeptoren mit 7 Transmembrandomänen. Es gibt eine hohe Strukturähnlichkeit zwischen den Aminosäuresequenzen der verschiedenen Typen. Verschieden sind v. a. die extrazellulären Schleifen, die für die spezifische Ligandenbindung wichtig sind. Aus Bindungsstudien geht hervor, daß Peptide an anderen Stellen gebunden werden, als die nicht-peptidischen Opioide. Letztere sollen an hydrophoben Ta-schen des Rezeptors binden, erstere an Transmembrandomänen, die in ihrer Struk-tur unterschiedlicher sind, was die größere Spezifität peptidischer Liganden erklä-ren würde (Blake et al. 1997).

Offenbar können verschiedene Typen von Opioidrezeptoren verschiedene se-cond-messenger-Prozesse und damit auch unterschiedliche Membrankanäle kon-trollieren, sie bewirken u. a. Inaktivierung von spannungsabhängigen Ca^{2+}-Kanä-len, Aktivierung von K^+-Kanälen, Inaktivierung eines Na^+-Einwärtsstromes und Hemmung der Adenylatcyklase.

Für die Wirkung des Morphins und der anderen nichtpeptidischen Opioide ist v. a. der **μ-Rezeptor** wichtig. Bei transgenen Mäusen, bei denen der μ-Rezeptor ausgeschaltet wurde („knock out"), fehlen die Morphinwirkungen weitgehend.

Elektrophysiologisch haben Opioide ganz überwiegend hemmende Wirkungen auf die Neurone von Rückenmark und Hirn. Im Rückenmark spielt das Dynorphin eine Sonderrolle, da es unter bestimmten Bedingungen erregend wirkt. Man hat angenommen, daß Dynorphin hemmende (z. B. GABAerge) Interneurone hemmen und dadurch eine Disinhibition von Übertragungsneuronen verursachen kann. Unter physiologischen Bedingungen ändert dieser Befund nichts an der überwiegend hemmenden Wirkung der endogenen Opioide, er könnte aber eine mögliche verstärkende Wirkung des Dynorphin auf die synaptische Sensibilisierung begründen.

Opioidrezeptoren zeigen mehr oder weniger ausgeprägte *Desensitivierung* bei chronischer Einwirkung von Liganden, stärker für die opioiden Peptide als für die exogenen Opioide. Diese *Toleranzentwicklung* wurde mit verschiedenen zellulären Effekten der Rezeptoraktivierung in Verbindung gebracht. Ein Mechanismus ist die funktionelle Herunterregelung der Rezeptoren. Opioidrezeptoren können außerdem, wie andere an G-Protein gekoppelte Rezeptoren, nach Aktivierung *internalisiert* werden. Das heißt, sie werden in einem Prozeß der Endozytose in das Zytoplasma aufgenommen. Die Internalisierung korreliert aber nicht sehr eng mit der Toleranzentwicklung. Ein weiterer Mechanismus ist die gegenregulatorisch vermehrte Produktion von second messenger, die durch die Opioidrezeptoraktivierung gehemmt werden, v. a. von cAMP.

Mit der Toleranzentwicklung verbunden ist die *Sucht* erzeugende Wirkung der Opioide. Im übrigen bestimmt die selektive Lokalisation der Opioidrezeptoren im ZNS Wirkungen und Nebenwirkungen: für die Schmerzhemmung sind die Lokalisationen im Rückenmark (Substantia gelatinosa) und im Hirnstamm (zentrales Höhlengrau) verantwortlich. Von ersteren werden die segmentale Hemmung, von letzteren die absteigenden Hemmsysteme der nozizeptiven Übertragung geprägt. Die suchterzeugende Wirkung hängt mit der Lokalisation von Endorphinen und Opioidrezeptoren im *limbischen System* zusammen und die *Atemdepression* mit der Lokalisation in Zellverbänden des Hirnstammes, die die Atmung steuern (Abb. 2-26). Eine große Gruppe von Neuronen mit Opioidrezeptoren wird oft vergessen, da sie im peripheren Nervensystem liegt: die Neurone des enterischen Nervensystems. Diese Rezeptoren vermitteln die *Opioidobstipation*. Vor 100 Jahren wurde daher Tinctura opii in den Apotheken v. a. als Antidiarrhoikum geführt.

(Leu)enkephalin und Dynorphin, die in den Interneuronen des Hinterhorns produziert werden, üben unter physiologischen Bedingungen eine *tonische Hemmung* auf die Übertragung nozizeptiver Impulse im Hinterhorn aus. Ein Gegenspieler dieser tonischen Hemmung ist das Neuropeptid Cholezystokinin (**CCK**). Die Verteilung dieses regulatorischen Neuropeptids ist sehr ähnlich der der endogenen Opioide. Verminderung von CCK verstärkt die Opioidwirkung und umgekehrt. Dabei ist noch unklar, in welcher Weise CCK die Freisetzung oder die Verfügbarkeit endogener Opioide beeinflußt.

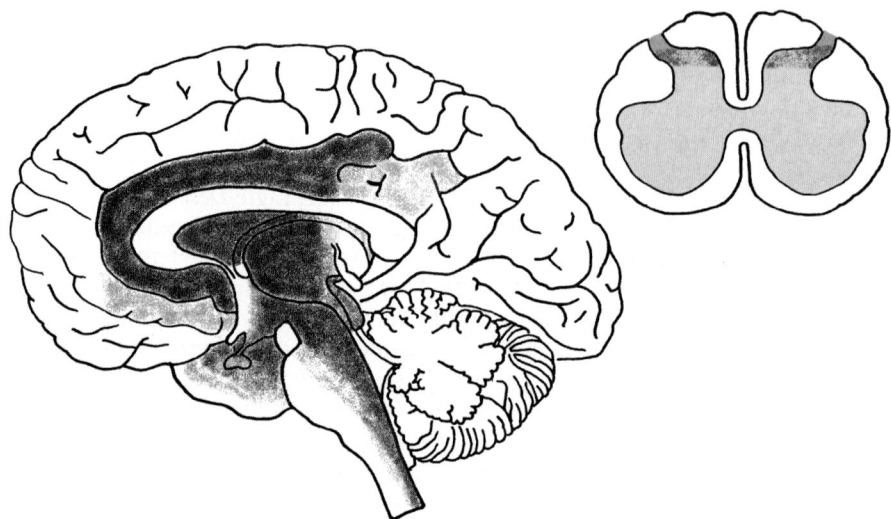

Abb. 2.26. In einem Sagittalschnitt durch das Gehirn und einem Querschnitt durch das Rückenmark sind die Regionen des ZNS durch *dunkle Flächen* eingetragen, in denen die Neurone mit Opioidrezeptoren gehäuft auftreten.

■ Zusammenfassung

Die Nervenimpulse der Nozizeptoren werden synaptisch auf Neurone im Hinterhorn des Rückenmarks und des Hirnstamms übertragen. Dort findet man 2 Typen von sekundären nozizeptiven Neuronen: solche, die durch ein weites Spektrum von Reizen von der leichten Berührung bis hin zu noxischen Reizen erregt werden, die WDR-Neurone („wide dynamic range") und solche Neurone, die überwiegend nozizeptiven Input erhalten, die NS-Neurone („nociceptor specific"). Beide Typen von Neuronen sind an der Übermittlung der nozizeptiven Information ins Hirn und auch an Reflexantworten beteiligt.

Nozizeptiver Einstrom aus tiefen Körpergeweben, v. a. aus den Viszera, wird im ZNS durch Neurone übertragen, die auch Input aus der Haut erhalten. Diese viszerosomatische Konvergenz ist eine der Voraussetzungen für die Übertragung von Schmerz in Head-Zonen.

Eine der Folgen von längerdauernder nozizeptiver Erregung zentraler Neurone ist die Änderung der Genexpression im Zellkern. Es werden „immediate early genes" exprimiert, eine Gruppe von Genen, die rasch und vorübergehend aktiviert werden können und zur Veränderung des Zellstoffwechsels beitragen. Die Expression dieser Gene kann als Marker für zentralnervöse nozizeptive Aktivierung verwendet werden. Es ist heute klar, daß die nozizeptive Information nicht nur über eine gekreuzte Bahn, den Tractus spinothalamicus, ins Hirn übertragen wird. Da es verschiedene Hirnregionen gibt, die die nozizeptive Information erhalten, gibt es auch multiple Projektionen in diese Regionen.

Die wichtigsten Überträgerstoffe an den Synapsen im Rückenmark sind die erregenden Aminosäuren, v. a. Glutamat, das auf verschiedene Typen postsynapti-

scher Rezeptoren wirkt, den AMPA-, den NMDA- und den metabotropen Rezeptor. Alle diese Übertragungsmechanismen sind an der nozizeptiven Informationsübertragung beteiligt, der NMDA-Rezeptor wird allerdings nur aktiviert, wenn es bereits zu einer Erregung des betreffenden Neurons gekommen ist. Er ist für zentrale Sensibilisierungsvorgänge wichtig. Die Neuropeptide, Substanz P und CGRP, spielen eine wichtige Rolle als Verstärker der synaptischen Übertragung nozizeptiver Information. Wahrscheinlich sind noch weitere Transmittersubstanzen modulierend wirksam, z. B. Stickoxid (NO).

Neben der Erregung sind hemmende Synapsen für die geordnete Funktion des zentralen nozizeptiven Systems wichtig. Zu dieser Hemmung tragen serotonerge und noradrenerge Zellgruppen des Hirnstamms bei. Das wichtigste endogene Hemmsystem hat als Überträgerstoff die Endorphine und Enkephaline und wirkt auf die Opioidrezeptoren der Übertragungszellen. Das endogene Opioidsystem wird einerseits durch Nervenimpulse aktiviert, die ins zentrale Nervensystem übertragen werden, andererseits ist es tonisch aktiv. Ein Gegenspieler dieser tonischen Hemmung wird durch Neurone gebildet, die Cholezystokinin sezernieren.

2.5
Wo im Hirn entsteht Schmerz?

The problem of pain, since the beginning of the century, has been dominated by the concept that pain is a sensory experience. Yet pain has a unique, distinctly unpleasant, affective quality... It becomes overwhelming, demands immediate attention, and disrupts ongoing behavior and thought. It motivates or drives the organism into activity aimed at stopping the pain as quickly as possible. To consider only the sensory features of pain, and ignore its motivational and affective properties, is to look at only part of the problem, and not even the most importatnt part of it. (Melzack u. Casey 1968)

2.5.1
Schmerzdimensionen und Hirnregionen

Es ist heute Gemeingut unter Schmerzforschern, daß das Schmerzerlebnis mehrdimensional ist. Das Motto am Kopf dieses Kapitels aus einem Aufsatz von Melzack und Casey ist der Kern einer weithin bekannten psychologischen Schmerztheorie, die von einer *sensorischen*, einer *affektiven* und einer *evaluativen* Dimension des Schmerzes ausgeht. Ein bestimmtes Schmerzerlebnis kann in jeder dieser 3 unabhängig gedachten Dimensionen unterschiedlich ausgeprägt sein. Auf der Basis dieser Hypothese entwickelten Melzack et al. einen Fragebogen zur Beurteilung klinischer Schmerzzustände, das *McGill Questionnaire,* das in viele Sprachen übersetzt wurde und heute weltweit im Einsatz ist.

Hier geht es allerdings nicht um den Wert dieses klinisch-psychologischen Meßinstruments, sondern um die zugrundeliegende Hypothese. Hier sollen 2 meist nicht hinterfragte Annahmen diskutiert werden:

a) Ist die Annahme von mehreren unabhängigen Dimensionen des Schmerzerlebnisses ein sinnvolles Konstrukt?

b) Lassen sich die Dimensionen des Schmerzerlebnisses bestimmten „Zentren" im Gehirn zuordnen?

Ad a): Man findet in aller Regel eine hohe Korrelation zwischen den Einschätzungen auf Skalen, die die 3 genannten Dimensionen erfassen sollen, wenn man Probanden experimentell induzierte oder Patienten über krankheitsbedingte Schmerzen auf Skalen einschätzen läßt. Das spricht nicht für eine Unabhängigkeit der 3 Dimensionen.

Unbestritten ist bei jedem Schmerzerlebnis die sensorische Dimension: der Schmerz läßt sich lokalisieren und in seinem zeitlichen Verlauf beschreiben wie andere Sinneseindrücke. Mit der affektiven Dimension ist es nicht ganz so einfach: ein „richtiger" Schmerz muß „wehtun", d. h. eine unangenehme affektive Komponente haben. Jeder kennt aber Zustände, die man als Schmerz bezeichnet, die aber emotional neutral sind, manche dieser Zustände können sogar positiv affektiv getönt sein (man braucht nicht unbedingt Masochisten, um das zu demonstrieren

– ein Gang in ein Fitneßstudio genügt). Sicherlich haben aber alle schweren und langdauernden Schmerzzustände – eben „richtige" Schmerzen, eine negative affektive Dimension. Die Schwelle der negativen affektiven Komponente liegt offenbar höher als die der sensorischen. Somit ist die affektive Komponente vom sensorischen Eindruck abhängig.

Die 3., die „evaluative" Dimension scheint mir vieldeutig zu sein. Hier werden meist so unterschiedliche Phänomene subsumiert wie Aktivierung (Weckfunktion), Fokussierung der Aufmerksamkeit, die Bereitschaft auf den Reiz mit einer Handlung zu reagieren, und Gedächtnisfunktionen.

Ein alternatives psychologisches Modell wäre möglicherweise einleuchtender, das von einer Grunddimension ausgeht, nämlich der sensorischen, und mehreren hinzukommenden Dimensionen, ohne die der Schmerz nicht vollständig beschrieben werden kann. Melzack ging es aber bei der Formulierung seiner Hypothese gerade darum, zu betonen, daß die sensorische Komponente nur eine und zwar gar nicht die wesentliche ist. Es hätte ihm wohl nicht genügt zu sagen, Schmerz sei „nicht nur" ein Sinneseindruck – wie das Motto am Kopf des Kapitels belegt.

Ad b): Die 2. Annahme, einer Schmerzdimension ließe sich eine bestimmte Hirnregion zuordnen, ist ebenfalls zu hinterfragen. Letztlich steht hinter dieser Frage das ungelöste Problem, wie im Hirn Bewußtseinsinhalte entstehen. Die Vorstellung von „Hirnzentren" wird heute in der Hirnforschung nur noch als grobe Annäherung an die Hirnfunktion angesehen. Funktionelle, häufig als Rückkopplungsschleifen angelegte Verbindungen von Kerngebieten und Rindenregionen sind an die Stelle statischer Zentren getreten. Solchen Funktionskreisen können dann psychologische Konstrukte, wie z. B. „Emotionalität", näherungsweise zugeordnet werden, wobei nicht vergessen werden darf, daß diese psychologischen Konstrukte auch wieder Abstraktionen sind.

Unter diesen Einschränkungen können Zuordnungen gemacht werden, die zunächst von den *anatomischen Projektionen* aus dem Rückenmark ins Hirn auszugehen haben.

Die Frage, welche nozizeptiven Hinterhornneurone auf welchen Wegen in die verschiedenen supraspinalen Zielgebiete projizieren, wurde mit elektrophysiologischen und histochemischen Markierungsmethoden untersucht (Lima 1997). Tabelle 2-1 gibt einen Überblick.

Am einfachsten sind die Projektionen zu verfolgen, die zur **sensorischen Komponente** des Schmerzes beitragen. Dazu gehört die Fähigkeit, Schmerzen (wie andere somatosensorische Reize) zu lokalisieren. Der *Lokalisation* entspricht die *Somatotopie* der Anordnung der Neurone in den sensorischen Projektionskernen und kortikalen Feldern. In den **ventrobasalen Komplex**, den somatotopisch organisierten Projektionskern im Thalamus projizieren v. a. Neurone aus den Schichten I und V des Hinterhorns der anderen (kontralateralen) Körperhälfte. Im Komplex der thalamischen Projektionskerne fanden sich 2 Regionen, die bevorzugt nozizeptiven Input erhalten: der **Nucleus submedius**, in den ausschließlich Axone aus der kontralateralen Lamina I des Hinterhorns projizieren, und der *posteriore Teil des ventromedialen Kerns* (**VMpo**), in den Neurone der kontralateralen Schichten I, IV und V ihre Axone entsenden. Diese Projektionen erfolgen über den „klassischen" Pfad, den **Tractus spinothalamicus**, der im anterolateralen Quadranten des

Tabelle 2.1. Die wichtigsten Projektionsgebiete im Hirn aus dem Hinterhorn des Rückenmarks: *c* contralateral, *i* ipsilateral

	I	*II*	*IV – VI*	*lat. Kern*	*tiefer*
Thal. lat.	+, c		+, c	+, c	+, c
Thal. med.	+, c		+, c		+, c
Thal. sm	+, c				
Thal. VMpo	+, c		+, c		
Mes., RF	+, c, i	+, i	+, c, i	+, c, i	+, c, i
Hypothalamus	+, c, i		+, c, i	+, c, i	+, c, i
Limb. Kerne			+, c, i	+, c, i	+, c, i

I,II,IV–VI spinale Laminae nach Rexed; *lat. Kern* lateraler Kern des Hinterhorns; *Thal. lat., med.* lateraler und medialer Thalamus; *Thal. sm* Nucleus submedius des Thalamus; *Thal. VMPo* posteriorer Teil des ventromedialen Kerns des Thalamus; *Mes. RF* Mesenzephalon und retikuläre Kerne in Medulla oblongata, Pons und Mittelhirn; *Limb. Kerne* dienzephale Kerne des limbischen Systems: Nucleus accumbens, Septumkerne und Amygdala. (Vereinfacht nach D. Lima)

Rückenmarks verläuft. Die Axone kreuzen unmittelbar nach ihrem Abgang von den Zellkörpern im Hinterhorn auf die gegenüberliegende Seite.

Viele Projektionen aus dem Rückenmark gelangen auch in die *medialen (retikulären) Kerngebiete des Mittelhirns* und in die *medialen Thalamuskerne*. Aus Tabelle 2-1 ist ersichtlich, daß diese Projektionen meist bilateral sind. Die Neurone haben häufig sehr ausgedehnte rezeptive Felder, die sich auf beide Körperhälften erstrecken können.

Es gibt auch spinale Axone, die direkt (d. h. ohne Umschaltungen) in den *Hypothalamus* und in *limbische Kerngebiete* (z. B. die Amygdala) projizieren.

2.5.2
Ereignisbezogene Hirnpotentiale und funktionelle Bildgebung

Aus den anatomischen Projektionen läßt sich die funktionelle Bedeutung noch nicht ableiten. Dazu müssen die Antworten von Neuronenpopulationen im Hirn auf noxische Reize untersucht werden. Die wichtigsten Methoden sind:

1) Ableitung der elektrischen Aktivität einzelner Neurone mit Mikroelektroden;
2) extrakranielle Ableitung ereignisbezogener Potentiale (EP) der Hirnrinde, registriert als elektrische oder magnetische Feldänderung;
3) Positronenemissionstomographie (PET), mit der v. a. regionale Durchblutungsänderungen im Hirn als Zeichen neuronaler Aktivierung gemessen werden;
4) funktionelle Kernspintomographie (fMRI), ermöglicht die Erfassung regionaler Sauerstoffkonzentrationsänderungen im Gehirn.

Vor- und Nachteile dieser methodischen Zugänge sollen kurz besprochen werden.

Ad 1): Mikroelektrodenableitungen liefern direkte Informationen über die Aktivität einzelner Neurone. Die meisten dieser Ableitungen erfolgen allerdings aus technischen Gründen extrazellulär, weshalb man aus ihnen nur Aktionspotentialsequenzen gewinnt, unterschwellige synaptische Potentiale werden nicht registriert. Eine wichtigere Einschränkung liegt darin, daß Mikroelektrodenableitungen beim wachen Menschen nur in Ausnahmefällen – z. B. während stereotaktischen Operationen – möglich sind (s. unten). Die meisten Mikroelektrodenableitungen wurden daher im Gehirn narkotisierter Versuchstiere vorgenommen. Diese Untersuchungen geben sicher kein vollständiges Bild der Aktivität der Neurone unter komplexeren Verhaltensbedingungen. Sie dienen v. a. dazu nachzuweisen, welche Neuronenpopulationen im Gehirn nozizeptiven Input erhalten.

Ableitungen an Neuronen im kaudalen Trigeminuskern wacher Affen haben gezeigt, daß die Antworten dieser Neurone auf noxische Reize stärker waren, wenn die Aufmerksamkeit der Tiere auf diese Reize fokussiert war, und schwächer – oder abwesend, wenn das Tier durch einen visuellen Reiz abgelenkt war (Hayes et al. 1981). Aus diesem Ergebnis läßt sich schließen, daß in vielen Hirnregionen die Anzahl der Neurone, die an der Antwort auf Nozizeptorinput beteiligt sind, vom Bewußtseinszustand und von der Aufmerksamkeitsfokussierung abhängt.

Trotzdem haben die Ableitungen aus narkotisierten Versuchstiergehirnen wichtige Informationen erbracht. Sie haben z. B. gezeigt, daß Neurone im Projektionskern des Thalamus kleine, kontralaterale rezeptive Felder haben, während Neurone in medialen Thalamuskernen durch große, bilaterale Felder charakterisiert und somit für die sensorische Diskrimination ungeeignet sind. Die Projektionen dieser Neurone in den retikulären Kerngebieten des Mittelhirns erfolgen v. a. in limbische und Vorderhirnregionen, während die Neurone in den lateralen thalamischen Projektionskernen zum ipsilateralen somatosensorischen Projektionsfeld (SI) im Gyrus postcentralis der Hirnrinde und zum 2. somatosensorischen Projektionsfeld (SII) projizieren, das lateral und anterior zum 1. liegt.

Die Literatur zu Einzelzellableitungen nozizeptiver Antworten zerebraler Neurone ist sehr umfangreich. Für Einzelheiten sei auf Übersichtsarbeiten vewiesen (Guilbaud et al. 1994).

Ad 2): Die Ableitung ereignisbezogener Hirnpotentiale (auch „evozierte Hirnpotentiale", EP) ist die am häufigsten angewandte Methode bei der Erforschung der Antworten des menschlichen Gehirns auf schmerzhafte Reize (Handwerker u. Kobal 1993). Diese Methode ist nichtinvasiv. Mit den dazu verwendeten Makroelektroden, die an der Schädeloberfläche angebracht werden, erfaßt man die Massenaktivität vieler kortikaler Neurone. Die zeitliche Auflösung dieser Ableitungen ist meist besser als 1 ms und damit sehr viel besser, als die der nachfolgend beschriebenen Methoden. Die räumliche Auflösung ist hingegen problematisch, da wegen der Volumenleitung im Schädel die elektrischen Felder sich in schwer berechenbarer Weise ausbreiten. Man kann heute Multielektrodenableitungen vornehmen, die einen großen technischen Aufwand – und viel Erfahrung erfordern. Aus diesen Multielektrodenableitungen läßt sich dann ein Bild der elektrischen Feldverteilungen im Kortex nach einem noxischen Reiz rekonstruieren. Aus diesen Daten werden mit Computerverfahren Vektoren rekonstruiert, die den Quellen der Erregungsänderung entsprechen sollen. Die Größe der Vektoren korreliert mit der Zahl der zu dem betreffenden Zeitpunkt aktivierten Neurone, eine Information über die Ausdehnung der beteiligten Neuronenpopulation erhält man jedoch nicht. Das Verfahren kann u. U. fehlerhafte Lokalisationen liefern, wenn das Computerprogramm aus mehreren Quellen eine Art „virtuelle Mittelwertsquelle" extrahiert. Hinzu kommt das Problem, bei den unterschiedlichen Schädelformen ein realistisches Bild der Hirnoberfläche zu rekonstruieren. Die Arbeitsgruppe von B. Bromm hat bei der Übertragung von Feldverteilungen auf MR-Bilder des jeweiligen Gehirns Pionierarbeit geleistet.

Ein weiteres Problem dieser Methode besteht darin, daß rasch einsetzende, phasische Reize erforderlich sind, um synchronisierte Wellen zu erhalten, die dann als EP-Komponenten, z. B. mit Mittelungsverfahren aus dem Elektroenzephalogramm extrahiert werden können. Verwendet man elektrische Reize, dann stammt der schnellste und bestsynchronisierte Input ins Gehirn aus Aβ-Afferenzen, die bekanntlich keine Nozizeptoren sind. Dieser Input bestimmt nicht nur die frühen Potentialwellen, sondern auch spätere Wellenkomponenten, die teilweise den Verarbeitungsprozessen zuzuschreiben sind, die von diesem schnellen Input ausgelöst werden. Wegen der langsamen Leitungsgeschwindigkeiten ist der Input aus C-Fasern schlecht synchronisiert. Es ist daher besonders schwierig, entsprechende „ultraspäte" EP abzuleiten, die z. B. nach Reizung des Fußes nach mehr als 1 s in der Hirnrinde zu erwarten sind (Bromm u. Treede 1987). Selektiven Input von Nozizeptoren erhält man durch Reizung der Haut mit Hitzepulsen von einer Laserlichtquelle (Treede et al. 1988) oder Reizung der Nasenschleimhaut mit CO_2-Pulsen (Lötsch et al. 1997).

Eine verbesserte Lokalisation der Zentren erregter Neuronenpopulationen im Kortex wird durch die Ableitung der magnetischen anstelle der elektrischen Feldänderungen erzielt. Die *Magnetenzephalographie* (MEG) erfordert einen erheblich höheren apparativen Aufwand als die Elektroenzephalographie (EEG). Sie erfolgt aber berührungs- und referenzfrei, was eine wesentliche Voraussetzung für eine verbesserte Lokalisation ist. Mit dieser Methode werden – anders als mit dem EEG – v. a. Vektoren erfaßt, die radial zur Kortexoberfläche liegen.

Mit Hilfe von EP aus MEG und EEG konnte die Verarbeitung von nozizeptivem Input v. a. in den beiden kortikalen Projektionsfeldern S I und S II untersucht werden.

Ad 3): Mit der Positronenemissionstomographie (PET) erschien in den vergangenen Jahren ein neuartiges Verfahren zur Messung funktioneller Vorgänge im Gehirn, das ebenfalls der rasanten Entwicklung der Computer zu verdanken ist. Bei der PET werden kurzlebige Radioisotope benutzt, um Moleküle zu markieren, und ringförmig um den Kopf angeordnete Detektoren, um die beim Zerfall abgegebenen γ-Strahlen zu detektieren. Ein Computer rekonstruiert dann die Lokalisation der Strahlenquellen. In der Schmerzforschung wurde das Verfahren v. a. zur Messung regionaler Blutflußänderungen (*rCBF*, „regional cerebral blood flow") eingesetzt. Die Methode läßt sich aber auch dazu verwenden, Transmitter oder Medikamente zu markieren, um ihre Lokalisation und Kinetik im Gehirn zu bestimmen. Es konnte gezeigt werden, daß rCBF eng mit der neuronalen Aktivität von Neuronenverbänden gekoppelt ist. Meist wird als Markierungssubstanz $^{15}O_2$ verwendet, das $^{16}O_2$ in H_2O-Molekülen ersetzt. Es wird also eine kleine Menge markiertes

Wasser injiziert und anschließend die Verteilung im Gehirn gemessen. Die Halbwertszeit von $^{15}O_2$ beträgt nur 2 min, wodurch die Strahlenbelastung bei der Untersuchung minimiert wird. Das Verfahren setzt aber ein Zyklotron in der Nähe der Meßapparatur voraus, da das kurzlebige Isotop unmittelbar vor Applikation gebildet werden muß. Aus diesen Gründen sind PET-Untersuchungen des rCBF nur in wenigen entsprechend ausgestatteten Zentren möglich. Die Kurzlebigkeit der Isotope beschränkt die Meßzeit. Da die Strahlenbelastung aus ethischen Gründen minimiert werden muß, sind Meßwiederholungen nur sehr eingeschränkt möglich. Die derzeitige Gerätegeneration gestattet eine räumliche Auflösung von ca. 5 mm, die zeitliche Auflösung liegt im Bereich von Minuten. Schnelle Vorgänge können daher mit diesem Verfahren nicht erfaßt werden.

PET-Untersuchungen an freiwilligen Probanden, denen experimentelle Schmerzreize appliziert wurden, zeigten in den meisten Fällen eine Aktivierung der *somatosensorischen kortikalen Projektionsfelder SI und SII*, der *Inselregion* und des *anterionen Gyrus cinguli*. Andere Regionen zeigten nur in einigen der Studien eine Aktivierung, das Ergebnis war abhängig von der Art des Schmerzreizes und von den experimentellen Bedingungen. Zu diesen Gebieten gehören der Thalamus, Teile der Basalganglien, das zentrale Höhlengrau (PAG) und Teile des Cerebellum. Beim Thalamus und PAG könnte das Fehlen der Aktivierung in vielen Studien technische Gründe haben, zumal die Gebiete relativ klein sind. Die Aktivierung mancher anderer Regionen kann davon abhängen, wieweit der Schmerzreiz Intentionen zu motorischen Reaktionen hervorruft. Interessant ist der Befund, daß Juckreize viel stärker als Schmerzreize das Cerebellum und motorische kortikale Regionen aktivieren, was einfach die Tatsache reflektieren mag, daß Jucken den Drang zu kratzen hervorruft (Hsieh et al. 1994).

In einer Studie an gesunden Probanden wurde eine intrakutane Capsaicininjektion in Hand- und Fußrücken verwendet, um zu überprüfen, welche Aktivierungen im Gehirn somatotopisch organisiert sind (Abb. 2-27). Im somatosensorischen Projektionsfeld ist die Information erwartungsgemäß somatotopisch organisiert, im Gyrus cinguli und in der Inselregion hingegen nicht.

PET-Studien an Patienten mit Schmerzzuständen brachten weniger einheitliche Ergebnisse: es ist noch unklar, wie sich der rCBF zur Aktivierung von Neuronenverbänden bei chronischen Schmerzen verhält. Gelegentlich fand man eine Verminderung des rCBF in einigen Regionen. Die Interpretation dieses Phänomens ist noch nicht klar.

Ad 4): Eine weitere neue Technik, mit der funktionelle Prozesse im Gehirn bildlich dargestellt werden können, ist die funktionelle Magnetresonanztomographie (**fMRI**). Da bei dieser Methode keine radioaktiven Substanzen eingesetzt werden, sind wiederholten Messungen keine so enge Grenzen gesetzt wie beim PET.

Gemessen werden bei der Kernspintomographie Änderungen des Elektronenspins während rascher Änderungen eines starken externen Magnetfeldes. Die funktionelle Kernspintomographie basiert auf den unterschiedlichen magnetischen Eigenschaften von O_2-reichem und O_2-armem Blut. Mit zunehmender Oxygenierung schwächt sich das Spinsignal ab, und diese Abschwächung kann in Differenzbildern gemessen werden. Nun wurde bei der Aktivierung von Neuronenverbänden im Gehirn paradoxerweise eine Zunahme der regionalen Oxygenierung

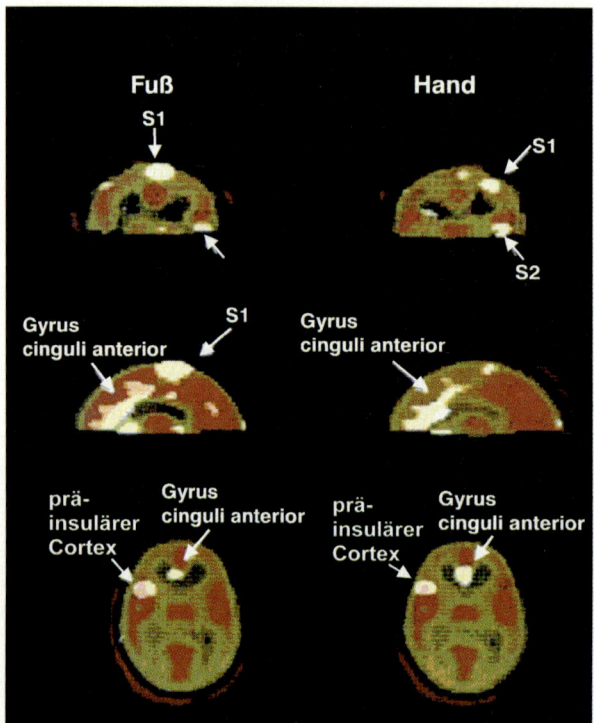

Abb. 2.27. Aktivierung kortikaler Regionen durch schmerzhafte Reize in PET. In 2 Experimenten wurde Probanden in Hand- und Fußrücken 0,1 ml Capsaicinlösung injiziert und dadurch ein heftiger, etwa 2 min andauernder Schmerz ausgelöst. Die darauf folgende regionale Durchblutungszunahme (*rCBF*) wurde mittels PET gemessen. Die Aktivierung in S1 und wahrscheinlich auch in S2 ist somatotop organisiert, nicht aber die im Gyrus cinguli anterior und in der präinsulären Hirnrinde. (Daten von Andersson et al. 1997, mit freundlicher Genehmigung)

gefunden, die als **BOLD-Effekt** („blood oxygenation level-dependent") bezeichnet wird. Die physiologische Basis dieses Effekts kann hier nicht diskutiert werden, wahrscheinlich folgt er reaktiv auf einen erhöhten O_2-Bedarf der aktivierten Neurone. In einer ersten Phase der neuronalen Aktivierung geht vermutlich ein Abfall des lokalen O_2-Partialdruckes voraus.

Theoretisch ist die zeitliche Auflösung bei fMRI-Messungen sehr gut, allerdings braucht der BOLD-Effekt einige Sekunden zur Entwicklung. Wie lange er bei tonischen Reizen vorhält, ist noch unklar. Da die Methode von der Bildung von Differenzbildern abhängt, werden häufig Reizparadigmen angewandt, bei denen sich Reizperioden und Ruheperioden ablösen (Abb. 2-28). Die räumliche Auflösung des Verfahrens liegt bei den derzeitigen Techniken bei einigen mm³. Auch hier ist aber eine physiologische Einschränkung zu machen: oxygeniertes Blut in abführenden Venen kann die Information über die aktivierte Region verfälschen.

Verschiedene fMRI-Studien haben sich mit der Aktivierung von Hirnregionen bei schmerzhaften und nichtschmerzhaften Reizen befaßt. Eine Studie fand, daß

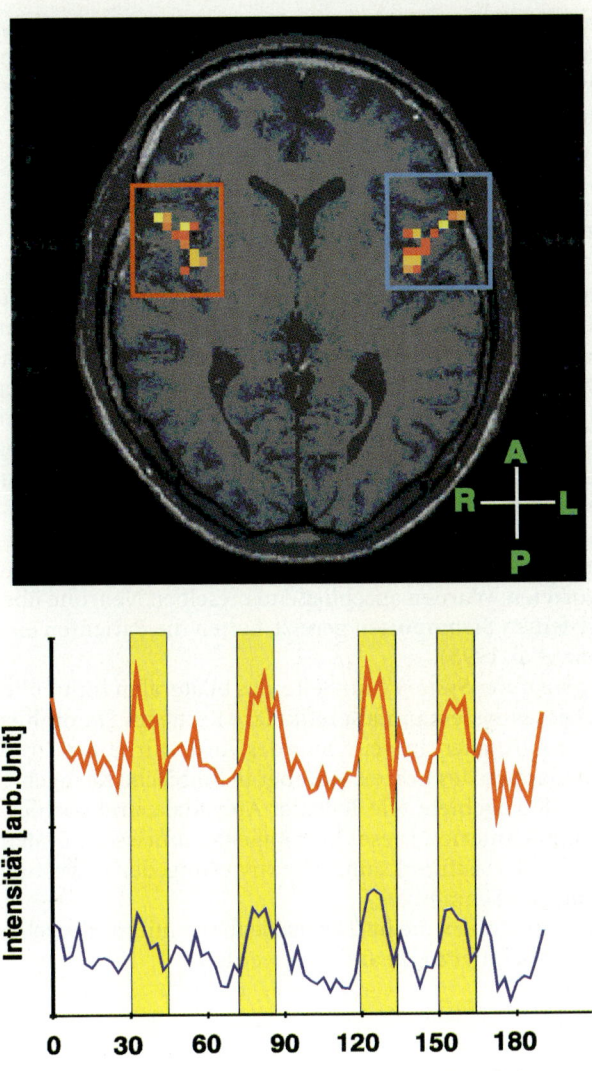

Abb. 2.28. Darstellung der Aktivierung von Hirnregionen bei Schmerzempfindungen mittels funktioneller Kernspintomographie (*fMRI*). Der Hirnschnitt zeigt Hirnregionen, in denen der BOLD-Effekt nachweisbar war, das Diagramm die Signalstärke in den markierten Hirnregionen während der wiederholten Einwirkung eines schmerzhaften tonischen Druckreizes (*gelbe Balken*). (Mit freundlicher Genehmigung von C. Forster und R. Ringler)

nichtschmerzhafte elektrische Nervenreizung das kontralaterale kortikale SI-Feld aktivierte, nicht aber den Gyrus cinguli. Durch schmerzhafte elektrische Reizung wurden beide Strukturen aktiviert (Davis et al. 1995). In einer späteren Studie fand dieselbe Arbeitsgruppe, daß sich mit verschiedenen Testparadigmen im Gyrus cinguli anterior eine vordere Region, die v. a. mit Aufmerksamkeits- und Zuwendungsreaktionen aktiviert wird, von einer weiter posterior liegenden Region unterscheiden läßt, die bei Schmerzwahrnehmung aktiviert wird (Davis et al. 1997).

2.5.3
An der Schmerzverarbeitung beteiligte Hirnregionen

Als Ergebnis vielfältiger morphologischer und funktioneller Studien läßt sich eine grobe Einteilung der an der Schmerzwahrnehmung und an Schmerzreaktionen beteiligten Hirnregionen in ein *laterales und ein mediales System* vornehmen. Das „laterale System" besteht aus den spezifischen thalamischen Projektionskernen (VB) und den beiden kortikalen Projektionsfeldern S I und S II. Dieses System erhält Input von der kontralateralen Körperhälfte über den spinothalamischen Trakt und ist somatotopisch organisiert. Es dient v. a. der *sensorischen Diskrimination*. Die Beteiligung dieses Systems an der Schmerzentstehung belegen auch Untersuchungen an Patienten, bei denen während stereotaktischer Operationen Neurone im Nucleus caudalis ventralis (entspricht dem VB) abgeleitet wurden, die auf nozizeptive Hitzereize antworteten. Wurden anschließend dieselben Neurone über die Mikroelektrode mit sehr feinen Strompulsen gereizt, hatten die Patienten eine Schmerzwahrnehmung (Lenz et al. 1993).

Diesem System steht ein *„mediales System"* zur Seite, das bilateralen Input über veschiedene Bahnen erhält. Dieses System umfaßt retikuläre Kerne im Stammhirn und mediale Thalamuskerne. Es projiziert in weite Teile des Vorderhirns, u. a. in die Inselregion und in den Frontallappen des Cortex, v. a. aber in limbische Kerngebiete. Dazu gehören subkortikale Kerngebiete, wie Teile der Amygdala, und kortikale Strukturen wie der Gyrus cinguli anterior. Dieses hier ungenau umrissene System dient vielfältigen Aufgaben, u. a. der Aufmerksamkeitsaktivierung, der Bewertung und der emotionalen Färbung von Schmerzen.

Hinzu kommen weitere Hirnregionen, die im Zusammenhang mit motorischen und vegetativen Reaktionen auf Schmerzreize aktiviert werden.

2.5.4
Deszendierende Schmerzhemmung

Bei weitem nicht alle Vorgänge im Gehirn, die durch noxische Reize ausgelöst werden, haben mit der bewußten Wahrnehmung von Schmerz zu tun. Wie bereits im vorigen Abschnitt festgestellt wurde, steuert das Gehirn auch motorische und vegetative Reaktionen, die teilweise unbewußt sind.

Eine dem Bewußtsein nicht zugängliche Reaktion des Gehirns ist die Kontrolle des Einstroms nozizeptiver Signale ins ZNS durch deszendierende Hemmung. Viele der Hirnstrukturen, die in den vorhergehenden Abschnitten besprochen wurden, bewirken direkt oder indirekt eine hemmende Wirkung auf die synaptische Übertragung im Hinterhorn. Die absteigenden Axone verlaufen überwiegend im *dorsolateralen Strang* des Rückenmarks (Fields u. Basbaum 1994).

Eine zentrale Rolle spielen bei der deszendierenden Hemmung die Neurone des zentralen Höhlengrau, meist abgekürzt als *PAG* (periaquäduktale graue Substanz) bezeichnet. In dieser Region ist die Dichte der Opioidrezeptoren hoch, daher kann man annehmen, daß Opioidwirkungen nicht zuletzt über das PAG vermittelt werden. Das PAG entsendet allerdings kaum direkte Projektionen hinunter in das Hinterhorn des Rückenmarks. Es vermittelt seine Wirkung über *serotonerge* Kerne, v. a. den Nucleus raphe magnus und über *noradrenerge* Kerngebiete (Locus coeruleus, A_7 und A_5). Eine große Rolle in diesem hemmenden Netzwerk spielen auch retikuläre Kerngebiete, die rostroventromediale Medulla oblongata und das dorsolaterale pontomesenzephale Tegmentum. Alle diese Gebiete erhalten auch aufsteigenden Input von nozizeptiven Neuronen des Hinterhorns (Tabelle 2.1) meist bilateral, mit sehr großen rezeptiven Feldern.

Die Schmerzhemmsysteme können sowohl tonisch als auch im Feedback als Reaktion auf Nozizeptorinput wirken. Verschiedene Arten der Schmerzhemmung müssen unterschieden werden, die nicht alle die endogenen Opioide und das PAG involvieren.

- Die *tonische Hemmung* schließt unter physiologischen Bedingungen kaum endogene Opioide ein. Das läßt sich daraus folgern, daß der unspezifische Opioidantagonist *Naloxon* kaum Einfluß auf Schmerzschwellen bei noxischer Reizung gesunder Gewebe hat.
- Die obenerwähnte *Hemmung bei Aufmerksamkeitsfokussierung auf andere Reize* ist ebenfalls nichtopioid. Sie ist vermutlich analog der Hemmung in anderen Sinnessystemen organisiert.
- Die Hemmung der Schmerzwahrnehmung durch konkurrierende Schmerzreize in anderen Körperregionen (*DNIC :* „diffuse noxious inhibitory control") ist vermutlich durch die großen rezeptiven Felder vieler Stammhirnneurone erklärbar, die an der deszendierenden Hemmung teilnehmen. DNIC ist wahrscheinlich verantwortlich für Gegenirritationsphänomene, also für die Schmerzunterdrückung durch konkurrierende Reize vom „Zähne zusammenbeißen" bis hin zur Akupunktur. DNIC ist nur teilweise von der Vermittlung durch endogene Opioide abhängig.
- Ein wichtiger Typ von endogener Schmerzhemmung scheint hingegen wesentlich von endogenen Opioidmechanismen v. a. im PAG gesteuert, die *streßinduzierten Hypalgesie*. Darunter versteht man das Phänomen, daß in Streßsituationen, z. B. bei großen Verletzungen, während Kampfhandlungen und anderen dramatischen Ereignissen oft der Schmerz zunächst unterdrückt ist.
- Ein ähnliches Phänomen ist möglicherweise die postoperative Schmerzunterdrückung, die bewirken kann, daß postoperative Schmerzen verzögert einsetzen und oft vergleichsweise mild sind. Diese Schmerzhemmung scheint, der streßinduzierten Schmerzhemmung verwandt und ebenfalls durch endogene Opioide vermittelt zu werden. Das läßt sich durch den Befund belegen, daß postoperative Schmerzen durch Naloxon verstärkt werden (Levine et al. 1979).

■ Zusammenfassung

Es gibt im Gehirn nicht nur ein einziges „Schmerzzentrum". An der Schmerzverarbeitung sind vielmehr mehrere Hirnsysteme beteiligt. Unterschieden wird ein late-

rales System, das als zentrale Projektionsgebiete die laterale somatosensorische Kerngruppe des Thalamus und die somatosensorischen Hirnrindenfelder S I und S II einschließt. Dieses System dient offenbar u. a. der Lokalisation und der genauen sensorischen Differenzierung von Schmerzreizen.

Daneben gibt es ein mediales System, das von medialen retikulären Kerngebieten des Mittelhirns und medialen Thalamuskernen gebildet wird. Diese Hirnregionen projizieren in den Hypothalamus und in limbische Kerngebiete. Die Projektionen dienen u. a. der emotionalen Verarbeitung von Schmerzreizen.

Es gibt verschiedene Methoden, die Hirnaktivität bei der Verarbeitung von nozizeptivem Input zu untersuchen: elektrophysiologische Einzelzellableitungen, Registrierung von ereignisbezogenen Potentialen der Hirnrinde als elektrische oder magnetische Feldänderungen und moderne bildgebende Verfahren, PET und die funktionelle Kernspintomographie (fMRI). Diese Methoden erfassen durchaus verschiedene Aspekte der zentralnervösen Erregung und müssen im Kontext betrachtet werden.

Nicht alle an der Schmerzverarbeitung beteiligten Hirnregionen tragen notwendigerweise zur bewußten Wahrnehmung von Schmerz bei. Eine wichtige Funktion v. a. von Stammhirnregionen, die durch nozizeptiven Input erregt werden, ist die endogene Schmerzhemmung. Zu diesem System gehören u. a. noradrenerge und serotonerge Zellgruppen im Mittelhirn und Stammhirn und das zentrale Höhlengrau des Mittelhirns.

3 Entzündungen
und Plastizität des nozizeptiven Systems

3.1
Schmerzen und Schmerzverhalten bei Entzündungen

> Notae vero inflammationis sunt quattuor: rubor et tumor cum calore et dolore.
> (Celsus, *De medicina* III 10.3)

Seit 2.000 Jahren gehört die hier zitierte Symptomatologie der Entzündungen zum Kanon der medizinischen Lehren. Sie hat alle Paradigmenwechsel in der Medizin überlebt. In diesem Zitat ist in aller Kürze die enge Verbindung von Entzündung und Schmerz festgehalten.

Entzündungsvorgänge gehören zu den wichtigsten Mechanismen der Schmerzentstehung. Allerdings gibt es keine klare Beziehung zwischen Ausmaß und Zeitverlauf einer Entzündung und der Schmerzintensität. Kleine Entzündungen, z. B. einer Zahnpulpa, können viel stärkere Schmerzen erzeugen als großflächige an anderer Stelle. In vielen Fällen verschwinden die Schmerzen mit oder bereits vor dem Abklingen der Entzündung. Bei anderen Krankheitsbildern neigen Schmerzen zusammen mit einer z. T. minimalen Entzündungspathologie zur Chronifizierung. Das hat jeder leidvoll erfahren, der z. B. an einem „Tennisellenbogen", einer Epicondylitis humeri, litt (s. S. 110f). Viele Schmerzen bei malignen Tumoren sind pathophysiologisch essentiell Entzündungsschmerzen. Ihre Intensität und ihr Zeitverlauf folgen aber häufig ganz eigenen Gesetzmäßigkeiten.

Entzündete Gewebe sind dadurch charakterisiert, daß von ihnen ein mehr oder weniger kontinuierlicher Schmerz ausgeht, der je nach Körpergewebe und Entzündungstyp brennenden, bohrenden oder krampfartigen Charakter haben kann. Dieser „Spontanschmerz" kann aber auch weitgehend fehlen, wenn die Entzündung aus anatomischen Gründen keinen erhöhten Gewebedruck erzeugt.

Werden mechanische oder thermische Reize als schmerzhaft empfunden, die normalerweise nicht schmerzhaft sind, dann sprechen wir von *Hyperalgesie*. Diese kann mit und ohne Spontanschmerz auftreten. Erfasst wird die Hyperalgesie meist als Verminderung der Schmerzschwelle. Es hat sich in der Schmerzdiagnostik eingebürgert, die thermischen Wahrnehmungs- und Schmerzschwellen mit computergesteuerten Thermoden zu testen (Abb. 3-1).

Hyperalgesie für Hitze, Kälte und Druck müssen nicht gemeinsam auftreten. In entzündeter *Haut* sind Hyperalgesien für Hitze und Druck typisch. Bei *Myositis*,

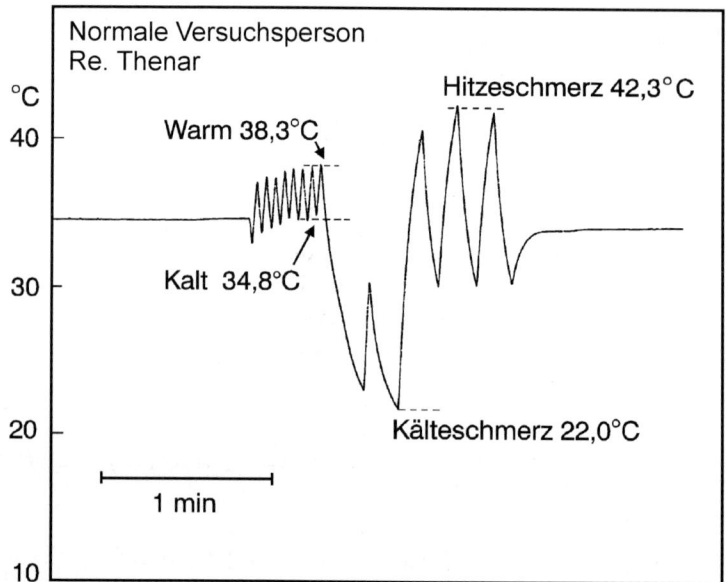

Abb. 3-1. Erfassung der sensorischen und der Schmerzschwellen der Haut mit der Marstock-Methode in einer klinischen Routinemessung (Normalbefund). Ein Hautareal von einigen cm² wird mit einer Peltier-Thermode abwechselnd erwärmt und abgekühlt. Zur Bestimmung der Warm- und Kaltschwelle hat der Patient oder Proband die Temperaturänderung durch Knopfdruck umzukehren, sobald er sie bemerkt. Um die Hitze- und Kälteschmerzschwelle zu bestimmen, wird er sodann instruiert, die Temperaturänderung umzukehren, sobald Schmerz auftritt. Mit freundlicher Genehmigung von H. Frustorfer. (Aus: Handwerker 1984)

Periostitis und *Arthritis* steht die Hyperalgesie für mechanische Reize im Vordergrund. Abgesehen von der Druckhyperalgesie wird bei der Arthritis die Gelenkbewegung, bei der Myositis die Muskelkontraktion schmerzhaft. Bei Entzündungen von Hohlorganen kommt es zu reflektorischen Kontraktionen der glatten Wandmuskulatur, die krampfhafte, „kolikartige" Schmerzen auslösen, ein Phänomen, das mit der mechanischen Hyperalgesie verwandt ist.

Für die Haut muß die Hyperalgesie für mechanische Reize noch genauer differenziert werden, da verschiedenen Typen von Hyperalgesie verschiedene neuronale Mechanismen zugrunde liegen können (s. folgender Abschnitt). Es hat sich als diagnostisch sinnvoll erwiesen, Hyperalgesien für folgende Reiztypen zu unterscheiden:

- Druckreize mit einem stumpfen Reizgeber (**Druckhyperalgesie**),
- Stöße mit einem stumpfen Reizgeber (**Stoßhyperalgesie**),
- leichter Druck mit einer Nadelspitze (**Nadelstichhyperalgesie**),
- Bestreichen mit einem Wattebausch oder weichen Pinsel (**Berührungshyperalgesie, Allodynie**).

Die zuletzt genannte Form der Hyperalgesie wird als **Allodynie** bezeichnet (von griechisch „allos" – anders), da sie nicht einfach durch einen *quantitativ* schwächeren Reiz hervorgerufen wird, sondern durch einen *qualitativ* verschiedenen Reiz, der normalerweise keinen Schmerz induziert. Im nächsten Abschnitt werden wir sehen, daß die mechanische Allodynie durch Mechanosensoren mit A_β-Afferenzen vermittelt wird und nicht durch Nozizeptoren. Der Begriff „Allodynie" sollte auf solche Reize beschränkt bleiben, die tatsächlich nur nichtnozizeptive Sensoren erregen und nicht (evtl. sensibilisierte) Nozizeptoren.

Bei örtlich begrenzten Entzündungsherden, v. a. der Haut, kann man 2 Typen von Hyperalgesie unterscheiden: die *primäre Hyperalgesie,* die ihren Ursprung im entzündeten Gewebe selbst hat, und die Hyperalgesie der angrenzenden Gewebe-regionen, die selbst vom entzündlichen Vorgang nicht betroffen sind, die *sekundäre Hyperalgesie.*

Entzündungsmodelle bei menschlichen Probanden

Da bei klinischen Krankheitsbildern die Entzündungs- und Schmerzverläufe variabel und vielfach multifaktoriell bedingt sind, wurden für die Schmerzforschung verschiedene experimentelle Modellentzündungen entwickelt, bei denen sich an gesunden Probanden die Pathophysiologie des Entzündungschmerzes untersuchen läßt.

- *Hitzetrauma:* Kurzzeitige Entzündungen und Hyperalgesien können durch konditionierende *Erhitzung* eines Hautgebietes auf ca. 50°C für einige Minuten hervorgerufen werden. Diese Behandlung induziert ein lokales Erythem, einen längere Zeit nachklingenden Brennschmerz und eine über Stunden persistierende Hitzehyperalgesie an der behandelten Stelle.
- *UV-Irritation und lokale Frosteinwirkung:* Eine längerdauernde lokale Entzündung erzielt man durch Bestrahlung eines Hautareals mit *UV-B-Strahlen,* oder durch kurzzeitiges *Einfrieren* oberflächlicher Hautschichten. Die beiden letztgenannten Modelle erzeugen Hyperalgesien, die ihren Höhepunkt nach etwa 24 h erreichen (Bickel et al. 1997; Kilo et al. 1994; Abb. 3-2)
- *Neurogene Entzündungen:* Häufig eingesetzt wurde in der Schmerzforschung die Induktion von Entzündung mit **Capsaicin** (s. S. 22f), das – wie bereits beschrieben – eine selektive Wirkung auf Nozizeptoren hat. Die intrakutane Injektion von Capsaicin (z. B. 0,1 ml einer 0,1%igen Lösung) ruft einen intensiv brennenden Schmerz hervor, der sein Maximum nach 1–2 min erreicht und dann langsam abklingt. Bereits mäßige Erwärmung der Injektionsstelle verstärkt den Brennschmerz. Eine *Hitzehyperalgesie* ist auch dann noch nachweisbar, wenn der Spontanschmerz abgeklungen ist. Die Injektionsstelle ist stark druckempfindlich (*Druckhyperalgesie*). Innerhalb von Minuten bildet sich um die Injektionsstelle ein Umgebungserythem (*Flarereaktion*), das ebenfalls 1–2 h sichtbar bleibt (Axonreflex, s. S. 45f). Im Umfeld der Injektionsstelle bildet sich eine *Allodynie* aus, die eine ähnliche Ausdehnung hat, wie die Flarereaktion. In einem sehr viel größeren Umfeld findet sich eine Nadelstichhyperalgesie (LaMotte et al. 1991; Abb. 3-2).

Nach einer Capsaicininjektion in die Haut entsteht somit *primäre Hyperalgesie* für Hitze und tonischen Druck an der behandelten Stelle. Im Umfeld einer Capsaicininjektion entsteht *sekundäre Hyperalgesie* für Nadelstich und Berührung der Haut (Allodynie). Primäre Hyperalgesie wird überwiegend der veränderten Antwort der Nozizeptorterminale zugeordnet, sekundäre Hyperalgesie hingegen zentralnervösen Funktionsänderungen, die in Abschn. 3.3 besprochen werden

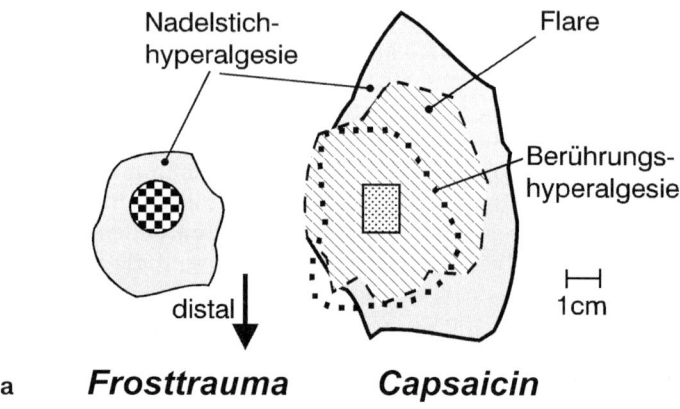

a   *Frosttrauma*   *Capsaicin*

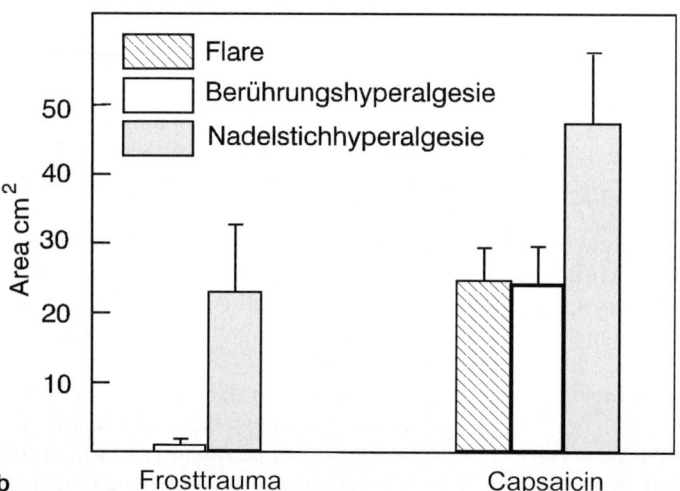

b   Frosttrauma   Capsaicin

Abb. 3-2. Hautveränderungen und sensorische Phänome in 2 verschiedenen experimentellen Entzündungsmodellen an der menschlichen Haut. **a** Skizze der Läsionsflächen bei einem Frosttrauma (Druck eines auf –28° C gekühlten Metallstabes auf eine Hautstelle am Unterarm für einige Sekunden, Schachbrettmuster), und Einwirkung einer 1%igen Capsaicinlösung auf eine etwa gleich große Fläche für 30 min. Nach dieser Zeit hat sich um die mit Capsaicin behandelte Stelle ein Erythem (Flare) gebildet *(gestrichelte Fläche)*. Die Hyperalgesiezonen wurden beim Frosttrauma nach 24 h und bei der Capsaicinbehandlung nach 30 min ausgemessen. Eine Nadelstichhyperalgesie wird in beiden Modellen beobachtet, eine Berührungshyperalgesie *(gepunktete Umrandung)* nur im Capsaicinmodell. **b** Vergleich der mittleren Flächen der Flarereaktion, der Berührungshyperalgesie und der Nadelstichhyperalgesie bei den beiden Entzündungsmodellen. (Aus: Kilo et al. 1994; mit freundlicher Genehmigung)

(s. S. 101f). Einiges über die zentralnervöse Verarbeitung läßt sich aber bereits aus psychophysischen Experimenten mit Capsaicininjektion lernen: Schaltet man durch einen differentiellen Nervenblock (s. S. 16) die Leitung in den A_β-Fasern aus, denn verschwindet die Allodynie, nicht aber die Nadelstichhyperalgesie (Abb. 3-3).

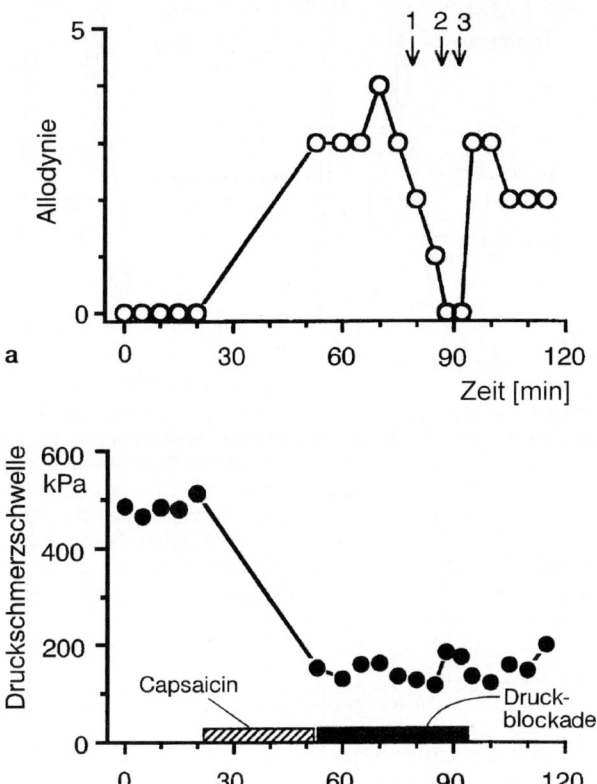

Abb. 3-3. Entwicklung von Allodynie (Berührungshyperalgesie) und Druckhyperalgesie nach Behandlung eines Hautareals mit Capsaicinlösung über 30 s. Die Intensität der Allodynie wurde von den Probanden auf einer Fünfpunkteskala eingeschätzt, die Druckhyperalgesie wurde durch die Absenkung der Schmerzschwelle bei Einwirkung eines tonischen Drucks erfaßt. Die Dauer der Capsaicineinwirkung und der Einwirkung eines differenziellen Nervenblocks ist am Fuß des Diagram b angegeben. *Pfeile* im Diagramm a zeigen die Zeiten an, zu denen die dicken markhaltigen Nervenfasern *(1)* und die dünnen markhaltigen Nervenfasern *(2)* ausgefallen sind. Der Druckblock wurde an der mit *(3)* markierten Stelle aufgehoben. Während die Allodynie nach einer Blockade der dicken markhaltigen Nervenfasern verschwindet, wird die Druckhyperalgesie dadurch nicht beeinflußt. (Aus: Koltzenburg 1992; mit freundlicher Erlaubnis)

Nun haben $A\beta$-Fasern Mechanosensoren, die normalerweise die Empfindungen Berührung und Druck vermitteln. In Kap. 2.2 wurde gezeigt, daß diese Empfindungen auch durch Mikrostimulation von $A\beta$-Fasern im Mikroneurographieexperiment hervorgerufen werden können. Führt man aber ein Mikrostimulationsexperiment an einer $A\beta$-Faser durch, deren rezeptives Feld von der Zone sekundärer Hyperalgesie um eine Capsaicininjektion erfaßt wird, dann ändert sich die Empfindung, die durch die elektrische Stimulation dieser Faser hervorgerufen wird von Berührung zu Schmerz (Abb. 3-4). Da bei diesem Experiment die Zahl der elek-

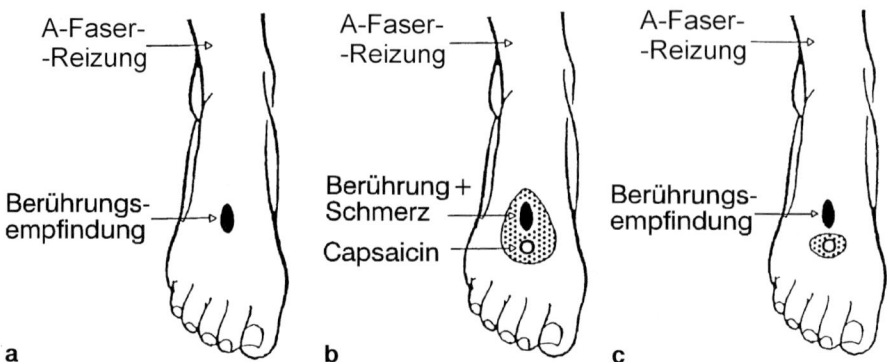

Abb. 3-4. Projizierte Empfindungen bei intranervaler Mikrostimulation einer dicken markhaltigen Nervenfaser (A-Faser) im Hautast des N. peroneus. **a** Zunächst führt die Mikrostimulation (s. S. zz) dieser Nervenfaser zu einer Berührungsempfindung an der *schwarz markierten* Hautfläche am Fußrücken. **b** In der Nähe dieses projizierten Feldes wurde 0,1 ml Capsaicinlösung i. c. injiziert, was zur Allodynie (Berührungshyperalgesie) im *gepunkteten* Areal führt. Gleichzeitig ändert die Empfindung bei Mikrostimulation der A-Faser ihren Charakter von einer Berührungsempfindung zur Schmerzempfindung. **c** Sobald mit dem Nachlassen der Capsaicinreaktion die Zone der Allodynie soweit geschrumpft ist, daß das projizierte Feld der gereizten A-Faser nicht mehr bedeckt wird, stellt sich die ursprüngliche, rein taktile Reizempfindung bei der Mikrostimulation wieder ein. (Aus: Torebjörk et al. 1992; mit freundlicher Genehmigung)

trisch erzeugten Impulse und damit der Input dieser Nervenfaser ins ZNS konstant bleiben, kann diese Änderung der Empfindung nur durch eine Änderung der zentralnervösen synaptischen Verschaltung erklärt werden. Somit liefert dieses Experiment einen eindrucksvollen Beleg dafür, daß sich innerhalb von Minuten die zentralnervöse Projektion einer peripheren Nervenfaser ändern kann.

Die Induktion von Schmerz durch A_β-Fasern unter den Bedingungen eines solchen Experiments bedarf aber der dauernden Bahnung durch C-Faser-Input aus der primären Zone. Kühlt man die mit Capsaicin behandelte Hautstelle ab, dann wird die Aktivität der durch das Capsaicin erregten C-Fasern unterdrückt, der spontane Brennschmerz läßt nach, und mit ihm verschwindet die Allodynie. Es besteht eine enge Korrelation zwischen Brennschmerz und Allodynie (Abb. 3-5). Die Nadelstichhyperalgesie bleibt hingegen bei Abkühlen bestehen, sie ist offenbar nicht von der kontinuierlichen Konditionierung durch C-Faser-Input abhängig (Koltzenburg et al. 1992; Torebjörk et al. 1992).

Die durch Capsaicin induzierte Entzündung ist der Prototyp einer *neurogenen Entzündung,* d. h. einer Entzündung, die durch afferente Nervenfasern vermittelt wird. Nach Durchtrennung oder Block eines Nerven läßt sich im Versorgungsgebiet keine neurogene Entzündung mehr auslösen (s. auch Abb. 2-20).

Abbildung 3-2 zeigt zum Vergleich die Hyperalgesiephänomene bei 2 gleichgroßen, aber pathogenetisch und im Zeitverlauf verschiedenen Hautentzündungen. Während Capsaicin eine rein neurogene Entzündung mit intensiver Erregung von C-Fasern hervorruft, induziert das Gefriertrauma eine überwiegend nichtneuro-

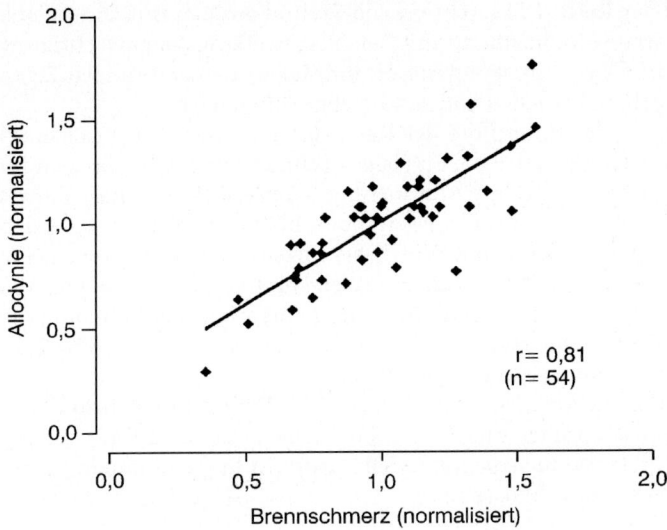

Abb. 3-5. Beziehung zwischen dem Brennschmerz nach einer Capsaicininjektion und der Allodynie. Nähere Erläuterung s. Text. (Aus:Koltzenburg et al. 1994; mit freundlicher Genehmigung)

gene, sich langsam entwickelnde Entzündung, die zwar zur Sensibilisierung von Nozizeptoren führt, kaum aber zur Induktion von „Spontanaktivität" in den Nozizeptoraxonen. Entsprechend entwickeln sich bei diesem Modell nur solche Formen der Hyperalgesie, die nicht von einer ausgeprägten Spontanaktivität der Nozizeptoren abhängen.

Entzündungen im Tierexperiment:
Viele Fragestellungen der Schmerzforschung lassen sich aus ethischen Gründen nur im Tierexperiment bearbeiten. Dazu wurden bei Ratten und Mäusen standardisierte Modellentzündungen entwickelt. Diese sollen so angelegt sein, daß das Allgemeinbefinden der Tiere (gemessen an der Nahrungsaufnahme und am Schlafverhalten) möglichst nicht beeinträchtigt wird (s. S. 10).

Wird z. B. eine Pfotenentzündung induziert, dann zeigt das Tier eine Schonhaltung, die einen charakteristischen Zeitverlauf hat. Hyperalgetisches Verhalten kann in speziellen Versuchsanordnungen getestet und quantitativ erfaßt werden (s. auch Abb. 5-1). Eingreifendere Folgeuntersuchungen werden in Narkose oder nach Tötung der Tiere am isolierten Präparat durchgeführt (s. S. 28). Häufig angewandte Modelle sind:
- *Carrageenaninjektion* in eine Hinterpfote der Ratte. Carrageenan, ein Algenextrakt, ruft nach wenigen Stunden ein Ödem, Hitze- und Druckhyperalgesie in der betreffenden Pfote hervor, die nach kurzer Zeit wieder abgeklungen sind.
- *Carrageenan-Kaolin-Injektion* in ein Gelenk der Ratte erzeugt eine akute Monoarthritis mit Gelenködem und Schonhaltung, die ein bis zwei Tage anhält.

- **Adjuvansarthritis** der Ratte. Die Injektion von Freund-Adjuvans in ein Gelenk induziert eine subakute Monoarthritis mit Gelenkschwellung, Beeinträchtigung der Beweglichkeit und Druckhyperalgesie, die ihr Maximum nach einigen Tagen erreicht hat und nach 2–3 Wochen vollständig abgeklungen ist.
- **Formalininjektion** in die Hinterpfote der Ratte (0,1 ml einer 3%igen Lösung) induziert charakteristischerweise ein 2phasiges Schmerzverhalten, das sich im Schütteln der betroffenen Extremität („flinching") äußert. Die 1. Phase dauert nur einige Minuten. Nach den Erfahrungen menschlicher Probanden, die sich diesem Reiz unterzogen, ist der Schmerz in dieser Phase intensiv. Dann setzt eine schmerzfreie Periode ein, gefolgt von einer 2. Welle brennenden Schmerzes, die ca. 30 min–1 h anhält. Diese Schmerzentwicklung entspricht dem Entladungsmuster von Nozizeptoren, die in vitro diesem Reiz ausgesetzt wurden (Abb. 3-6). Die Entzündung klingt innerhalb von einem Tag ab.

Es gibt bisher noch keine adäquaten Modelle, die der Entwicklung chronischer Schmerzzustände beim Menschen ähneln, z. B. bei degenerativen Erkrankungen der Gelenke. Die Ratte dürfte für solche Modelle kaum in Frage kommen, schon wegen der sehr viel kürzeren Lebensspanne.

3.2
Entzündung und Nozizeptorplastizität

3.2.1
Primäre Hyperalgesie und Nozizeptorsensibilisierung

Der spontane Entzündungsschmerz hängt eng mit der Erregung von Nozizeptoren durch Entzündungsmediatoren zusammen (s. S. 24ff). Nozizeptive Afferenzen aus den Viszera, den Muskeln, Gelenken und der Haut sind unter physiologischen Bedingungen nicht spontanaktiv. Während einer Entzündung entstehen ohne äußere Reizeinwirkungen „spontan" Aktionspotentiale, wenn das Gewebe, in dem die Terminale eingebettet sind, von Entzündungsprozessen erfaßt wird. Die entzündungsbedingte Spontanaktivität ist meist temperaturabhängig. Häufig verschwindet sie bei Abkühlung und mit ihr der *spontane Entzündungsschmerz*. Das ist ein wesentlicher Faktor der therapeutischen Wirkung von kalten Umschlägen u. ä. auf diese Art von Schmerzen.

Nozizeptoren in entzündeter Haut weisen erniedrigte Schwellen für Hitzereize auf. In Abb. 3-7 ist die Sensibilisierung eines CMH-Nozizeptors dargestellt, von dem in einem mikroneurographischen Experiment abgeleitet wurde und dessen Antwortverhalten der *Hitzehyperalgesie* des Probanden entsprach. Die Hitzehyperalgesie läßt sich somit durch die Sensibilisierung von Nozizeptoren erklären.

Der neuronale Mechanismus der *Druckhyperalgesie* unterscheidet sich vermutlich von dem der Hitzehyperalgesie. Im mikroneurographischen Experiment konnte in der entzündeten menschlichen Haut keine verstärkte Erregung von CMH- (polymodalen) Nozizeptoren für Druck- oder Stoßreize nachgewiesen werden. Hingegen werden „schlafende" Nozizeptoren unter der Einwirkung von Entzündungsmediatoren durch Druck- und Stoßreize aktivierbar. Für diese beiden Typen

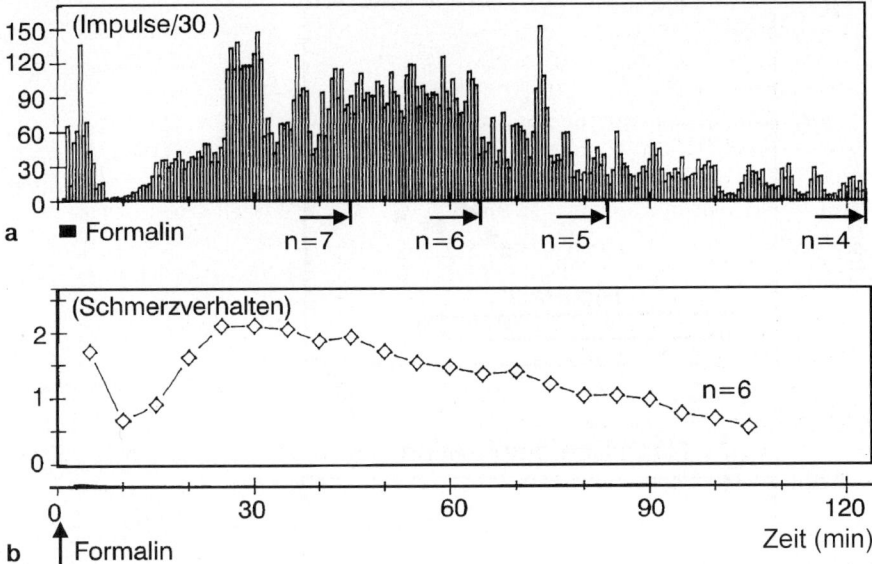

Abb. 3-6. Wirkung von Formalin auf die Aktivität von C-Fasern und das Schmerzverhalten von Ratten. **a** Applikation einer Schwellenkonzentration von Formalin auf die rezeptiven Felder von Nozizeptoren in einem Hautnervenpräparat der Ratte (s. Abb. 2-12) führt zu einer 2phasigen Aktivierung der Nozizeptoren. **b** Die Injektion von 50 l Formalinlösung in die plantare Haut der Rattenhinterpfote führt ebenfalls zu einem 2phasigen Schmerzverhalten, das sich in Schonhaltung, Schütteln und Lecken der Pfote ausdrückt. Die Kurve zeigt den Mittelwert der Häufigkeit dieses Verhaltens in einer Population von 6 Ratten. (Aus.: Reeh et al. 1996; mit freundlicher Genehmigung)

mechanischer Hyperalgesie ist daher wahrscheinlich die Rekrutierung „schlafender" Nozizeptoren entscheindend, die im Laufe der Entwicklung einer Hautentzündung „aufgeweckt" werden.

Man muß somit 2 Arten von Nozizeptorsensibilisierung durch Entzündungsprozesse unterscheiden: Die Absenkung der Schwelle und die Zunahme der Aktionspotentialfrequenz bei überschwelligen Reizen in polymodalen Nozizeptoren (CMH und AMH) sowie die Rekrutierung von „schlafenden" Nozizeptoren. Der erste Mechanismus bewirkt an den zentralen Synapsen zeitliche Bahnung, der zweite räumliche Bahnung (Abb. 3-8). Entsprechende Sensibilisierungsvorgänge an Nozizeptoren wurden auch für tieferliegende Nozizeptorpopulationen nachgewiesen. So konnte gezeigt werden, daß beim gesunden Kniegelenk nur ein Teil der Kniegelenknozizeptoren durch starke und schmerzhafte Auslenkungen des Gelenks erregt werden können. Nach Gelenkentzündung nimmt die Aktionspotentialfrequenz dieser Nozizeptoren zu (zeitliche Bahnung zentraler Synapsen), und gleichzeitig werden „schlafende" Nozizeptoren rekrutiert (räumliche Bahnung). Beide Nozizeptorpopulationen reagieren im entzündeten Zustand bereits auf leichte Auslenkungen des Gelenks und induzieren damit Bewegungsschmerz und Hyperalgesie.

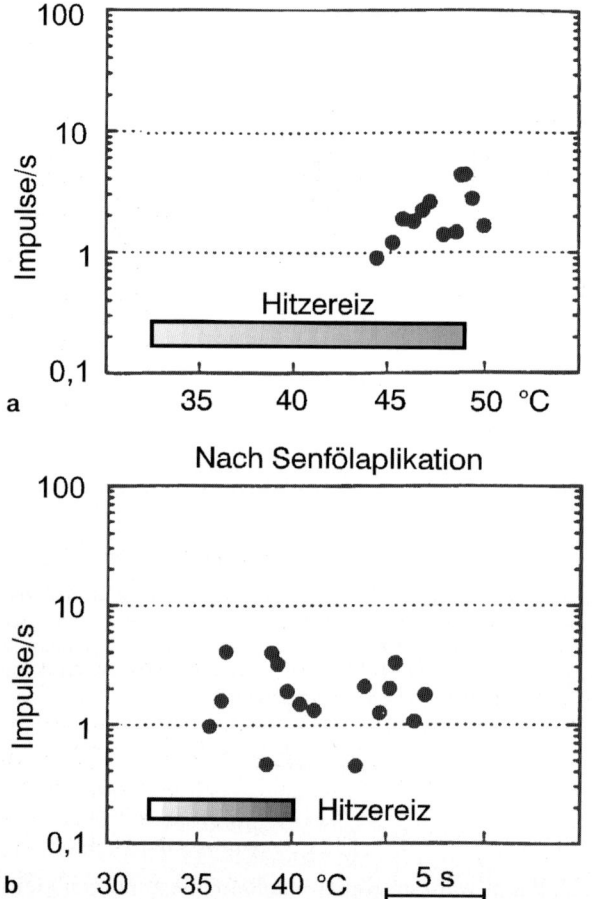

Abb. 3-7. Mikroneurographisches Experiment, bei dem ein hitzeempfindlicher CMH-Nozizeptor abgeleitet wurde. **a** Antwort dieses Nozizeptors auf einen Hitzereiz, bei dem die Hauttemperatur von 32° auf 50° mit einer Geschwindigkeit von 1°C/s angehoben wurde. Die Erregungsschwelle für den Nozizeptor liegt bei ca. 45°. Bei 50° schaltete der Proband den Hitzereiz aus, da seine Toleranzschwelle erreicht war. **b** Verhalten desselben Axons nach Behandlung der Haut mit Senföl. Die Erregungsschwelle für den Nozizeptor liegt jetzt bereits bei 35°C, d.h. der Nozizeptor ist sensibilisiert. Bereits bei 40° ist die Schmerztoleranzgrenze des Probanden erreicht. Zustand der Hyperalgesie. Nach Abschalten des Reizes bleibt die nozizeptive Nervenfaser für einige Sekunden aktiv. (Daten von Handwerker et al.)

3.2.2
Entzündungsmediatoren

In einem früheren Abschnitt wurde die chemische Erregbarkeit von Nozizeptoren durch endogene Mediatoren beschrieben, die bei Entzündungen ins Gewebe frei-

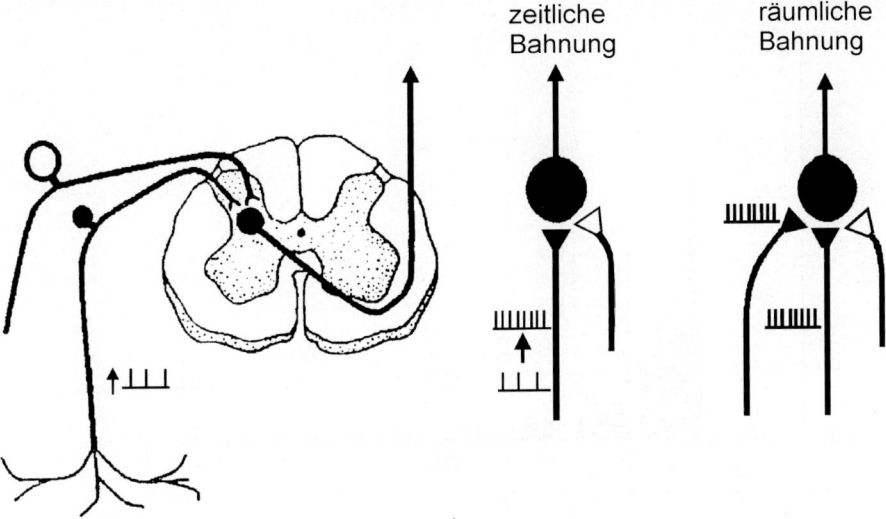

Abb. 3-8. Schematische Darstellung der zeitlichen und räumlichen Bahnung (s. Text)

gesetzt werden. Im vorhergehenden Abschnitt wurde zwischen entzündungsbe-
dingtem *Spontanschmerz* und *Hyperalgesie* unterschieden.

In Abb. 3-9 sind die Ergebnisse eines In-vitro-Experiments dargestellt, das belegt, daß beiden Phänomenen verschiedene zelluläre Prozesse zugrunde liegen. In
einem Hautnervenpräparat wurde eine CMH-Faser abgeleitet. Superfusion des
rezeptiven Feldes mit Bradykinin erregte diese Nervenfaser, die Erregung adaptier-
te aber rasch wieder (schwarze Histogramme). In diesem Zustand der Tachyphylaxie war die CMH-Faser durch die weitere Einwirkung von Bradykinin nicht mehr
erregbar. Hingegen erzeugte das Bradykinin eine nichtadaptierende Sensibilisierung für Hitzereize, die so lange anhielt, wie der Entzündungsmediator auf die
Terminale des abgeleiteten Axons einwirkte. Aus dem Experiment läßt sich der
Schluß ziehen, daß verschiedene intrazelluläre Prozesse Erregung und Sensibilisierung von Nozizeptoren steuern. Sensibilisierung ist nicht einfach eine unterschwellige Erregung.

Worin der Unterschied der Second-messenger-Prozesse für Erregung und Sensibilisierung besteht, ist im einzelnen noch nicht bekannt. Im Falle der Hitzereiz-
schwelle kann man die Existenz mindestens eines weiteren second-messenger-ge-
steuerten hitzesensitiven Membrankanals neben dem bereits beschriebenen VR_1-
Rezeptor annehmen (Cesare u. McNaughton 1996). Die hypothetischen
intrazellulären Mechanismen sind in Abb. 3-10 skizziert: Aktivierung von Bradyki-
nin-Rezeptoren kann die Proteinkinase C aktivieren, die einen hitzesensitiven
Kationenkanal phosphoryliert. Andere Rezeptoren, wie der P_2X-Rezeptor für ATP
oder der EP_2-Rezeptor für Prostaglandine, können einen ähnlichen Effekt über die
Proteinkinase A erzielen. Bradykininrezeptoren in der Membran des Nozizeptors
können auch über die Phospholipase A(PLA) die Produktion von Prostaglandinen

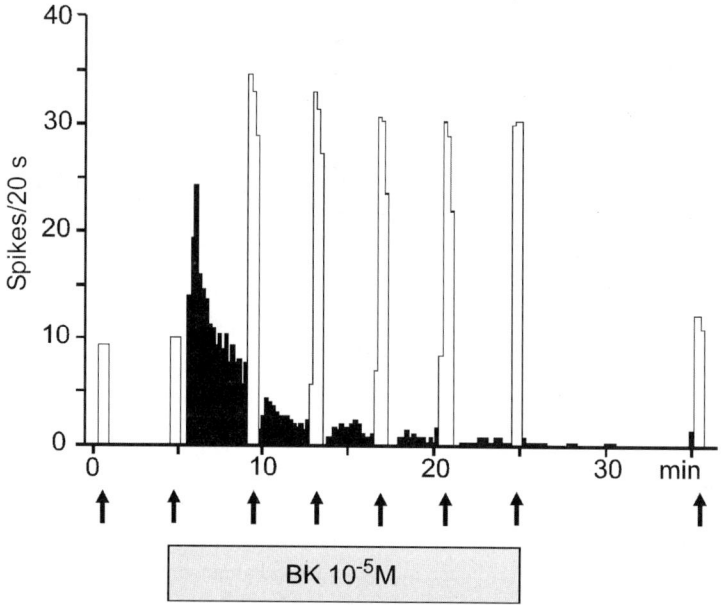

Abb. 3-9. Dissoziation von Erregung und Sensibilisierung eines Nozizeptors im Hautnervenprä-parat. Superfusion der Nervenendigung mit einer Lösung, die 10^{-5} mol/l Bradykinin (*BK*) enthält, führt zu einer adaptierenden Erregung des untersuchten Nozizeptors (Tachyphylaxis). Die *schwarzen Pfeile* unter dem Diagramm zeigen die Zeitpunkte, zu denen zusätzliche Hitzereize auf die nozizeptiven Terminale appliziert wurden. Während der Bradykininsuperfusion führen diese Hitzereize zu einer verstärkten Antwort des Nozizeptors, der sensibilisiert ist. Im Gegensatz zur Erregung ist diese Sensibilisierung nicht adaptierend. Nach Rückkehr zu einem physiologischen extrazellulären Milieu verschwindet die Sensibilisierung des Nozizeptors für Hitzereize. (Unveröffentliche Daten von Haaks, Liang und Reeh; mit freundlicher Genehmigung)

aus Arachidonsäure induzieren, wodurch die in Abb. 3-10 dargestellten Stoffwechselpfade miteinander verbunden sind.

Wahrscheinlich ist die Prostaglandinsynthese ein wichtiger Schritt der Nozizeptorsensibilisierung bei dauerhafteren Entzündungen. Auf den Prozeß der Prostaglandinbildung wirken die *nichtsteroidalen (antiinflammatorischen) Analgetika* ein, z. B. Acetylsalicylsäure (Aspirin), Diclofenac, Indometacin und Ibuprofen. Die antiinflammatorische und antihyperalgetische Wirkung dieser Gruppe von Medikamenten, der *NSAID* („non-steroidal antiinflammatory drugs"), wird der Hemmung der Cyclooxygenase (*COX*) zugeschrieben, des Enzyms, das für die Bildung von Prostaglandinen aus Arachidonsäure benötigt wird. Es gibt 2 Formen dieses Enzyms, *COX-1*, die konstitutionell vorkommt und z. B. die Prostaglandinwirkung in der Magenschleimhaut vermittelt, und *COX-2*, die durch Entzündungsprozesse induziert wird, aber in einigen Organen auch konstitutionell vorkommt (z. B. in der Niere). Vor allem die induzierbare COX-2 soll die sensibilisierenden Aktionen der Prostaglandine auf Nozizeptoren bewirken.

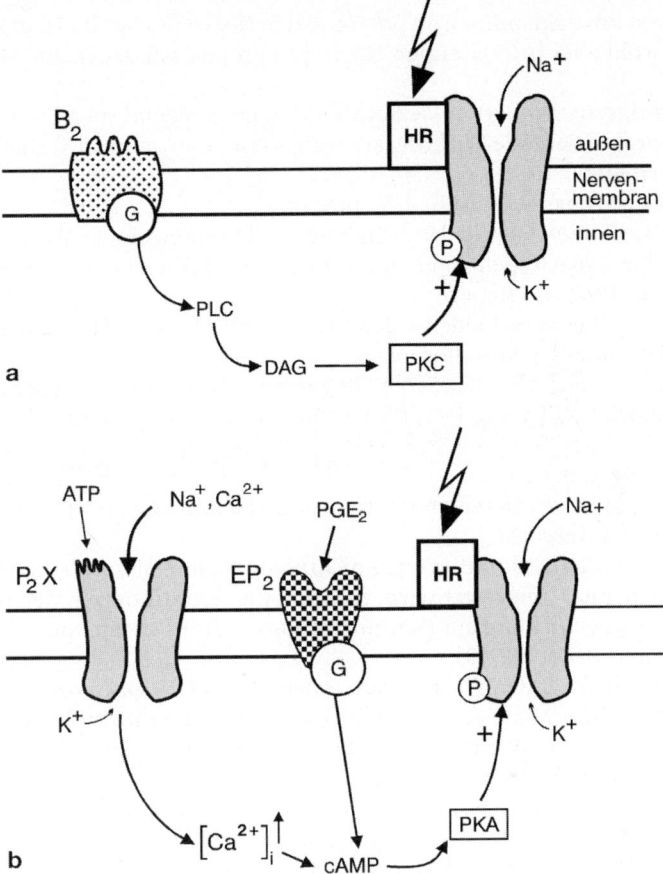

Abb. 3-10. Mögliche zelluläre Mechanismen der Sensibilisierung von Nozizeptoren für Hitzereize. **a** Sensibilisierungsmechanismus über Aktivierung des B_2-Rezeptors für Bradykinin, **b** Hitzesensibilisierung über den purinergen P_2X-Rezeptor oder den EP_2-Rezeptor für Prostaglandin E_2. (Nähere Erläuterungen s. Text).

Die Sensibilisierung wie auch die Erregung von Nozizeptoren kommt also durch verschiedene Typen von Membranrezeptoren zustande, die z. T. direkt Membrankanäle steuern und z. T. second-messenger-Prozesse induzieren. Entzündungsvorgänge können sogar die Expression neuer Membranrezeptoren bewirken. Das wurde z. B. für Bradykinin nachgewiesen. Im Laufe von Entzündungen exprimiert sich an den Zellmembranen vermehrt der *B_1-Rezeptor* neben dem *B_2-Rezeptor*, der unter physiologischen Bedingungen weit überwiegt. Für beide Rezeptortypen gibt es unterschiedliche Antagonisten. Es ist noch unklar, ob die beiden Bradykininrezeptoren unterschiedliche second-messenger-Pfade aktivieren.

Die Entzündungsmediatoren, die zur Sensibilisierung von Nozizeptoren beitragen können, sind bei weitem nicht alle aufgeklärt. Außerdem wirken nicht alle Mediatoren auf alle Nozizeptorpopulationen. So ist z. B. eine sensibilisierende

Wirkung von Prostaglandinen an polymodalen Nozizeptoren der Haut kaum nachzuweisen, wohl aber bei viszeralen Nozizeptoren und bei denen aus Muskeln und
Gelenken.

Die wichtigsten etablierten Mediatoren sind nachfolgend aufgelistet. Bei einigen
wird die sensibilisierende Wirkung allerdings nur aufgrund von Verhaltensexperi-
menten vermutet:

- *Bradykinin* – über B_2- und B_1-Rezeptoren;
- *Arachidonsäuremetabolite* (Prostaglandine, Thromboxan, Leukotriene) wirken
  an verschiedenen Typen von Membranrezeptoren, die über G-Proteine Second-
  messenger-Prozesse steuern;
- *Serotonin* – über verschiedene Membranrezeptoren, z.B: $5HT_3$ und $5HT_{1A, 1B}$.
- *Histamin* – über H_1-Rezeptoren;
- Faktoren, die aus *Thrombozyten* freigesetzt werden, neben Thromboxan und
  PAF („platelet-activating factor") vermutlich weitere, noch unbekannte Faktoren;
- *Interleukine*, z. B. IL-1;
- *Protonen* – über die bereits beschriebenen protonensensitiven Kationenkanäle
  und den VR1 Rezeptor;
- *Acetylcholin*, das in verschiedenen nichtneuronalen Zelltypen synthetisiert und
  vermutlich auch freigesetzt wird, z. B. von den Keratinozyten der Haut. Es hat
  eine komplexe Wirkung auf Hautnozizeptoren, die es erregt und z. T. desensibi-
  lisiert (Steen u. Reeh 1993);
- eine sensibilisierende Wirkung von Adenosin auf Nozizeptoren im Koronar-
  kreislauf und der Muskulatur wurde postuliert, ist aber nicht direkt experimentell belegt. Dieser Medator wirkt nicht auf paravaskuläre Nozizeptoren des
  Menschen (Klement u. Arndt 1992);
- Da die Bedeutung des P_2X-Membranrezeptors für die nozizeptiven synaptischen
  Funktionen im Rückenmark belegt ist, wurde auch ein sensibilisierender Effekt
  auf nozizeptive Nervenendigungen angenommen.
- Stickoxid (NO) ist an vielen neuronalen und vaskulären Prozessen beteiligt. Es
  gibt Befunde, daß es die durch Bradykinin vermittelte Nozizeptorerregung und
  -sensibilisierung verstärkt (Kindgen Milles u. Arndt1996). In der isoliert perfun-
  dierten Handvene des Menschen erzeugt NO in einer Konzentration von
  0,7 mmol/l Schmerz (Holthusen u. Arndt).

Außer endogenen bewirken auch exogene Faktoren Nozizeptorsensibilisierung.
Die wichtigsten exogenen sensibilisierenden Substanzen sind *Capsaicin* (s. S. 22f)
und *Senföl,* die beide sehr wirkungsvoll CMH-Nozizeptoren für Hitzereize sensibi-
lisieren und „schlafende" Nozizeptoren für mechanische und thermische Reize
erregbar machen können.

3.2.3
Molekulare und funktionelle Plastizität der Nozizeptoren

Obgleich die zellulären Mechanismen der Nozizeptorsensibilisierung noch nicht
völlig geklärt sind, weiß man doch, daß sie nicht nur second-messenger-Prozesse
einschließen, sondern auch Genaktivierungen. Bei der Induktion spielen Nerven-

wachstumsfaktoren (z. B. NGF) eine Rolle, die im Laufe von Entzündungsprozessen im Gewebe freigesetzt werden. So konnte mittels In-situ-Hybridisierung gezeigt werden, daß bei Gelenkentzündungen die mRNA für Neuropeptide vermehrt gebildet wird. Die vermehrt produzierten Neuropeptide SP und CGRP werden bei Reizung auch vermehrt im Rückenmark freigesetzt. Da Neuropeptide nach der Freisetzung sich im Hinterhorn des Rückenmarks auch durch Diffusion ausbreiten („volume conduction"), können damit weitere sekundäre Neurone aktiviert werden, die zwar keine Synapsen mit afferenten C-Fasern, wohl aber Membranrezeptoren für Neuropeptide haben.

Die molekulare Plastizität der primären Afferenzen geht noch weiter. So nimmt die Population der CGRP produzierenden Neurone in den Hinterwurzelganglien bei Entzündung zu. Das heißt, solche Neurone, die normalerweise diesen Transmitter nicht produzieren, lassen sich durch die Entzündung zur CGRP-Bildung aktivieren (Hanesch et al. 1995; Hanesch u. Schaible 1995). Das gleiche trifft offenbar für die Substanz P (SP) zu. Während SP normalerweise nur von kleinen Hinterwurzelganglienzellen gebildet wird, die dünne, langsamleitende Axone haben, kann die SP-Produktion bei Entzündungen auch in einigen großen Zellen induziert werden, die damit ihren Phänotyp ändern. Man kann spekulieren, daß von diesen großen Zellen A-Axone mit Mechanosensoren ausgehen, die dann an ihren zentralen Terminalen vielleicht SP freisetzen können (Neumann et al. 1996). Dieser Mechanismus könnte zur Entstehung von Allodynie beitragen, allerdings nur solcher Formen, die sich langsam entwickeln, da die Geninduktion mehrerer Tage zur Entwicklung bedarf.

3.2.4
Nervenwachstumsfaktoren

Am Anfang dieses Buches wurde ein Syndrom angeborener Schmerzinsensitivität vorgestellt, das durch einen Defekt von Membranrezeptoren für einen Nervenwachstumsfaktor verursacht wird (s. S. 2f).

Solche Nervenwachstumsfaktoren, oder *Neurotrophine* sind in der Entwicklung des Nervensystems von überragender Bedeutung. Zur Familie der Neurotrophine gehören *NGF* („*nerve growth factor*"), *BDNF* („*brain-derived neurotrophic factor*"), *NT-3 (Neurotrophin 3)*, und *NT-4/5 (Neurotrophin 4/5)*. Diese Faktoren binden an 3 hochaffine Rezeptoren und an einen Rezeptor mit niederer Affinität, dessen Bedeutung aber noch umstritten ist. Die hochaffinen Rezeptoren sind Tyrosinkinasen (trk). Tabelle 3-1 faßt die Zuordnungen zusammen.

Für das nozizeptive System sind v. a. NGF und der zugehörige Membranrezeptor trk-A wichtig (Mendell 1996). Bereits in frühen Untersuchungen von Levi-Montalcini et al. konnte mit Antikörpern gegen NGF gezeigt werden, daß NGF spezifisch sympathische und sensorische Ganglienzellen in Gewebekulturen beeinflußt. Später wurde nachgewiesen, daß nach Ausschaltung von NGF in der Embryonalzeit die Anzahl der CGRP-haltigen kleinen Neurone stark vermindert ist. Vor allem solche DRG-Zellen sind betroffen, deren Axone in die Substantia gelatinosa des Rückenmarkhinterhorns projizieren. NGF beeinflußt somit v. a. die Entwicklung von Nozizeptoren (abgesehen von seiner Wirkung auf sympathische Ganglienzellen).

Tabelle 3-1. Neurotrophine und ihre Membranrezeptoren

Neurotrophin	*Hochaffiner Rezeptor*	*Niederaffiner Rezeptor*
NGF	trkA	p75
BDNF	trkB	p75
NT-4/5	trkB	p75
NT-3	trKC	p75

Auch Markierungen mit Antikörpern für trk-A zeigten, daß dieser hochaffine NGF-Rezeptor auf dünnen, markhaltigen und marklosen Axonen der Spinalganglienzellen besonders häufig vorkommt. Allerdings sind nicht alle kleinen Ganglienzellen NGF-sensitiv, eine Subpopulation scheint nicht von diesem Wachstumsfaktor abzuhängen.

NGF wird auch beim ausgereiften Organismus zur Erhaltung der Nozizeptoreigenschaften benötigt. Der NGF-Spiegel regelt offenbar die Transduktionseigenschaften der Nozizeptorterminale (s. S.18f). Bei Entzündungsvorgängen wird vermehrt NGF in Nerven gefunden. Vermutlich wird NGF bei Entzündungen aus immunkompetenten Zellen in der Umgebung freigesetzt, von Nozizeptorterminalen aufgenommen und mit dem axoplasmatischen Fluß zu den Ganglienzellen transportiert. Unter dem Einfluß von NGF steigt die Synthese von CGRP und SP in den Spinalganglien an, und die Transportrate beider Neuropeptide in den Axonen nimmt zu.

Auch aus Untersuchungen von transgenen Mäusen, die NGF über- oder unterexprimieren, kann man die Regelung der Nozizeptoreigenschaften durch NGF erschließen. Die unterexprimierenden Tiere sind für mechanische Reize hypoalgetisch, die überexprimierenden Tiere hyperalgetisch. Wenn man bei ausgewachsenen Ratten NGF durch Sequestrierung ausschaltet, dann entwickeln diese Tiere eine Hyposensitivität für Hitzereize, und die Zahl der aktivierbaren CMH ist stark vermindert (Koltzenburg et al. 1996). Induziert man bei solchen Tieren eine Entzündung, dann bildet sich die typische Entzündungshyperalgesie nicht aus.

Da NGF offenbar akut entzündungsähnliche Veränderungen der Nozizeptoreigenschaften bewirkt und andererseits die primäre Entzündungshyperalgesie ausbleibt, wenn NGF fehlt, kann vermutet werden, daß eine vermehrte NGF-Bildung ein wichtiger Schritt bei entzündungsbedingter Nozizeptorsensibilisierung und der daraus folgenden primären Hyperalgesie ist (Lewin u. Mendell 1993; Woolf et al. 1994).

3.2.5
Neuroimmunologische Interaktionen

Entzündungsreaktionen werden durch das Immunsystem vermittelt, das somit – zumindest indirekt – auf das nozizeptive System einwirkt. Die Idee einer engen Verknüpfung von Immunsystem und peripherem nozizeptivem System wurde erst seit wenigen Jahren stärker verfolgt (Weihe et al. 1991). Man kann von einer echten

Interaktion zwischen den beiden Systemen sprechen, da es viele experimentelle Hinweise für Wechselwirkungen gibt (Stein 1996).

Im vorhergehenden Abschnitt wurde dargestellt, daß das Neurotrophin *NGF* in unterschiedlicher Weise auf die Nozizeptoren einwirkt. NGF wird von verschiedenen Zelltypen synthetisiert, u. a. von Schwann-Zellen. Die Beziehung zum Immunsystem ergibt sich aus dem Befund, daß NGF auch von immunkompetenten Zellen, nämlich T-Lymphozyten und Mastzellen synthetisiert, gespeichert und freigesetzt werden kann (Ehrhard et al. 1993; Stein 1996). Über NGF-Ausschüttung können diese Zellen eine erhöhte Reaktionsbereitschaft von Nozizeptoren bewirken (s. oben).

Zytokine wirken offenbar ebenfalls auf Nozizeptoren ein. Es ist aber derzeit noch unklar, ob es sich dabei um eine direkte Wirkung handelt. Die Injektion von IL-1 in die Rattenpfote führt zu einer mechanischen Hyperalgesie, die möglicherweise über Prostaglandine vermittelt wird. Nach einer Nervenläsion stimuliert IL-1 aus Makrophagen die NGF-Synthese in Schwann-Zellen und anderen nichtneuronalen Zellen. Möglicherweise ist die mechanische Hyperalgesie bei Entzündungen und Nervenläsionen eine sekundäre Wirkung von IL-1, die durch NGF vermittelt wird.

Neben diesen Wirkungen von Immunzellen auf Nozizeptoren gibt es auch umgekehrt Nozizeptorwirkungen auf Immunzellen, was den positiven Rückkopplungskreis schließt. Die neurogene Stimulation des Immunsystems kann z. B. durch Substanz P vermittelt werden. Es wurde bereits erwähnt, daß SP Mastzellen degranuliert. Dabei werden u. a. Arachidonsäureprodukte freigesetzt, die entzündungsfördernd wirken. SP kann aber auch zu späteren Entzündungsreaktionen beitragen durch die Produktion von Zytokinen, z. B. TNF-α („tumor necrosis factor α"). Es konnte ferner nachgewiesen werden, daß die Chemotaxis, die Freisetzung lysosomaler Enzyme und die Phagozytose von mononuklearen und von polymorphkernigen Leukozyten durch SP gesteigert wird. SP steigert außerdem die Syntheserate von Immunoglobulinen durch T- und B-Lymphozyten (McGillis et al. 1987, 1990).

Interaktionen von CGRP mit Immunzellen wurden bisher noch nicht so gründlich untersucht. In der menschlichen Epidermis sind CGRP-haltige Axone mit Langerhans-Zellen assoziiert. Sie hemmen deren antigenpräsentierende Funktion und die Entstehung der allergischen Reaktion vom verzögerten Typ . Es gibt noch einige andere Hinweise, daß CGRP zelluläre Immunfunktionen bremsen kann, so scheint es in T-Lymphozyten die Bildung von IL-2, TNF-α und Interferon-γ zu hemmen.

Nach diesen Befunden hat CGRP somit in spezifischen Entzündungsreaktionen ein Wirkungsprofil, das sich stark von dem von SP unterscheidet. Bei bestimmten Entzündungsprozessen gibt es möglicherweise einen Antagonismus zwischen beiden sensorischen Neuropeptiden.

3.2.6
Endogene Hemmung der Nozizeptorsensibilisierung

Die tiefgreifenden funktionellen Änderungen, die durch Entzündungen hervorgerufen werden, umfassen nicht nur solche Prozesse, die die Erregbarkeit von Nozizeptoren steigern und damit zur Hyperalgesie führen. Es gibt auch endogene

Mechanismen, die der Unterdrückung der Nozizeptorsensibilisierung dienen. Im Zentrum dieser Mechanismen stehen endogene Opioide (Stein 1996; Stein et al. 1995).

Diese für die Schmerzhemmung wichtige Substanzgruppe wird an anderer Stelle dieses Buches ausführlicher besprochen (s. S. 64ff). Neuerdings wurden aber Opioidrezeptoren auch in der Körperperipherie an dünnen, afferenten Nervenfasern und an kleinen, CGRP-haltigen Neuronen in den Hinterwurzelganglien nachgewiesen. In diesen DRG-Zellen wurde auch die mRNA für die Synthese solcher Rezeptoren gefunden. Alle 3 Haupttypen von Opioidrezeptoren kommen auch an primären nozizeptiven Neuronen vor: μ-, δ- und κ-Rezeptoren. Binden Opioide an diese peripheren Rezeptoren, v. a. an Rezeptoren vom μ-Typ, wird die Sensibilisierung von Nozizeptoren durch Entzündungsprozesse vermindert oder aufgehoben (Andreev et al. 1994; Russell et al. 1987), und die Freisetzung von Neuropeptiden an den zentralen und peripheren Terminalen wird unterdrückt. Im Verlauf von Entzündungsvorgängen nimmt der axonale Transport von Opioidrezeptoren in die Peripherie zu, und die Rezeptordichte an den Nozizeptorterminalen ist erhöht. Es läßt sich vermuten, daß periphere Opioidwirkungen v. a. die Hyperalgesie bei Entzündungszuständen vermindern.

Im ZNS werden endogene Opioide durch bestimmte Neurone synthetisiert (s. S. 68). Periphere Opioide können v. a. aus 2 Quellen kommen: aus dem Hypophysenvorderlappen und aus lokalen Zellen des Immunsystems. Auch afferente Neurone selbst können eines der Vorläuferrmoleküle bilden, nämlich Prodynorphin (s. S. 66). Es ist aber noch unklar, ob primäre Afferenzen auch Opioide sezernieren.

Die Bildung der Vorläufermoleküle für β-Endorphin, das Proopiomelanokortin (POMC), und die für Enkephaline, das Proenkephalin (PENK), wurde in verschiedenen Zelltypen des Immunsystems nachgewiesen, z. B. in aktivierten T- und B-Lymphozyten, Monozyten und Makrophagen. Die mRNA für POMC und PENK wird in entzündetem Gewebe vermehrt gebildet.

Noch nicht ganz klar sind die Bedingungen für die Freisetzung von Opioidpeptiden aus den Zellen des Immunsystems. In der Hypophyse werden diese Peptide physiologischerweise durch CRF („corticotropin-releasing factor", der auch die Freisetzung von ACTH bewirkt) freigesetzt. Auch Interleukin-1 (IL-1) stimuliert die Freisetzung von Endorphinen. Rezeptoren sowohl für CRF als auch für IL-1 wurden an Zellen des Immunsystems nachgewiesen, und ihr Vorkommen ist unter Entzündungsbedingungen gesteigert (Mousa et al. 1996). Neuere Befunde deuten darauf hin, daß CRF nicht nur im Hypophysenvorderlappen, sondern auch in entzündetem Gewebe gebildet wird .

Peripher gebildetes CRF und Zytokine können eine Freisetzung von Endorphinen aus Zellen des Immunsystems bewirken, die an Opioidrezeptoren der sensibilisierten Nozizeptorterminale anbinden und dadurch der Nozizeptorsensibilisierung entgegenwirken. Es liegen klinische Befunde vor, die zeigen, daß dieser Mechanismus die Entzündungshyperalgesie tatsächlich beeinflußt. Daraus ergeben sich neue Möglichkeiten der peripheren Opioidtherapie (Stein et al. 1995).

In diesem Kapitel wurde gezeigt, daß das periphere Nervensystem durchaus keine rein passive Struktur ist, sondern im Verlauf von Entzündungsprozessen seine Eigenschaften ändert. Diese Fähigkeit wurde früher ausschließlich nozizeptiven Prozessen im ZNS zugeschrieben. Es läßt sich darüber spekulieren, warum sich bei diesen plastischen Funktionsänderungen gegenläufige Hemmungs- und Verstärkungsprozesse der Nozizeption entwickelt haben. Vielleicht hilft ein Blick auf ein ganz anderes System unseres Körpers bei dieser Spekulation: Das Blutgerinnungssystem ist charakterisiert durch eine komplexe Kaskade von chemischen Reaktionen, die Blutgerinnung bewirken, und gleichzeitig durch eine andere Kaskade von Reaktionen, die der Gerinnung entgegenwirken. Das ist zweckmäßig, da die Aufgabe dieses Systems 2fach ist: dafür zu sorgen, daß die Gerinnung einsetzt, sobald Gefäße geschädigt sind, und andererseits sicherzustellen, daß sie nicht spontan im Kreislauf einsetzt. Wie wir wissen, kann es in beiden Kaskaden zu Störungen kommen. Vielleicht ist das antagonistisch geregelte System die beste Garantie dafür, daß solche Störungen nicht häufiger auftreten. Das nozizeptive System hat möglicherweise eine analoge Doppelfunktion, nämlich sicherzustellen, daß der Organismus auf Schädigungen antwortet, und daß er andererseits trotzdem reaktionsfähig bleibt.

■ **Zusammenfassung**

Nozizeptoren werden durch Stoffe beeinflußt, die bei Entzündungen im umliegenden Gewebe freigesetzt werden. Dies induziert

a) Erregung und damit Entzündungsschmerz,

b) Sensibilisierung der Nozizeptoren für mechanische oder thermische Reize, und damit primäre Hyperalgesie.

Die intrazellulären Prozesse der Nozizeptorerregung sind nicht mit denen identisch, die eine Sensibilisierung bewirken. Ein wichtiger Prozeß der Nozizeptorsensibilisierung läuft über die Bildung von Prostaglandinen durch die Zyklooxygenase (COX). Die Hemmung dieses Enzyms durch die sog. nichtsteroidalen, antiinflammatorischen Analgetika begründet deren antihyperalgetische Wirkung. Prostaglandine sind nicht die einzigen sensibilisierenden Mediatoren, andere endogene Mediatoren bewirken Nozizeptorsensibilisierung auch unabhängig von COX-Aktivität.

Wichtig für die Ausprägung der Eigenschaften von Nozizeptoren sind Nervenwachstumsfaktoren, besonders NGF („nerve growth factor"), dessen Membranrezeptor trk-A in der Membran nozizeptiver Zellen zu finden ist. In der Embryonalzeit ist NGF für das Überleben nozizeptiver Neurone erforderlich. Auch beim ausgewachsenen Organismus regelt NGF die Empfindlichkeit der Nozizeptoren, NGF-Überschuß im Gewebe induziert Hyperalgesie.

Die Sensibilisierung von Nozizeptoren erfolgt unter Einwirkung von Zellen des Immunsystems. Aus solchen Zellen werden bei Entzündungsprozessen NGF und Zytokine freigesetzt. Umgekehrt stimuliert die Freisetzung von Substanz P aus Nozizeptoren immunkompetente Zellen, wodurch eine positive Rückkopplungsschleife entsteht.

In den Zellmembranen von Nozizeptoren finden sich Opioidrezeptoren, die unter Entzündungsbedingungen verstärkt exprimiert werden. Über diese Membranrezeptoren können Endorphine und therapeutisch applizierte Opioide eine Hemmung der Nozizeptorsensibilisierung bewirken.

3.3
Plastizität der spinalen Verarbeitung bei Entzündungen

3.3.1
Funktionelle Plastizität

Elektrische Reizung von C-Fasern ruft im Hinterhorn des Rückenmarks eine sehr viel stärkere postsynaptische Antwort in WDR-Neuronen hervor, wenn nicht mit Einzelimpulsen, sondern repetitiv, etwa in der Frequenz $1/s^{-1}$ gereizt wird. Dieses Phänomen wurde von L. Mendell im Labor von P.D. Wall kurz nach der Veröffentlichung der Gate-control-Hypothese entdeckt und mit der griffigen Bezeichnung *„wind up"* belegt (Mendell u. Wall 1965). „Wind up" tritt bei elektrischer Nervenreizung nur in der C-Faser-Antwort der erregten Zelle auf (Abb. 3-11). Es reflektiert eine rein synaptische Sensibilisierung, da die Antworten der peripheren Axone bei repetitiver Reizung ja konstant sind: ein Impuls pro elektrischem Reiz

Dem elektrophysiologischen Wind-up-Phänomen entspricht ein Wahrnehmungsphänomen: Appliziert man kurze Hitzeimpulse (Price et al. 1977) oder mechanische Prellreize (Koltzenburg u. Handwerker 1991) mit einer vergleichbaren Reizfrequenz, dann entsteht Schmerz, der von Reiz zu Reiz zunimmt.

Das elektrophysiologische Wind-up-Phänomen hängt stark vom Erregungszustand des betreffenden WDR-Neurons ab. Unterliegen diese Neurone z. B. deszendierender Hemmung, dann läßt sich kein „wind up" auslösen (Abb. 3-12). Das deutet darauf hin, daß *NMDA-Rezeptoren* an diesem Phänomen beteiligt sind, die ja erst nach Vordepolarisation der Zellmembran effektiv werden (s. S. 61ff und Abb. 3-25). Tatsächlich kann man „wind up" durch Blockierung der NMDA-Rezeptoren (z. B. durch AP5), oder des NMDA-Kanals (z.B: durch Ketamin), oder durch Blockierung der Glycinbindungsstelle am NMDA-Rezeptor unterdrücken. Bezeichnenderweise beeinflussen diese Medikamente die Antwort der Hinterhornneurone auf einzelne C-Faser-Impulse nicht.

„Wind up" beruht auf der Eigenschaft von NMDA-Rezeptoren, mit zunehmender Depolarisation einen zunehmend größeren Kationenstrom auszulösen. Für die initiale Depolarisation, welche den NMDA-Mechanismus wirksam macht, kann nicht allein die Glutamatwirkung an AMPA-Rezeptoren verantwortlich sein. Diese erzeugt bei Reizung von A-Fasern erregende postsynaptische Potentiale (EPSP) mit Zeitkonstanten von wenigen Millisekunden. Repetitive C-Faser-Reizung hingegen induziert langdauernde Depolarisationen, die v. a. den Neuropeptiden SP, NKA und CGRP zuzuschreiben sind. Entsprechend läßt sich die Entstehung von „wind up" auch durch NK- und CGRP-Antagonisten unterdrücken.

„Wind up" bewirkt eine kurzzeitige Antwortsteigerung, die nach wenigen Minuten abklingt. Die dabei auftretenden intrazellulären Vorgänge können aber Ausgangspunkt weiterer Sensibilisierungsvorgänge sein (s. unten). „Wind up" reflektiert wahrscheinlich ein frühes Stadium einer Kette von Prozessen, die zu dauerhafter zentraler Sensibilisierung führen können.

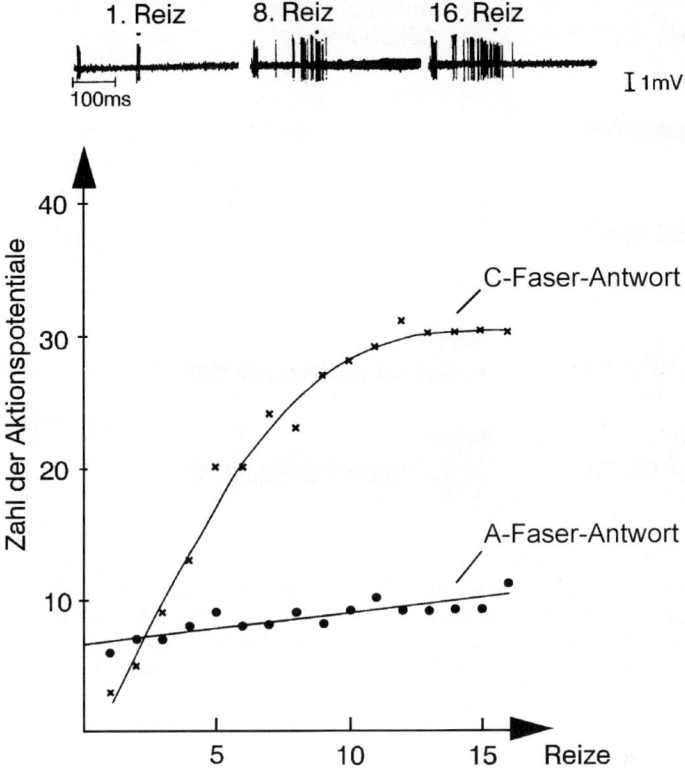

Abb. 3-11. Wind-up-Reaktion eines Hinterhornneurons der Ratte. In der *oberen* Ableitspur sind die Antworten auf C-Faser-Input durch den 1., 8. und 16. Reiz einer Reizserie wiedergegeben, wobei die afferenten C-Fasern eines Nerven 1/s elektrisch erregt wurden. Während die Zahl der Impulse, die durch A-Faser-Reizung hervorgerufen werden, annähernd konstant blieb, nahm die Zahl der Impulse, die in dem zentralen Neuron durch die C-Faser-Erregung hervorgerufen wurden, kontinuierlich bis etwa zum 12. Reiz zu. Die Zunahme der Antwort auf C-Input ist nicht den nozizeptiven Afferenzen zuzuschreiben, bei denen jeder elektrische Reiz konstant nur einen Nervenimpuls auslöst, sondern der synaptischen Verstärkung. (Aus: Schouenborg u. Sjolund 1983; mit freundlicher Genehmigung)

Im elektrophysiologischen Experiment – in vivo und in vitro – wurden auch längerdauernde Sensibilisierungsphänomene beobachtet, die offenbar im Rükkenmark selbst entstehen, da sie (wie „wind up") durch elektrische Reizung der primären Afferenzen erzeugt werden können, was einen möglichen Einfluß von Nozizeptorsensibilisierung ausschließt. So konnte durch kurzzeitige hochfrequente Reizung von C-Afferenzen eine Potenzierung der Erregung von Hinterhornneuronen erzeugt werden, die viele Stunden anhielt. Dieses Phänomen ähnelt der Langzeitpotenzierung (*LTP* von „long term potentiation") der synaptischen Übertragung, die ursprünglich im Hippocampus beschrieben wurde und als Grundlage von

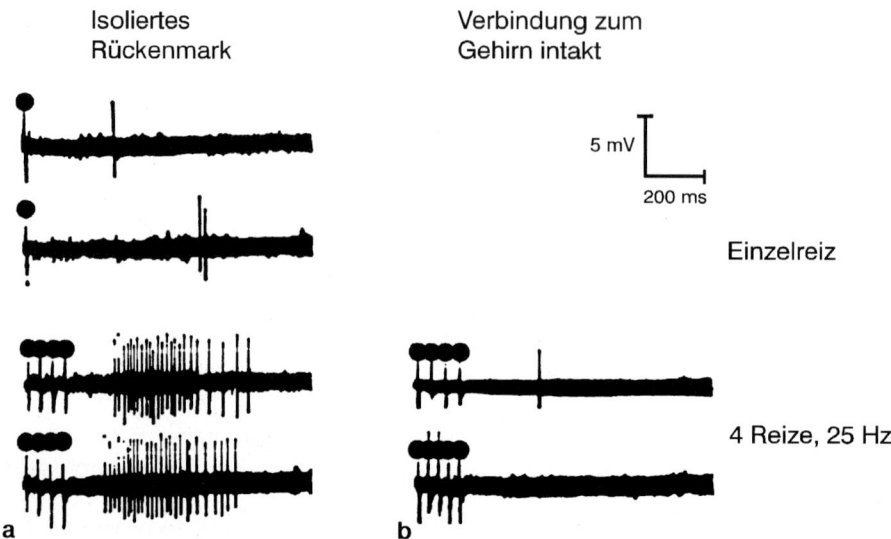

Abb. 3-12. Wind-up-Reaktion auf repetitive C-Faser-Reizung in einem Hinterhornneuron der narkotisierten Katze. **a** In diesem Experiment wurde das Rückenmark durch einen Kälteblock vom Gehirn isoliert. Ein einzelner elektrischer C-Faserreiz löste keine Antwort in dem Hinterhornneuron aus, wohl aber eine Serie von 4 Reizen. **b** Nach Aufheben des Kälteblocks ist das Wind-up-Phänomen wegen der dann wieder einsetzenden absteigenden Hemmung verschwunden. (Aus: Handwerker et al. 1975)

Gedächtnisprozessen angesehen wird. Die LTP im Hinterhorn ist ebenfalls von NMDA- und NK-Rezeptoraktivierung abhängig (Liu u. Sandkühler 1995, 1997).

In Kap. 2 wurden die synaptischen und intrazellulären Prozesse dargestellt, auf denen die synaptische Sensibilisierung beruht. Hier sind diese Prozesse nochmals in Abb. 3-13 zusammengefaßt.

Im Zentrum der intrazellulären Vorgänge, die durch die Aktivierung von Neuropeptid- und NMDA-Rezeptoren induziert werden, steht die Erhöhung des Ca^{2+}_i und die Aktivierung der Proteinkinase C. Beide sind entscheidend für die Induktion der „immediate early genes", z. B. des c-fos-Gens, die im nächsten Abschnitt unter dem Aspekt der zentralen Sensibilisierung betrachtet werden. Abb. 3-13 vereint die in diesem Abschnitt besprochenen komplexen synaptischen Prozesse an Hinterhornneuronen in einem Schema, in dem für die glutamaterge und die peptiderge Übertragung verschiedene Afferenzen und Synapsen eingezeichnet sind, um die Interaktionen klarer darzustellen. Tatsächlich können die nozizeptiven Afferenzen aber sowohl Glutamat als auch die Neuropeptide SP, NKA und CGRP in wechselnder Kombination enthalten und an den Terminalen ausschütten, was eine verwirrende Komplexität der synaptischen Übertragung ergibt.

Bei experimentellen Entzündungen (z. B. von Haut oder Gelenken) bewirkt die Sensibilisierung der Nozizeptoren eine verstärkte zeitliche Bahnung durch höhere Entladungsfrequenzen und räumliche Bahnung durch Aktivierung von „schlafen-

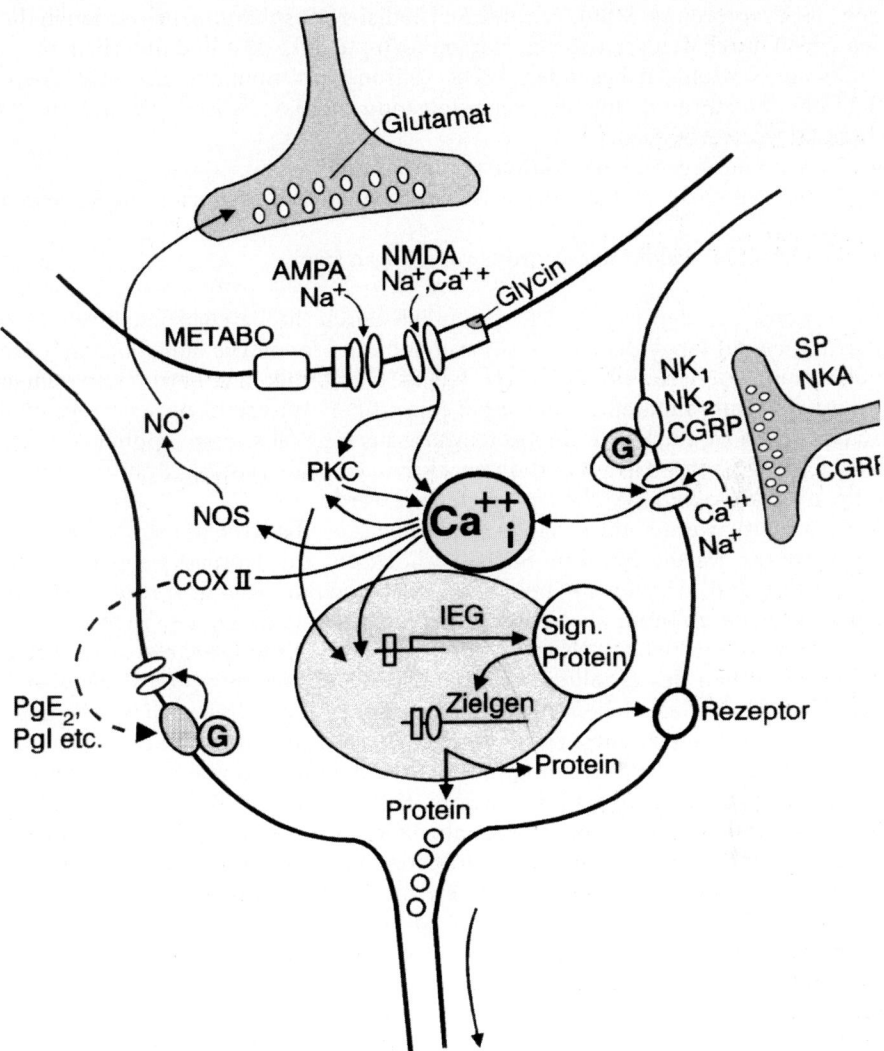

Abb. 3.13. Schematische Darstellung der synaptischen Mechanismen, die zur Plastizität der nozizeptiven Information in Hinterhornneuronen beitragen können. Die im Text des Lehrbuchs beschriebenen glutamat- und neuropeptidvermittelten synaptischen Mechanismen sind schematisch durch 2 präsynaptische Endigungen an einem Neuron dargestellt, zusammen mit den dadurch aktivierten Second-messenger-Prozessen. Im Zentrum der plastischen Veränderung steht die Aktivierung von Proteinkinasen C und die Erhöhung des intrazellulären Ca^{2+}-Spiegels. Beides trägt zur Aktivierung von „immediate early genes" im Zellkern bei, die wiederum Zielgene aktivieren können, welche die Proteinsynthese und dadurch z. B. die Expression neuer Rezeptoren in der Zellmembran bewirken. (Nähere Erläuterungen s. Text)

den" Nozizeptoren (s. S. 89). Zentrale Sensibilisierungsphänomene werden in diesen Fällen durch den vermehrten Nozizeptorinput ausgelöst und unterhalten.

Spinale Neurone, insbesondere WDR-Neurone, mit Input aus einem Gewebe, in dem eine Entzündung abläuft, zeigen folgende charakteristische Veränderungen ihres Antwortverhaltens:

- Die „spontan" gebildeten Aktionspotentiale nehmen zu,
- die Reizantworten auf standardisierte mechanische und thermische Reize nehmen zu,
- die rezeptiven Felder der Neurone vergrößern sich.

Diese Konsequenzen lassen sich vermutlich durch die beschriebenen zellulären Reaktionen auf langanhaltenden C-Faser-Input erklären. Die langanhaltende Depolarisation durch NMDA und NK-gesteuerte Membrankanäle bewirkt ein weniger negatives Membranpotential und damit eine größere Wirksamkeit von erregendem synaptischen Input, der zumindest teilweise aus sensibilisierten „spontanaktiven" Nozizeptoren stammt. Dieser erhöhten Aktivität im nozizeptiven System kann der *anhaltende Entzündungsschmerz* zugeordnet werden.

Gleichzeitig werden die synaptischen Potentiale effektiver, was die Reizantworten verstärkt. Da die Neurone im Hinterhorn des Rückenmarks somatotopisch organisiert sind, erhalten sie Input aus Geweberegionen, die dem rezeptiven Feld benachbart, deren Input aber unter physiologischen Bedingungen unterschwellig ist. Diese werden nun überschwellig, woraus eine Ausdehnung der rezeptiven Felder resultiert. Neben der erhöhten Effizienz erregender synaptischer Mechanismen kann auch ein Verlust an hemmenden synaptischen Einflüssen zu diesen Veränderungen im Verhalten zentraler Neurone beitragen. So wurde diskutiert, daß das vermehrt gebildete Dynorphin (s. unten) hemmende Neurone hemmen könnte, was erregende Prozesse verstärken würde (Hylden et al. 1991).

Vergrößerte rezeptive Felder haben aber zur Folge, daß jeder auf das entzündete Gewebe einwirkende Reiz von einer größeren Zahl von Neuronen erfaßt und ins Hirn übertragen wird, vermutlich ein wesentlicher Mechanismus der *Hyperalgesie.*

Die elektrophysiologisch meßbaren Änderungen des Entladungsverhaltens von Hinterhornneuronen nach experimentell induzierten Entzündungen von Haut, Muskel, Gelenken oder Viszera sind nicht so kurzlebig wie das Wind-up-Phänomen. In Experimenten, in denen der Flexorreflex als Indikator der Erregung des nozizeptiven Systems untersucht wurde, verstärkte längerdauernder Input von capsaicinsensitiven C-Fasern aus einem entzündeten Gelenk diesen Reflex, obwohl die Afferenzen dieses Reflexbogens, A$_\delta$-Fasern, selbst nicht capsaicinsensitiv sind. Die Sensibilisierung blieb aber auch dann noch längere Zeit bestehen, wenn anschließend die Leitung in den Gelenkafferenzen durch Lokalanästhetika blockiert wurde (Woolf u. Wall 1986). Dieser Befund spricht dafür, daß eine einmal erzeugte zentrale Sensibilisierung unter bestimmten Bedingungen fortbestehen kann, wenn der Input aus sensibilisierten Nozizeptoren anschließend unterbrochen wird.

Am Modell der durch Carrageenan und Kaolin ausgelösten Kniegelenkentzündung wurden die an der Sensibilisierung von Hinterhornneuronen beteiligten Transmitter und Rezeptoren untersucht. Sowohl die Blockade der *metabotropen* als auch die der *NMDA-Rezeptoren* verhindert die Sensibilisierung (wenn die Medikamente vor Induktion der Entzündung appliziert werden) oder reduziert sie (wenn sie nach Eintritt der Änderungen des Antwortverhaltens der Neurone angewandt werden). Auch die Blockade von NK_1-, NK_2- und CGRP-Rezeptoren, ja selbst AMPA-Antagonisten (Neugebauer et al. 1993), verhindert die Sensibilisierung, vermutlich weil die Hinterhornneurone ohne die blockierten Erregungsmechanismen nicht mehr ausreichend depolarisiert werden, damit der NMDA-Mechanismus wirksam werden kann (Schaible u. Schmidt 1996).

Komplexer sind die synaptischen Veränderungen, die zur *Allodynie* beitragen, dem Schmerz auf leichtes Bestreichen der Haut, der – wie oben dargestellt – durch $A\beta$-Mechanosensoren vermittelt wird (s. S. 85f). Allodynie tritt charakteristischerweise bei experimentell induzierten neurogenen Entzündungen und klinisch bei bestimmten Neuropathien auf (s. S. 125). Gemeinsam könnte diesen Zuständen der kontinuierliche „spontane" C-Faser-Input ins ZNS sein.

Schmerzinduktion durch $A\beta$-Fasern bedeutet eine Funktionsumkehr des Inputs dieser Afferenzen. Unter physiologischen Bedingungen hemmt die Erregung von $A\beta$-Fasern die nozizeptive synaptische Übertragung im Rückenmark („segmentale Hemmung", s. S. 64). Bei Entzündungen, die zu kontinuierlichem C-Faser-Input ins ZNS führen, werden offenbar andere synaptische Verbindungen wirksamer. Diese bewirken, daß $A\beta$-Afferenzen Zugang zu sensibilisierenden synaptischen Mechanismen erhalten. Allodynie kann durch Ketamin unterdrückt werden in Konzentrationen, die die basalen Schmerzschwellen nicht beeinflussen (Park et al. 1998). Das deutet auf eine Beteiligung von NMDA-Rezeptoren. Sehr wahrscheinlich ist an diesem Phänomen auch der Wegfall hemmender Mechanismen beteiligt.

Wegen der raschen Entstehung von Allodynie und des sofortigen Verschwindens dieses Phänomens bei Wegfall des C-Faser-Inputs (zumindest bei der experimentell induzierten neurogenen Entzündung) können molekulare Zustandsänderungen von A-Fasern, die nach Induktion einer Entzündung SP synthetisieren (Neumann et al. 1996), kaum eine Rolle spielen.

3.3.2
Molekulare Plastizität der synaptischen Übertragung

Bei der Charakterisierung der nozizeptiven Neurone im Rückenmark wurde bereits die Expression von „immediate early genes" (IEG) beschrieben (s. S. 59f). Unter dem Einfluß von persistierendem C-Nozizeptor-Input werden IEGs innerhalb von wenigen Stunden exprimiert: *c-jun, junB und Krox-24*. Am besten untersucht ist die Expression von *c-fos*. Die Induktion wird durch Proteinkinasen bewirkt, die die Transskriptionsproteine CREB (für c-fos) und ATF-2 (für c-jun) phosphorylieren, die dann an die Promotorelemente der IEG binden. Verschiedene IEG können Dimere bilden und an die AP_1-Stelle von Promotor- oder Verstärkerelementen anderer Zielgene ankoppeln. Diese Aktivierung von Zielgenen erfolgt über Transskriptionsfaktoren, für das c-fos- und c-jun-Gen sind das die c-fos- und c-jun-Proteine, deren Nachweis in Zellkernen bereits besprochen wurde.

Bei kurzzeitigen Schmerzereignissen sind die IEG-Produkte nach einem Tag wieder aus dem Hinterhorn verschwunden. Anders verhalten sich diese Gene bei langdauernden nozizeptiven Erregungszuständen. Während einer experimentellen Arthritis der Ratte (s. S. 88) folgt der Verlauf der fos-Induktion in Hinterhorn-

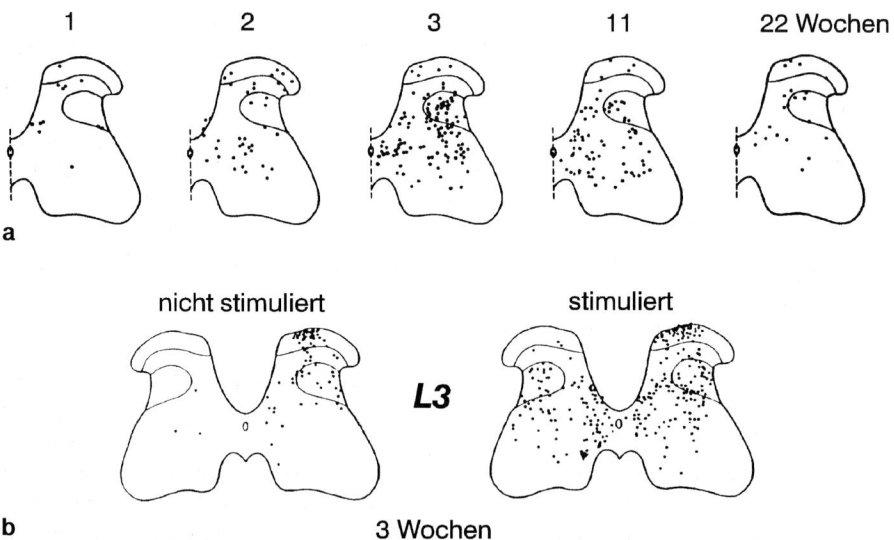

Abb. 3-14. Expression des „immediate early gene" c-FOS im Rückenmark der Ratte nach Induktion einer Adjuvansarthritis (s. S. zz). **A** Die Expression dieses Gens in Hinterhornneuronen erreicht ihren Höhepunkt 3 Wochen nach Induktion der Arthritis und klingt dann parallel zu den Entzündungserscheinungen ab. Nach Abbadie u. Besson, 1993, mit Erlaubnis)

neuronen getreu dem Verlauf der Arthritis (Abb. 3-14): beide haben 3 Wochen nach Injektion von Adjuvans ihren Höhepunkt erreicht und sind nach 22 Wochen weitgehend abgeklungen. Stimuliert man bei der narkotisierten Ratte eines der entzündeten Gelenke in der 3. Woche – wenn die Arthritis ihren Höhepunkt erreicht hat –, dann kommt es zu einer starken weiteren Vermehrung der fos-Induktion v. a. in der 1. Schicht, in der sich die NS-Neurone befinden (s. Abb. 3-22).

Die Aktivierung von IEG ist nicht einfach ein Ausdruck der elektrischen Aktivität dieser Neurone, sondern ein Zeichen, daß sich als Folge des tonischen noxischen Inputs die zellulären Funktionen geändert haben, v. a. die Produktion von Proteinen. Da zu verschiedenen Zeiten im Ablauf einer Entzündung in den Hinterhornneuronen verschiedene Kombinationen von IEG ausgebildet sind, werden unterschiedliche Zielgene angesprochen und somit können verschiedene zelluläre Funktionsänderungen erfolgen (Zimmermann u. Herdegen 1996). Welche Proteinprodukte bei verschiedenen pathologischen Zuständen des nozizeptiven Systems ausgebildet werden, ist noch weitgehend unbekannt. Nicht alle diese Produkte tragen zur Verstärkung in diesem System bei. C-fos aktiviert z. B. *Proenkephalin* und *Prodynorphin* in hemmenden Interneuronen und in vermutlich hemmenden Neuronen, die in supraspinale Zentren projizieren. Das ist möglicherweise ein selbstbegrenzender Mechanismus der plastischen Veränderungen in diesen Neuronen, da die vermehrt gebildeten endogenen Opioide vermutlich die endogene Hemmung der nozizeptiven Übertragung verstärken. Tatsächlich ist die Induktion von IEG in zentralen Neuronen selbstlimitierend, bei einigen chronischen

Entzündungszuständen ist das c-fos-Protein bereits wieder verschwunden, wenn die Hyperalgesie ihren Höhepunkt erreicht hat. Wahrscheinlich ist diese Selbstbegrenzung wichtig zur Aufrechterhaltung der grundlegenden funktionellen Organisationsprinzipien des nozizeptiven Systems, z. B. der Somatotopie.

Eine bedeutende neuronale Reaktion auf persistierenden Nozizeptorinput ist die *Zunahme der NK₁-Rezeptoren* für SP („receptor upregulation") in Hinterhornneuronen. Im tagelangen Verlauf einer Adjuvansarthritis der Ratte (s. S. 88) nehmen diese Rezeptoren v. a. in der 1. Schicht zu. Das Signal für die Expression neuer NK_1-Rezeptoren ist nicht die SP-Konzentration im Hinterhorn, da eine entsprechende Rezeptorvermehrung auch nach Nervenläsion auftritt, die eine Verminderung der SP-Ausschüttung im Hinterhorn bewirkt.

Die NK_1-Rezeptorvermehrung findet sich auch in Bereichen von Hinterhornschichten, in denen normalerweise mit Immunhistochemie keine NK_1-Rezeptoren gefunden werden. Möglicherweise liegen diese neu exprimierten Rezeptoren auf Dendriten nozirezeptiver Neurone, die physiologischerweise keine funktionierenden Synapsen aufweisen. Das ist ein möglicher Mechanismus der *Vergrößerung der rezeptiven Felder* dieser Neurone. NK_1-Rezeptoren nehmen nicht nur in dem Segment zu, in dem die erregten nozizeptiven Afferenzen enden, sondern auch in den Nachbarsegmenten. Dadurch kann die Übertragung von Nozizeptorinput im Umfeld eines Traumas verstärkt werden. Dieser Mechanismus trägt möglicherweise zur Entstehung *sekundärer Hyperalgesie* bei, z. B. der Nadelstichhyperalgesie (Abbadie et al. 1996).

Wie manche andere an das G-Protein gekoppelte Nozizeptoren werden NK_1-Rezeptoren nach Aktivierung *internalisiert*, d. h. der Rezeptorkomplex wird aus der Zellmembran durch Endozytose in das Neuron aufgenommen. Dabei kommt es zu einer grundlegenden strukturellen Umformung der Dendriten. Nach ungefähr 60 min wird der Rezeptor in die Membran zurückintegriert und ist dann wieder funktionsfähig. Die *Internalisierung von NK₁-Rezeptoren* hat in der Schmerzforschung großes Interesse gefunden, da nur funktionierende Rezeptoren internalisiert werden, während die einfache Immunhistochemie funktionierende und inaktive Rezeptoren gleichermaßen darstellt. Im Verlauf einer Adjuvansarthritis wird der Aktivierungs- und damit der Internalisierungsprozeß effektiver. Während eine noxische mechanische Reizung von 5 s bei normalen Ratten in 22% der Neurone in Lamina I die Internalisierung von NK_1-Rezeptoren bewirkt, läßt sich dieses Phänomen zum Zeitpunkt der voll entwickelten Adjuvansarthritis in fast allen Neuronen der Lamina I beobachten. Interessanterweise führen die erhöhte Spontanaktivität der Nozizeptoren bei Entzündung und die entsprechend erhöhten SP-Spiegel im Hinterhorn allein noch nicht zu einer Zunahme der Internalisierung, es bedarf dazu zusätzlicher Reizung.

Auch in tieferen Schichten des Hinterhorns nehmen die internalisierten NK_1-Rezeptoren zu. Da dort überwiegend Aβ-Fasern enden, kann deren Übertragung dadurch verstärkt werden, entweder, weil diese A-Fasern selbst SP freisetzen – das sie als Folge der Entzündung vermehrt synthetisieren–, oder weil das durch Volumenübertragung aus den oberflächlicheren Schichten diffundierende SP wirksam wird. Beides könnte zur Entstehung von Allodynie beitragen (Abbadie et al. 1997).

■ Zusammenfassung

Im Experiment läßt sich die Plastizität der synaptischen Prozesse im Rückenmark dadurch demonstrieren, daß man C-Fasern mit etwa einem Pulsschlag/s elektrisch reizt. Dieser gleichmäßige Input bewirkt in WDR-Neuronen des Rückenmarks eine Erregung, die sich langsam steigert, was als „wind up" bezeichnet wird. An dieser zentralnervösen Sensibilisierung sind maßgeblich NMDA-Rezeptoren beteiligt. Für die Aktivierung dieser Membranrezeptoren sind v. a. die Modulatoren SP und CGRP verantwortlich.

Kommt es durch Sensibilisierung und Erregung von C-Faser-Nozizeptoren im entzündeten Gewebe zu einem vermehrten Einstrom ins zentrale Nervensystem, dann treten Sensibilisierungsvorgänge an den zentralen Synapsen auf, die länger anhalten als das kurzdauernde Wind-up-Phänomen. Diese sekundären zentralen Sensibilisierungsvorgänge äußern sich in der Zunahme der Spontanaktivität und in größeren Reizantworten zentraler Neurone, deren rezeptive Felder sich ebenfalls vergößern. Diese Veränderungen im Antwortverhalten zentraler Neurone können zum Spontanschmerz und zur Hyperalgesie beitragen, die für entzündetes Gewebe typisch sind.

Auf der molekularen Ebene bewirkt die Sensibilisierung zentraler Neurone die Expression von „immediate early genes", die die Aktivierung weiterer Gene induzieren, über welche verschiedene Proteinsynthesen aktiviert werden können. So werden die Vorläufer von Transmitterstoffen, wie Proenkephalin und Prodynorphin, vermehrt gebildet, aber auch Rezeptorproteine, z. B. für Neuropeptide. Diese plastischen Veränderungen im Zellstoffwechsel können einerseits eine Chronifizierung der zentralen Veränderungen bewirken, andererseits gegenregulatorische Wirkung haben.

3.4
Chronifizierung von Entzündungsschmerz

> It is therefore not unreasonable to suggest that these patients had transferred
> the source of their abnormal processing of nerve impulses from the periphery
> to the center. (Noordenbos u. Wall 1981)

In den vorhergehenden Abschnitten dieses Buches wurden periphere und zentrale
Vorgänge beschrieben, durch die es nicht nur zu einer kurzzeitigen Funktionsän-
derung des nozizeptiven Systems kommen kann, sondern zu tiefgreifenden mole-
kularbiologischen Änderungen der Zellfunktion bei peripheren und zentralen
Neuronen. Diese Vorgänge sind die Basis der Chronifizierung von Entzündungsschmerzen.

Wann wird ein Schmerzzustand „chronisch"? Es wurde vielfach versucht, diese
Frage mit einem Zeitintervall zu beantworten. Zum Beispiel wurden Schmerzen als
chronisch angesehen, wenn der Schmerzzustand länger als 4 Wochen bestand. Von
erfahrenen Schmerzklinikern wird eine solche starre Zeitgrenze meist abgelehnt.
Gerbershagen unterscheidet 3 Stadien der Chronifizierung. Die Kriterien sind:
Häufigkeit des Auftretens und Ausbreitung des Schmerzes (örtlich begrenzt vs.
ausstrahlend), Häufigkeit und Dauer der Medikamenteneinnahme und „Patienten-
karriere", z. B. Zahl der konsultierten Ärzte (Gerbershagen u. Waisbrod 1996).

Ist Chronifizierung von Schmerz in jedem Fall ausschließlich als veränderte
psychische Reaktion des Patienten auf sein Leiden zu interpretieren, oder gibt es
eine Pathophysiologie der Chronifizierung? Immerhin impliziert auch die Hypothese einer veränderten psychischen Reaktionslage pathophysiologische Vorgänge
im Gehirn. Am besten lassen sich solche pathophysiologischen Vorgänge als *Lern-
vorgänge* interpretieren (Birbaumer u. Flor 1997).

Aber nicht immer ist Chronifizierung gleichzusetzen mit einem Übergang von
peripheren zu zentralnervösen Veränderungen, wie vielfach angenommen wird.
Sehr schön ist diese Annahme ausgedrückt in dem Zitat aus einer Arbeit zweier
bedeutender Schmerzforscher, das diesem Abschnitt als Motto dient.

Die vorhergehenden Kapitel haben aber gezeigt, daß infolge von Schmerzzuständen tiefgreifende Veränderungen sowohl in der Funktion des peripheren als
auch des zentralen Nervensystems auftreten können. Vermutlich hängt es von der
Art der Erkrankung ab, ob die Chronifizierung eines Schmerzzustands überwiegend periphere oder zentrale Ursachen hat. Die weitergehende Frage, warum ein
pathophysiologischer Prozeß im einen Fall chronische Schmerzen bewirkt, im
anderen nicht, läßt sich derzeit nur sehr selten schlüssig beantworten.

Das Problem der Chronifizierung von Schmerzen soll am Beispiel konkereter
chronischer Schmerzzustände betrachtet werden, die zwar willkürlich herausge-
griffen sind, aber immerhin häufig vorkommen.

a) Das 1. Beispiel bezieht sich auf einen Typ von eher harmlosen Schmerzen, die
gleichwohl oft chronisch werden. Bei der *Epicondylitis humeri radialis* (Tennisellenbogen) tritt der Schmerz typischerweise nach einer Überbeanspruchung
der Unterarmextensoren auf, deren Sehnen am lateralen Epicondylus inserie-

ren. Spontanschmerz (z. B. nachts) fehlt in vielen Fällen oder ist eher gering ausgeprägt. Im Vordergrund stehen überwiegend stechende Schmerzen bei Kontraktion der Unterarmextensoren. Unter welchen Bedingungen dieser Schmerz chronisch wird, ist nicht bekannt. Häufig werden degenerative Veränderungen an der Insertionsstelle angenommen. Es gibt aber keine vergleichende Untersuchung über die Häufigkeit solcher Veränderungen bei Personen mit und ohne Epicondylitis.

- Mehr als 40 konservative und operative Therapieansätze sind für die Epicondylitis beschrieben worden, was darauf schließen läßt, daß eine kausale Therapie noch nicht gefunden ist (Chard u. Hazelman 1989). Die vorgeschlagenen Therapieformen von der Applikation antiphlogistikahaltiger Salben über Infiltration des Sehnenansatzes mit Kortikoiden zu physikalischen Maßnahmen (z. B. Stoßwellenapplikation) und operativen Eingriffen an Sehnen und Muskeln. Vielfach ist die Erkrankung auch nach monatelangem Verlauf noch durch orale antiphlogistische Analgetika beeinflußbar. Alle diese — vorwiegend peripher angreifenden —Therapieformen reichen haben eine relativ hohe Erfolgswahrscheinlichkeit. Allerdings heilt die chronische Epikondylitis in vielen Fällen wohl auch ohne Therapie nach Monaten oder Jahren aus.

- Bei diesem Krankheitsbild scheint die Annahme plausibel, daß für die Schmerzzustände v. a. chronische Sensibilisierungsvorgänge an den nozizeptiven Nerventerminalen am Epikondylus und den Extensorsehnen verantwortlich sind. Diese können dann vieleicht sekundär zentrale synaptische Sensibilisierungen nach sich ziehen.

b) Das 2. Beispiel bezieht sich auf ein Krankheitsbild, das gesundheitspolitisch eine erheblich größere Relevanz hat, die *chronische Lumbago* („*low back pain*"). Praktisch jeder Mensch hat irgendwann in seinem Erwachsenenleben mit akuten Rückenschmerzen zu kämpfen. An chronischen Rückenschmerzen leiden nach einer amerikanischen Statistik 3–7% der erwachsenen Bevölkerung (Cavanaugh u. Weinstein 1994). Allgemein wird angenommen, daß chronische Rückenschmerzen auf einer Spondylose, d. h. auf meist degenerativen Veränderungen an der Wirbelsäule, beruhen. Es gibt allerdings keinen gesicherten statistischen Zusammenhang zwischen den kernspintomographisch oder röntgenologisch erfaßten Veränderungen der Wirbelsäule und der Schmerzsymptomatik. Häufig sind massive Veränderungen ohne Schmerz, aber andererseits auch massive Schmerzen mit minimalen Veränderungen. Die Spondylose erklärt in aller Regel akute Schmerzzustände und neurologische Ausfälle, aber nur selten die Chronifizierung. Akute Lumbago spricht auch meist gut auf antiphlogistische Analgetika an, während bei chronischer Lumbago die Wirkung dieser Medikamente häufig nicht von Placebo zu unterscheiden ist.

- *Der geringe Zusammenhang zwischen der Schmerzsymptomatik und der patholog*ischen Morphologie bei chronischen Rückenschmerzen deutet darauf hin, daß es sich hier um einen Chronifizierungsprozeß handeln muß, bei dem sich das Schmerzgeschehen in noch unbekannter Weise verselbständigt. Dabei spielen möglicherweise zentralnervöse Vorgänge, vielleicht in supraspinalen Zentren, die entscheidende Rolle. Unlängst wurden von der Gruppe um Flor u. Birbaumer Hinweise gefunden, daß sich die Somatotopie der Projektion im kortikalen Projektionsfeld bei Patienten mit chronischer Lumbago ändert (Birbaumer et al. 1995; s. auch S. 135f). Therapeutische Eingriffe an den peripheren Nozizeptorterminalen sind jedenfalls vielfach wirkungslos.

- Es ist aber auch zu beachten, daß bei der chronischen Lumbago der Schmerz in der Regel lokalisiert bleibt. Man kann daher vermuten, daß von den geschädigten Regionen der Wirbelsäule ausgehende Impulse chronisch sensibilisierter Nozizeptoren synaptische Sensibilisierungsprozesse im ZNS unterhalten. Allerdings werden solche lokalen Sensibilisierungen von Nozizeptoren auch bei Menschen zu finden sein, die Spondylose, aber keinen Schmerz haben. Die Ursache der Chronifizierung liegt also möglicherweise v. a. in einem insuffizienten zentralnervösen Schmerzhemmsystem.

c) *Die Fibromyalgie und das damit verwandte **regionale myofasziale Schmerzsyndrom*** sind Krankheitsbilder, über deren Häufigkeit keine sicheren Angaben vorliegen. An dieser Stelle soll die Fibromyalgie besprochen werden. Dieses eindrucksvolle Schmerzsyndrom tritt bei Frauen etwa 10mal häufiger auf als bei Männern (McCain 1994). Typisch ist ein chronischer Schmerz, der in weiten Bereichen des Körpers erlebt wird. Vor allem die Muskeln, aber auch Knochen und die Wirbelsäule werden als Schmerzquelle empfunden. Der Muskelschmerz ist mit Steifheit der Muskulatur verbunden. Charakteristisch sind lokale empfindliche Punkte an Sehnenansätzen und Muskeln, an denen durch mäßigen Druck Schmerz ausgelöst werden kann („tender points"). Druck auf diese Punkte ist beim Gesunden unangenehm, beim Fibromyalgiepatienten sehr schmerzhaft. Histologische Untersuchungen solcher „tender points" lassen keine auffällige Pathologie erkennen. Die bisher bekannten Therapien für dieses Krankheitsbild haben oft keinen dauerhaften Erfolg .

- Die Pathogenese dieser schweren Schmerzkrankheit ist nicht bekannt. Es ist aber unwahrscheinlich, daß die primäre Ursache bei den nozizeptiven Afferenzen zu suchen ist, an denen sich nach unseren bisherigen Kenntnissen kaum funktionelle Veränderungen beobachten lassen. Man kann also eine – noch unbekannte – zentralnervöse Fehlsteuerung vermuten.

■ Zusammenfassung

Der Chronifizierung von Schmerzen kann eine periphere oder eine zentralnervöse Ursache zugrunde liegen. Im Falle einer chronischen peripheren Sensibilisierung ist zu vermuten, daß auch ein peripherer Entzündungsprozeß fortbesteht, an dem evtl. die Therapie angreifen kann. Handelt es sich hingegen überwiegend um eine zentralnervöse Sensibilisierung, dann können die plastischen Veränderungen sich im Rückenmark und wahrscheinlich auch in höheren Hirnregionen sozusagen verselbständigen. Dazu können insbesondere der Verlust von Hemmprozessen und die Reorganisation von synaptischen Verbindungen beitragen. Wir haben bisher noch kein Instrumentarium, um diese zentralnervösen Chronifizierungsprozesse beim Patienten zu messen. Es ist zu hoffen, daß solche Instrumente in Zukunft im Rahmen der stürmischen Entwicklung der funktionellen Bildgebung von Hirnprozessen entwickelt werden.

An den Beispielen von 3 chronischen Schmerzkrankheiten, Epicondylitis humeri lateralis, Lumbago und Fibromyalgie wird die vermutlich ganz unterschiedliche Beteiligung des peripheren und zentralen Nervensystems an chronischen Schmerzen diskutiert.

4 Pathophysiologie der Kopfschmerzen

Since the human animal prides himself on "using his head" it is ironic and perhaps not without meaning that his head schould be the source of so much discomfort. ...
The evening before the onset of an attack is often characterized by a feeling of especial well-being with excessive talkiveness and high spirits, unwillingness to retire, and increased appetite for food. ...
A patient with migraine attack looks ill, and often very ill. His features imply dejection and suffering ... His face is occasionally red, but usually it is pale, sallow, with the skin sweaty or greasy. Regardless of superficial color, the temporal, frontal, or supraorbital vessels on the painful side appear distended and conspicuous. The tone of the skin is usually poor, with evident wrinkles and folds, but there may be "puffiness" or edema of the face, as well as elsewhere. His extremities are usually cold, he complains of feeling chilly, he smells of stale sweat, and his breath is foul ... When the attack is so mild as to permit the patient to work he gives the impression of being very tired and irritable. (H.G. Wolff 1950)

4.1
Organspezifische nozizeptorinduzierte Schmerzen

Eine der wichtigsten pathophysiologischen Unterscheidungen ist die zwischen den in den vorhergehenden Kapiteln beschriebenen *„nozizeptorinduzierten" Schmerzzuständen* und *neurogenen Schmerzen*, die auf pathophysiologische Vorgänge in den leitenden Axonen, den Zellkörpern in den Hinterwurzelganglien oder zentralen nozirezeptiven Neuronen zurückzuführen sind.

Die wichtigste Ursache medizinisch relevanter „nozizeptorinduzierter" Schmerzzustände sind Entzündungen. Allerdings weisen einige der häufigsten chronischen und chronisch rezidivierenden Schmerzzustände keine ausgeprägte Entzündungssymptomatik auf. In diesem Kapitel soll eine Gruppe von organspezifischen Störungen gesondert besprochen werden, deren Ursache in Sensibilisierungsprozessen im peripheren und zentralen Nervensystem vermutet werden kann, bei denen aber kaum Entzündungserscheinungen beobachtet werden, nämlich die Kopfschmerzen, die zu den häufigsten Schmerzzuständen gehören.

4.2
Einteilung der Kopfschmerzen

Wie bei anderen Krankeitsbildern kann man auch bei den Kopfschmerzen eine grobe Einteilung in *„primäre"* (*idiopathische*) und *„sekundäre"* Formen vornehmen. Die primären Kopfschmerzformen sind bei weitem häufiger. Sekundäre Kopfschmerzen können z. B. als Folge von intrakraniellen Prozessen, metabolischen Störungen und Infektionen auftreten. Die häufigste sekundäre Kopfschmerzursache ist der Analgetikaabusus. Auf diese sekundären Kopfschmerzformen kann hier nur am Rande eingegangen werden.

Ein Diagnoseschlüssel für die Kopfschmerzen wurde von einer Nomenklaturkommission der International Headache Society erarbeitet (Olesen u. Rasmussen 1995). Die beiden häufigsten Arten von „idiopathischen" Kopfschmerzen sind danach *Migränekopfschmerz* und *Spannungskopfschmerz*. Eine 3. Gruppe von idiopathischen Kopfschmerzsyndromen kommt bereits sehr viel seltener vor. Sie wird unter dem Begriff „**Clusterkopfschmerz** (*"cluster headache")* *und chronisch paroxysmale Hemikranie,,* zusammengefaßt.

4.2.1
Migräneartige Kopfschmerzen

Sie gehören zu den häufigsten behandlungsbedürftigen Schmerzen überhaupt. Verschiedene epidemiologische Studien geben die Inzidenz bei 10 bis 20% der erwachsenen Bevölkerung an. Es scheint hier keine Unterschiede zwischen industrialisierten Ländern und Entwicklungsländern zu geben. Migräne ist offenbar ein weltweites Problem (Schoenen u. Maertens de Noordhout 1994). Das Motto am Kopf des Kapitels gibt eine eindrucksvolle Schilderung des Verlaufs einer Attacke in dem „Kopfschmerzklassiker" von H.G. Wolff.

Es gibt verschiedene Formen der Migräne. Für die Pathophysiologie am wichtigsten ist die Unterscheidung zwischen Migräne mit und ohne Aura, die oft mit den Akronymen MA und MO bezeichnet werden.

Die Aura hat fast immer eine visuelle Komponente, die typischerweise als leuchtendes Zickzackband im zentralen visuellen Feld beginnt. Nicht selten sind Skotome im zentralen Sehfeld. In etwa 1/3 der Auren treten sensorische Parästhesien auf, motorische Automatismen kommen in ca 6% der Auren vor. Sensorische und motorische Erscheinungen treten meist einseitig an einem Arm, oder einer Hand auf. In ca 18% der Auren kommt es zu Aphasien (Russell u. Olesen 1996).

Migräne mit Aura (MA) tritt nach einer dänischen Studie bei 5% der Bevölkerung im Laufe des Lebens auf. Sie ist bei Frauen etwa 2mal häufiger als bei Männern. Migräne ohne Aura (MO) kommt bei 8% der Bevölkerung vor. Das Verhältnis des Vorkommens bei Frauen und Männern ist 7:1 (Rasmussen u. Olesen 1992). Die wichtigsten Auslöser von Anfällen sind psychische Belastung und Alkoholkonsum. Bei Frauen tritt Migräne bevorzugt in der prämenstruellen Periode auf. Es ist wahrscheinlich, daß sowohl MA als auch MO genetisch bedingt sind. Eine multifaktorielle Vererbung wird angenommen (Russell et al. 1993).

Seit langer Zeit wurden die Hirngefäße als die Strukturen angesehen, von denen die Migränekopfschmerzen ausgehen. Man rechnet sie daher unter die „*vaskulären Kopfschmerzen*". Es wird berichtet, daß Erasmus Darwin, der Großvater von Charles Darwin, 1796 vorschlug, Migränepatienten während des Anfalls in einer Zentrifuge zu drehen, „um das Blut vom Kopf in andere Körperteile zu zwingen". Harold G. Wolff soll in diesem Jahrhundert diese Idee umgesetzt haben (zit. nach Lance 1997).

Klinische und experimentelle Befunde

Das Hirngewebe selbst ist bekanntlich schmerzunempfindlich, aber H.G. Wolff konnte durch elektrische und mechanische Reizung großer intrakranieller Gefäße bei wachen Menschen nachweisen, daß diese Reize *übertragene Schmerzen* hervorrufen, die in bestimmten Kopfregionen wahrgenommen werden (Abb. 4-1). Die Dehnung der A. meningea media induzierte Schmerzen in der ipsilateralen Augenhöhle und Schläfe, die Reizung der Vertebralarterie Schmerzen im Hinterhaupt usw. (Ray u. Wolff 1940; Wolff 1950). In den vergangenen Jahren wurden diese Befunde ergänzt durch intraoperative Reizungen von intrakraniellen Arterien durch Ballondehnung während Operationen, bei denen arteriovenöse Aneurysmen embolisiert wurden (Martins et al. 1993; Nichols et al. 1990). Zerebrale Infarkte und ischämische Attacken im Gehirn sind zwar meist schmerzlos. Wenn aber Schmerzen auftreten, werden sie in die nach den experimentellen Befunden erwarteten Kopfregionen übertragen.

Kommen die großen intrakraniellen Gefäße als Schmerzquelle des Migräneanfalls in Frage? Viele Patienten beschreiben die Schmerzqualität beim Anfall als „pochend". Das heißt, der Schmerz verstärkt sich mit dem Herzschlag, was auf die Beteiligung von Nozizeptoren hinweist, die in der Arterienwand oder zumindest in der Nähe von Arterien liegen. Es gibt eine umfangreiche Literatur über die Veränderung der Gefäßdurchmesser während der Migräneattacke. Da technisch einfacher, wurden zunächst die extrakraniellen Äste der A. carotis untersucht. Wolff berichtete in den 50er Jahren, daß die Pulsation in der Temporalarterie während des Migräneanfalls zunimmt, und schloß daraus, daß die Migräne von den extrakraniellen Gefäßen ausgehe.

In einer neueren Studie wurde Vasodilatation in der Temporalarterie aber nur bei etwa der Hälfte der Patienten während des Migräneanfalls beobachtet (Drummond u. Lance 1983). Die Veränderungen des Blutflusses in intrakraniellen Gefäßen werden mit der transkraniellen Dopplersonographie erfaßt. Vergleiche des Blutflusses während der Attacke und in schmerzfreien Zeiten brachten in verschiedenen Studien unterschiedliche Ergebnisse. Im allgemeinen wurde eine Verlangsamung des Blutflusses in der A. cerebri media beobachtet, was einer Dilatation des Gefäßes entspricht. Ein Seitenvergleich des Blutflusses in dieser Arterie bei Patienten mit halbseitiger Attacke ergab eine Lumenzunahme auf der betroffenen Seite von durchschnittlich 9% (Thomsen et al. 1995). Da sich der Blutfluß mit der 4. Potenz des Gefäßradius ändert (Hagen-Poiseulle-Gesetz), bedeutet das eine sehr geringe Verstärkung der pulsatilen Ausdehnung des Gefäßes.

Wird die regionale Hirndurchblutung (rCBF) während des Anfalls erfaßt, dann findet man bei Patienten mit Aura regelmäßig eine zerebrale Minderdurchblutung

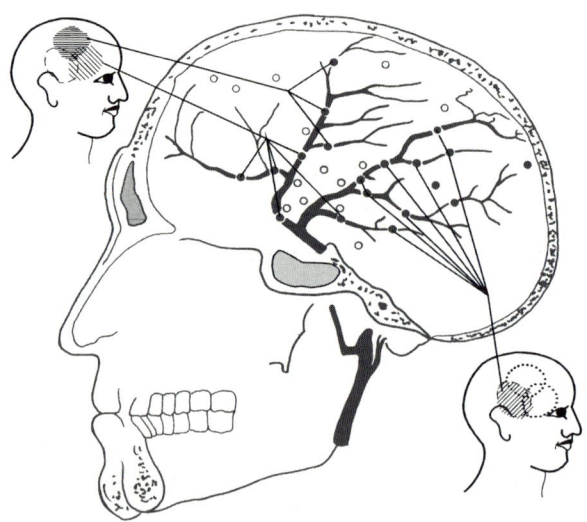

Abb. 4.1. Projizierte Schmerzen nach elektrischer und mechanischer Reizung von intrakraniellen Gefäßen. (modifiziert nach Wolff 1950)

in der Auraphase, die dann häufig, aber nicht immer, in der Kopfschmerzphase von einer Durchblutungszunahme abgelöst wird (Olesen 1992).

Migräne wird erfolgreich mit Medikamenten behandelt, die vasokonstriktorisch wirken, traditionell mit Mutterkornalkaloiden (Ergotamin, Dihydroergotamin), heute meist mit dem 5-HT1$_D$-Agonisten *Sumatriptan*. Daraus kann aber nicht geschlossen werden, daß die Vasodilatation der großen Hirngefäße essentiell zur Schmerzsymptomatik beiträgt, zumal in einer Studie keine signifikanten Änderungen des Blutflusses in der A. cerebri media unter therapeutischen Dosen von Sumatriptan gefunden wurden (Diener et al. 1991). Durchblutungsänderungen der Meningen lassen sich beim Menschen während der Kopfschmerzattacke bisher nicht erfassen.

Pathophysiologische Theorien

Die gemessenen Änderungen der Gefäßdurchmesser intrakranieller und extrakranieller Gefäße während einer Migräneattacke reichen nicht aus, um bei gesunden Personen Schmerz auszulösen, z. B. während Ganzkörpererhitzung und/oder bei sportlichen Übungen. Es müssen also Verstärkungsmechanismen angenommen werden. Allerdings wissen wir nicht, wo die Erregungen entstehen. In Frage kommen: große Gefäße, terminale Arteriolen oder Venolen in den Meningen, gefäßnahe oder gefäßfernere nozizeptive Nervenendigungen, oder das ZNS selbst. In der Vergangenheit wechselten sich Theorien ab, die die Ursache im vaskulären oder im neuronalen System sahen. Heute geht man allgemein von einem Pathomechanismus aus, der neuronale und vaskuläre Komponenten umfaßt (Schoenen u. Maertens de Noordhout 1994). Die am häufigsten diskutierten Hypothesen sind:

Zentralnervöse Wirkung einer intrakraniellen Durchblutungsstörung

Im vorletzten Abschnitt wurde bereits ausgeführt, daß die während Migräneanfällen gemessenen Durchblutungsänderungen nicht ausreichen, um die Migränekopfschmerzen zu erklären. Hinzu kommt, daß bei MA der Übergang von derHypo- zur Hyperperfusion des Gehrins nicht zeitgleich mit dem Beginn der Kopfschmerzen erfolgt. Die vermehrte Durchblutung setzt in der Regel später ein als der Kopfschmerz. Es ist aber durchaus möglich, daß manche Auraerscheinungen (z. B. die Skotome) durch die Minderdurchblutung in der Auraphase zumindest mitverursacht sind. Als wahrscheinlichere Ursache der Auraerscheinungen werden aber die im folgenden Abschnitt besprochenen elektrophysiologischen Vorgänge angesehen.

„Spreading depression"

Dieses Phänomen wurde in der Frühzeit der zentralen Elektrophysiologie von einem portugiesischen Physiologen im Tierversuch entdeckt (Leao 1944). Es handelt sich dabei um eine Erregungswelle, gefolgt von einer Unterdrückung der kortikalen neuronalen Aktivität, die sich langsam, mit einer Geschwindigkeit in der Größenordnung von einigen mm/min von einem Schädigungsort über die Hirnrinde ausbreitet. Allerdings ist das Vorkommen von „spreading depression" beim Menschen noch nicht eindeutig nachgewiesen. Die initiale Durchblutungsminderung bei MA breitet sich aber auch mit einer Geschwindigkeit von einigen mm/min aus und könnte somit ein Epiphänomen von spreading depression beim Menschen sein (Olesen 1992).

Es gibt allerdings noch keine überzeugende Hypothese, auf welche Weise die „spreading depression" Schmerzen auslösen soll. Eher kann man sich einen Zusammenhang dieser Unterdrückung neuraler Aktivität mit Ausfallsymptomen vorstellen, etwa mit den Skotomen bei einer visuellen Aura. Sollte die „spreading depression" den Schmerz auslösen, dann muß das durch sekundäre Phänomene nach deren Ablauf bedingt sein, z. B. durch eine erhöhte Glutamat- und/oder K^+-und H^+-Konzentration an bestimmten trigeminalen Nerventerminalen.

Neurovaskuläre Ursachen

Interaktionen zwischen den meningealen und zerebralen Gefäßen mit perivaskulären afferenten Nervenendigungen sind vielleicht nicht die letzte Ursache, wahrscheinlich aber eine wichtige Station bei der Schmerzentstehung. Nach einer Theorie werden trigeminale Nozizeptoren antidrom oder in einem Axonreflex erregt, schütten dann Neuropeptide aus, die in den meningealen Gefäßen Vasodilatation und Plasmaextravasation bewirken. Durch diese neurogene Entzündung kommt es sekundär zur Aktivierung von Thrombozyten und zur Mastzelldegranulation, was wiederum die Nozizeptoren stärker erregt (Moskowitz 1984).

Ein klarer Beweis für diese Hypothese ließ sich bisher nicht erbringen. Im Tierexperiment sezernieren Nozizeptoren CGRP in der Dura bei elektrischer Reizung, was eine Vasodilatation bewirkt (Abb. 4-2; Messlinger et al. 1984; Kurosawa et al. 1995) und ein erhöhter CGRP-Spiegel wurde in der externen Jugularvene von Patienten nach einer Migräneattacke gefunden (Goadsby et al. 1989). In einer späteren Studie wurden Neuropeptidspiegel in der A. carotis interna und der V. jugularis interna gemessen und im Anfall kein statistisch signifikanter Anstieg von

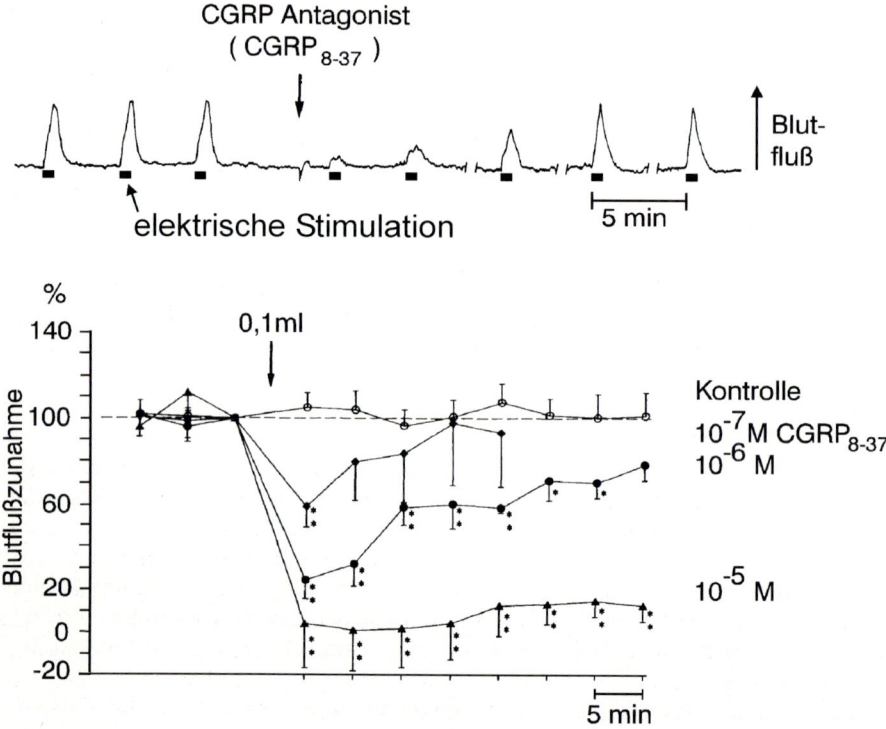

Abb. 4.2. Neurogene Vasodilatation von Hirnhautgefäßen. Die *obere Spur* zeigt den Blutfluß in einem Duragefäß (Arterie) der narkotisierten Ratte während periodischer elektrischer Reizung der perivaskulären Nerven. Die reizinduzierte Blutflußzunahme wird durch einen CGRP-Antagonisten unterdrückt. Das *untere Diagramm* zeigt die relative Blutflußzunahme nach Applikation verschiedener Konzentrationen von CGRP auf die Dura mater. (Mit freundlicher Genehmigung von K. Messlinger)

CGRP oder SP bei Migränepatienten gefunden. Migränepatienten hatten hingegen höhere basale CGRP-Spiegel (Friberg et al. 1994). Ein klarer Beleg für die Freisetzung von SP aus meningealen Nervenendigungen wurde bisher auch im Tierexperiment nicht erbracht. Allerdings konnte bei Versuchstieren Plasmaextravasation und Mastzelldegranulation bei elektrischer Reizung der Trigeminusafferenzen nachgewiesen werden, – eine Stütze der „neurogenen Entzündungshypothese" (s. oben; Dimitriadou et al. 1991).

Zur Sensibilisierung und Erregung von Nozizeptoren im Migräneanfall tragen daher wahrscheinlich noch andere Mediatoren bei. Ein wichtiger Mediator könnte Stickoxid (NO) sein. Die Infusion von NO-Donatoren, wie Nitroglycerin oder Glycerintrinitrat (GTN), führt bei vielen Menschen zu Kopfschmerzen, und Patienten mit Migräneneigung reagieren mit niedrigerer Schwelle und mit stärkeren Kopfschmerzattacken auf die Infusion dieser Substanzen (Olesen et al. 1993, 1994; Thomsen et al. 1993).

Wirksame Medikamente zur Migränebehandlung sind NSAID, wie Acetylsalicylsäure (Aspirin), welche COX und damit die Prostaglandinsynthese hemmen, und
Sumatriptan, das auf Serotonin-1_B- und -1_D-Rezeptoren wirkt. Die Wirksamkeit der
beiden Medikamente ist aber kein sicherer Beleg für eine periphere Wirkung.
Zumindest die Aspirinwirkung könnte auch in einer COX-Hemmung im Hirnstamm bestehen, die die synaptische Übertragung reduziert (s. Abb. 3.13). Sumatriptan passiert hingegen die Blut-Liquor-Schranke schlecht. Eine zentrale Wirkung würde eine veränderte Blut-Hirn-Schranke bei Migräne voraussetzen, wofür
es keine überzeugenden Belege gibt.

Insgesamt scheint es wahrscheinlich, daß an der Migräneattacke die Sensibili-
sierung meningealer und perivaskulärer Nerventerminale wesentlich beteiligt ist.
Eine überzeugende pathophysiologische Hypothese zum Zustandekommen dieser
Sensibilisierung gibt es aber noch nicht.

Zentrale Verarbeitung
Unabhängig davon, ob die Migräneattacke zentral oder peripher ausgelöst wird,
liegt bei Migränepatienten wahrscheinlich eine abnorme zentralnervöse Verarbeitung des trigeminalen Nozizeptorinputs vor. Es gibt eine Reihe von psychologischen Studien, die eine Hyperreaktivität von Migränepatienten für sensorische
Reize zu belegen scheinen. Mit Spektroskopie wurde eine verminderte Phosphory-
lierungsreaktion im Gehirn von Migränepatienten gefunden (Barbiroli et al. 1992).
Ein weiterer spektroskopischer Befund deutet auf einen verminderten Magnesium-
spiegel bei Migränepatienten mit und ohne Aura hin (Ramadan et al. 1989). Das
könnte erniedrigte Schwellen für die NMDA-Aktivierung und damit eine gesteiger-
te synaptische Übertragung von nozizeptivem Input im kaudalen Trigeminuskern
oder in höheren Hirnzentren bewirken (Schoenen u. Maertens de Noordhout 1994).

Die hier beschriebenen Mechanismen bieten Ansätze zu einer Erklärung der
Empfänglichkeit für Migräneanfälle, aber keine Erklärung der Anfallsauslösung.

4.2.2
Spannungskopfschmerz

Der Name dieser Schmerzerkrankung („tension headache") bezieht sich auf psychische Spannung und auf abnorme Anspannungen der Kopfmuskulatur. Die Häufigkeit ist ähnlich der der Migräne. Meist tritt der Spannungskopfschmerz episo-
disch auf, gelegentlich aber auch chronisch.

Die Differentialdiagnose zur Migräne ohne Aura kann schwierig sein, da Messungen der Muskelspannung der Kopfmuskulatur kein sicheres Kriterium bieten
und der Spannungskopfschmerz gelegentlich auch halbseitig auftreten kann. Trotzdem ist diese Art von Kopfschmerz durch mehrere Symptome gekennzeichnet, die
mit dem Muskel-Sehnen-Apparat zu tun haben. Einige Untersuchungen fanden bei
Patienten mit Spannungskopfschmerz während der Schmerzepisoden, aber auch
im schmerzfreien Intervall eine erhöhte Durchschnittsspannung im Oberflächen-
EMG der Frontalis- und Temporalismuskulatur. Hingegen war die maximale EMG-
Amplitude bei maximaler Muskelanspannung vermindert (Jensen et al. 1994). Ein
häufig verwendetes Kriterium sind empfindliche Druckpunkte an den Sehnenan-

sätzen der Kopfmuskeln („tender points"). In kontrollierten Studien fand sich eine verminderte Schmerzschwelle für Druckreize. Da die Schmerzschwelle an verschiedenen Punkten generell niedriger war, deutete diese Schwellenabsenkung auf eine zentrale Schwellensenkung (Bendtsen et al. 1996).

Ein differentialdiagnostisches Kriterium zur Differenzierung von Migräne und Spannungskopfschmerzen soll in der Abschwächung oder Unterdrückung einer späten Hemmperiode in der Reflexantwort des Temporalismuskels bestehen, die charakteristisch für Patienten mit Spannungskopfschmerzen ist (Schoenen et al. 1987).

Spannungskopfschmerzen lassen sich durch abnorme Anspannung der Kopfmuskeln triggern. In einer Studie wurden Kopfschmerzpatienten und gesunde Probanden aufgefordert, 30 min lang die Zähne kräftig zusammenzubeißen. 69% der Patienten, aber nur 17% der „normalen" Probanden entwickelten Kopfschmerz in den darauffolgenden Stunden (Jensen u. Olesen 1996). Diese Studie stellt ein Modell für den häufigen Kopfschmerz infolge nächtlichen Zähneknirschens dar.

Alle diese Befunde machen eine erniedrigte Schwelle des Muskel-Sehnen-Apparates der Kopfmuskeln für Druckreize zu einer wahrscheinlichen Ursache der Spannungskopfschmerzen (oder zumindest eines großen Teils dieser Art von Schmerzen). Dabei handelt es sich wahrscheinlich meist um eine zentrale Schwellenabsenkung. Als Ursache wurde eine funktionelle Störung der limbischen und Stammhirnsysteme angenommen, die die Kopfmuskulatur steuern und zugleich den nozizeptiven Input ins ZNS aus den propriozeptiven Nozizeptoren des Kopfes kontrollieren (Olesen u. Schoenen 1993).

4.2.3
Andere Kopfschmerzformen

Es kann hier nur ein Ausblick auf andere Kopfschmerzformen gegeben werden, zumal deren Pathopysiologie oft nicht hinreichend erforscht ist.

Die 3. Gruppe von ideopathischen Kopfschmerzen, der Clusterkopfschmerz („cluster headache") ist sehr viel seltener als die beiden in den vorhergehenden Abschnitten besprochenen Formen. Die Prävalenz in der Bevölkerung beträgt etwa 0,04–0,09%, das Verhältnis Männer zu Frauen 5:1. „Cluster headache" hat seinen Namen davon, daß die Schmerzattacken in „Clustern" auftreten, die meist 2 Wochen–3 Monate dauern. Die Schmerzattacken sind häufig außerordentlich heftig, dauern aber meist kürzer als Migräneanfälle, in der Regel weniger als 1 h. Sie können nicht selten im Schlaf auftreten. Der Schmerz ist meist einseitig um eine Orbita lokalisiert und pulsierend. Auffallend sind die sympathischen und parasympathischen Begleiterscheinungen: Tränen des Auges, Veränderung der Pupillenweite, Injektion der Konjunktiven, abnormes Schwitzen und Speichelsekretion. Die bei der Migräne häufigen gastrointestinalen Begleiterscheinungen (Übelkeit) fehlen aber beim Clusterkopfschmerz. Obwohl bei Migräne und Clusterkopfschmerz ähnlich intensive Schmerzattacken vorkommen können, ist das Verhalten der Patienten ganz verschieden. Migränepatienten suchen Ruhe und Dunkelheit, Patienten mit Clusterkopfschmerzen neigen zur Agitation.

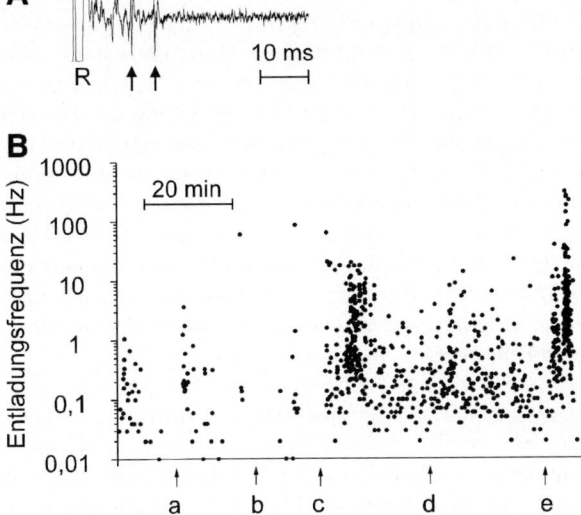

Abb. 4.3a,b. Auslösung von Spikeaktivität in einem nozizeptiven Trigeminusneuron im Hirnstamm der Ratte durch Superfusion der Hirnhäute mit Blutplasma und Kontrollösungen. **A** Charakterisierung des Neurons anhand der Aktionspotentiale, die durch einen peripheren elektrischen Reiz ausgelöst werden (*Pfeile*). **B** Entladungsfrequenz dieses Neurons nach Applikation von Kontrollösungen (*a,b* und *d*), von Blutplasma (*c*) und einer Mischung von Entzündungsmediatoren (*e*). Die Blutplasmasuperfusion entspricht den Verhältnissen bei einer meningialen Blutung, und die Aktivierung des Neurons könnte eine Parallele in den Kopfschmerzen bei meningialen Blutungen haben. (Mit freundlicher Genehmigung von A. Ebersberger)

Daß es sich hier ebenfalls um eine „vaskuläre" Kopfschmerzform handelt, ist daraus ersichtlich, daß sie durch Histamin und Nitroglycerin (NO-Donator, s. oben) ausgelöst werden kann. Es gibt derzeit keine überzeugende Theorie, die alle Aspekte der Clusterkopfschmerzen erklären würde (Schoenen u. Maertens de Noordhout 1994).

Die häufigsten *„sekundären" Kopfschmerzen* sind in unserer Gesellschaft durch Analgetika bedingt, meist durch Kopfschmerzmittel. Das ist klinisch durch den Erfolg von Medikamentenentzug bei der Kopfschmerzbekämpfung gut belegt. Erstaunlicherweise ist der *„Medikamentenkopfschmerz"*, der zu den „vaskulären" Kopfschmerzformen gerechnet wird, in seiner Pathogenese bisher noch wenig erforscht.

Für die Mannigfaltigkeit „sekundärer" Kopfschmerzen sei auf Lehrbücher der Neurologie verwiesen. Bei vielen Formen ist die Pathophysiologie leicht zu erschließen. Zum Beispiel treten heftige Kopfschmerzen bei epi- und subduralen Blutungen auf, die wahrscheinlich dadurch zustande kommen, daß Mediatoren aus dem Blut auf meningeale Nozizeptoren wirken. Dies konnte auch durch Ableitungen aus dem kaudalen Trigeminuskern narkotisierter Ratte nachgewiesen werden, bei denen die Superfusion der Meningen mit Blutplasma ausgeprägte Erregungen in spinalen Neuronen hervorrief (Abb. 4. 3.; Ebersberger et al. 1997).

■ Zusammenfassung

Zu den häufigsten Schmerzzuständen, die ihren Ursprung in der Erregung nozizeptiver Nervenendigungen haben, gehören Kopfschmerzen. Man unterscheidet primäre (idiopatische) und sekundäre Kopfschmerzformen. Primäre Kopfschmerzen sind meist chronisch rezidivierende Erkrankungen. Die beiden häufigsten Formen sind der Migränekopfschmerz und der Spannungskopfschmerz. Seltener kommt der Clusterkopfschmerz vor. Migränekopfschmerzen gehen einher mit einer Fehlsteuerung der intra- und extrakraniellen Blutgefäße. Es gibt eine genetische Disposition zum Migränekopfschmerz. Neben älteren Theorien, die die Ursache bei den Gefäßen vermuteten, werden heute v. a. 2 Hypothesen diskutiert. Eine geht davon aus, daß die Ursache des Migränekopfschmerzes eine neurogene Entzündung in den Hirnhäuten sei, die andere sieht die Ursache in einer zentralnervösen Erregbarkeitsänderung, die sich als „spreading depression" äußert.

Der Spannungskopfschmerz geht mit einer Fehlsteuerung der Motorik der Muskulatur am Schädel einher. Diese läßt sich als eine funktionelle zentralnervöse Fehlsteuerung interpretieren.

Die unmittelbare Ursache der meisten sekundären Kopfschmerzformen ist häufig die chemische oder mechanische Reizung perivaskulärer Nervenendigungen an intrakraniellen oder meningealen Gefäßen.

5 Nerven- und Hirnläsionen

The predominant symptom in post-herpetic neuralgia is the pain. This is described as "boring", "tearing", "burning" or "gripping" in character. The patients often state that the skin feels as if torn by pincers, though sometimes paresthesias are experienced, usually described "as if little animals were crawling under the skin". Many patients have periods of unbearable pain. The area is not only "spontaneously" painful but this pain is aggravated by contact. The friction of clothes is extremely unpleasant and contact is avoided as much as possible. Even noise in the immediate vicinity or emotional stress may augment the pain. (Noordenbos 1959)

5.1
Neurogene Schmerzen

Neurogene Schmerzen werden durch Schädigung des peripheren oder zentralen Nervensystems hervorgerufen – im Unterschied zu den nozizeptorvermittelten Schmerzen. Bei vielen dieser Zustände tritt *Spontanschmerz* auf, der entweder brennend oder bohrend sein kann. Bei anderen Neuropathien kommt es zu episodischen Schmerzanfällen. Charakteristisch sind *Hyperalgesien für mechanische, Hitze- und Kältereize. Allodynie* für mechanische Reize ("Berührungshyperalgesie", s. S. 82f) ist für manche Neuropathien charakteristisch. Eine Sonderform der Allodynie sind die einschießenden Schmerzen bei leichten Berührungen der Gesichtshaut, charakteristisch für den *Tic douloureux* (Trigeminusneuralgie). *Kältehyperalgesie*, die man bei Entzündungsschmerzen selten beobachtet, soll ein Leitsymptom vieler Neuropathien sein.

Das Testen der Hautsensorik, einschließlich der Schmerzschwellen, kann bei Patienten mit neurogenen Schmerzen erschwert sein, da die Empfindungen bei Nervenschädigung nicht selten verzögert auftreten, dann aber überschießend stark und unangenehm empfunden werden und lange nachklingen. Diese veränderten Empfindungen werden als *Hyperpathie* bezeichnet.

Die neurogenen Schmerzsyndrome sind sehr mannigfaltig. Selbst bei Patienten mit der gleichen Diagnose können die Schmerzen verschiedene pathophysiologische Ursachen haben. – Am Kopf dieses Kapitels steht ein Zitat von Noordenbos, das sehr eindrucksvoll das Syndrom der *postherpetischen Neuralgie* beschreibt, ein Krankheitsbild, bei dem ein Teil der Hinterwurzelganglienzellen durch Herpes-zoster-Viren zerstört wurde. Dieses Syndrom bietet ein gutes Beispiel für die Vielfalt neurogener Schmerzsyndrome.

Es lassen sich offenbar 2 Typen dieser Erkrankung unterscheiden, wobei es natürlich auch Mischzustände gibt. Eine Gruppe von Patienten leidet v. a. an ein-schießenden Schmerzen. Die Berührungs- und Druckempfingung im betroffenen Hautgebiet ist nur geringfügig beeinträchtigt. Hingegen leiden diese Patienten an kutaner Hyperalgesie und Allodynie. Eine andere Gruppe von Patienten leidet an kontinuierlichem Schmerz bei fast kompletter Anästhesie der befallenen Hautregi-on. Bei diesen Patienten fehlen Hyperalgesie und Allodynie. Die Unterscheidung dieser beiden Gruppen von Patienten mit postherpetischer Neuralgie hat progno-stische Bedeutung. Die Patienten der 2. Gruppe sprechen erheblich schlechter auf analgetische Therapie an. Beiden Schmerzsyndromen liegen möglicherweise ver-schiedene Schmerzentstehungsmechanismen zugrunde – trotz gemeinsamer neu-ropathologischer Ursache (Fields u. Rowbotham 1994).

Nicht alle peripheren Neuropathien sind schmerzhaft; solche, die selektiv die markhaltigen Nervenfasern betreffen, sind in der Regel schmerzlos (z. B. die *Friedreich-Ataxie*). Bei der am häufigsten vorkommenden peripheren Neuropathie, der *diabetischen Neuropathie,* sind allerdings Schmerzen häufig. Diese Neuropa-thie wird unter die „*small fiber neuropathies*" gerechnet, da eine Schädigung der dünnen Nervenfasern vorherrscht. Die Symptomatik ist v. a. an den Extremitäten zu beobachten, da die längsten Axone von der neuropathischen Schädigung am meisten betroffen sind („*dying back neuropathy*").

Charakteristisch ist bei der diabetischen Neuropathie ein Gefühl der Taubheit an den Füßen und meist brennender, gelegentlich auch bohrender „Spontan-schmerz", wobei gleichzeitig paradoxerweise die Empfindungsschwellen für Tem-peraturänderungen und auch für Hitzeschmerz erhöht sind (Lang et al. 1992). Die Schädigung der dünnen Axone kann sich aber auch in viszeralen Schmerzen manifestieren und in Störungen der efferenten, vegetativen C-Faserfunktionen. In Nervenbiopsien erkennt man eine Axondegeneration, aber auch Zeichen von Re-generation. Gelegentlich reagieren Patienten mit diabetischer Neuropathie hyper-pathisch (d. h. mit verstärkten und verlängerten Reaktionen) auf überschwellige Schmerzreize. Mechanische Allodynie findet man bei dieser Neuropathie i. allg. nicht.

Die beiden hier beschriebenen Neuropathien sind natürlich nur ein kleiner Ausschnitt aus der Vielfalt neuropathischer Erkrankungen. Sie gehören aber zu den häufigsten neurogenen Schmerzzuständen. So beträgt die Inzidenz der schmerz-haften diabetischen Neuropathie etwa 2:1000, die postherpetische Neuralgie ist fast gleich häufig, und ihre Inzidenz nimmt mit der zunehmenden Überalterung der Bevölkerung zu.

Neuropathien, die durch *mechanische Schädigung von Nerven* hervorgerufen wurden, scheinen einfacher zu interpretieren zu sein als die durch neurotrope Viren induzierte postherpetische und die durch eine komplexe Stoffwechselstörung her-vorgerufene diabetische Neuropathie. Nach vollständiger Durchtrennung größerer Nervenstämme kommt es häufig zu *Stumpfschmerzen* und zu den gefürchteten

Phantomschmerzen (s. S. 137f). Aber auch nach partiellen Nervenläsionen können therapieresistente chronische Neuropathien mit brennendem oder bohrendem Dauerschmerz entstehen. Diese Schmerzen breiten sich nicht selten über das Innervationsgebiet des geschädigten Nervs hinaus in Nachbargebiete aus. Bei Patienten mit solchen neuropathischen Schmerzen ist oft die Vibration der Haut (z. B. mit 130 Hz) schmerzhaft. In diesen Fällen besteht eine mechanische Allodynie (Berührungshyperalgesie). Bei einem Teil dieser Patienten kann der Schmerz durch eine Sympathikusblockade (s. S. 137) gelindert werden (Koltzenburg et al. 1994).

5.2
Läsionsmodelle

Klinische Forschung an neuropathischen Schmerzzuständen ist schwierig, da die Krankheitsbilder sehr variabel sind und sich im Krankheitsverlauf ändern können. Auch aus diesem Grunde wurden standardisiert Läsionen bei Ratten und Mäusen entwickelt, an denen die pathophysiologischen neuronalen Mechanismen der Neuropathien untersucht werden können. Diese Läsionen erzeugen jeweils einige der Symptome, die auch bei Neuropathien des Menschen bedeutsam sind. Von diesen Modellen sollen 2 kurz skizziert werden.

Partielle Nervenläsionen

Das bekannteste Modell wurde von G.J. Bennett beschrieben (Bennett 1993). Mehrere lockere Ligaturen aus Chromgatt werden unter Narkose um einen freigelegten Nerv der Hinterextremität gelegt, so daß sie gerade den Blutfluß in den Gefäßen der Nervenscheide verlangsamen, aber nicht unterbrechen. Die nachfolgende Schädigung ist sowohl dem Material als auch der mechanischen Einwirkung zuzuschreiben. Bei diesem und ähnlichen Modellen geht ein Teil der Axone des betroffenen Nervs zugrunde, v. a. die markhaltigen. Hingegen bleiben die meisten C-Fasern leitfähig.

Das im folgenden beschriebene Schmerzverhalten läßt sich nicht bei allen Ratten beobachten. Es scheint auch beträchtliche Unterschiede zwischen verschiedenen Rattenstämmen zu geben. Wenn das Krankheitsbild auftritt, zeigen die Ratten ab dem 2. Tag nach der Operation ein Schonverhalten der betroffenen Hinterpfote, das ca. am 10. Tag ein Maximum erreicht und nach 2 Monaten abgeklungen ist. Auf dem Höhepunkt der Symptome kann das Tier Symptome der *mechanischen Allodynie* (Berührungshyperalgesie) zeigen. Abgesehen vom Schonverhalten zieht es die Pfote bei Berührung mit v.-Frey-Filamenten zurück, die so fein sind, daß sie von einer normalen Ratte ignoriert werden. Auch *Kälteallodynie* wurde beobachtet: Stellt man die Ratte auf einen kalten Untergrund, zieht sie die betroffene Pfote zurück. Noch häufiger beobachtet man eine *Druckhyperalgesie*, die auch quantitativ erfaßt werden kann (sog. *Randall-Selitto*-Test, bei dem die Schwelle gemessen wird, von der ab die Ratte ihre Pfote von einem stumpfen Druckreiz zurückzieht). Wird die Pfote mit einer Nadelspitze berührt, wird sie stärker und schneller zurückgezogen als eine gesunde Pfote (*Nadelstichhyperalgesie*). Die Schwelle für *Hitzereize* ist ebenfalls gesenkt. Der Zeitverlauf dieser Hyperalgesien ist ähnlich dem des Schonverhaltens (Abb. 5-1). Einige der Hyperalgesieerscheinungen lassen sich nicht nur

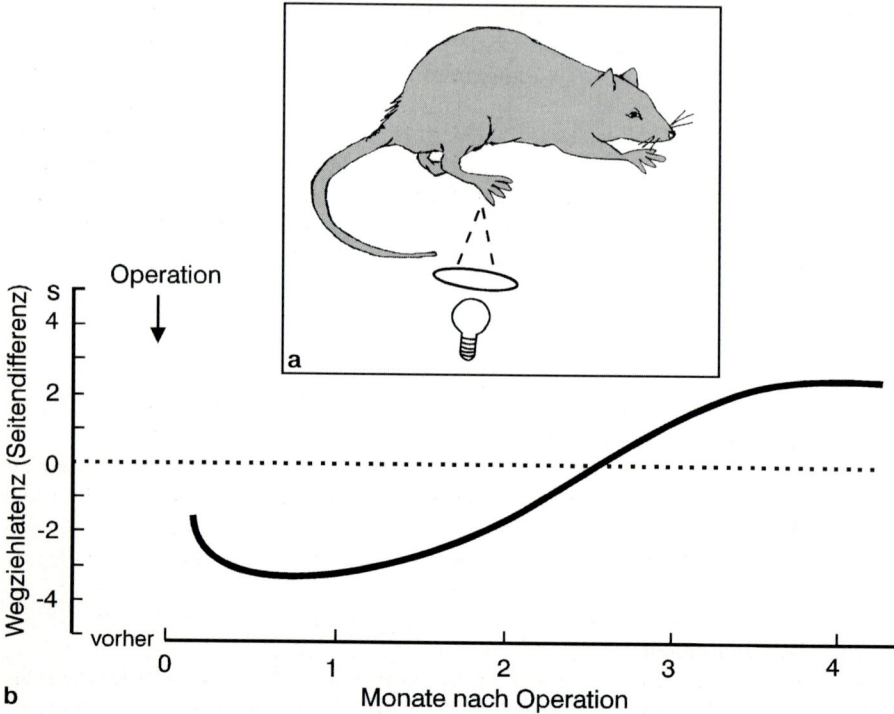

Abb. 5.1. Hitzeschmerzschwelle der Hinterpfote der Ratte nach partieller Nervenläsion (Bennett-Modell). **a** Methode der Hitzeschmerztestung bei der Ratte nach Hargreave. Die Ratte wird auf eine Glasplatte gesetzt, und Hitzestrahlung wird durch den Boden auf die Pfote fokussiert. Als Maß der Hitzeempfindlichkeit gilt die Latenz bis zum Wegziehen der Pfote. **b** Verlauf der Hitzeschmerzschwelle nach partieller Nervenläsion. Während der ersten 2 Monate nach der operativen Induktion der Nervenschädigung ist die Schmerzschwelle an der betroffenen Seite erniedrigt, danach erhöht. (Daten von Bennett u. Xie 1988)

im Innervationsgebiet des betroffenen Nervs auslösen, sondern auch im Territorium benachbarter Nerven.

Nach 2 Monaten sind die Schmerz- und Hyperalgesieerscheinungen i. allg. Abgeklungen, und es bleibt nur eine leicht verminderte Empfindlichkeit für Schmerzreize zurück.

Diabetische Neuropathien
Sie lassen sich an Ratten beobachten, die spontan Diabetes entwickeln oder bei denen ein Diabetes mit Alloxan oder Streptozotocin ausgelöst wurde. Nach Behandlung mit Streptozotocin entwickeln die Ratten eine *Druckhyperalgesie*, meist aber keine Allodynie[1]. Hingegen wurde *Hitzehyperalgesie* beobachtet (Courteix et al. 1993).

---

[1] Teilweise wird in der Originalliteratur über diabetische Ratten auch von Allodynie berichtet. Der Begriff wird dann aber meist ungenau angewandt und meint Druckhyperalgesie (s. S. 82).

Die diabetische Neuropathie des Menschen manifestiert sich meist erst Jahre nach Einsetzen des Diabetes. Bei der Ratte treten die Hyperalgesieerscheinungen bereits vor erkennbaren morphologischen Veränderungen an den Axonen auf. Sie entwickeln sich parallel zu stoffwechselbedingten Veränderungen an Kanalproteinen (Grafe et al. 1994). Wahrscheinlich hängt die Druckhyperalgesie mit verlängerten und verstärkten Antworten der C-Fasern auf überschwellige noxische Reize zusammen, die durch Induktion einer c-AMP-abhängigen Proteinkinase C bedingt ist – wie die einiger Sensibilisierungsvorgänge bei Entzündungen. Nur folgt diese Proteinkinaseaktivierung einem anderen Stoffwechselpfad und ist nicht von der Aktivierung durch Entzündungsmediatoren über G-Proteine abhängig (Ahlgren u. Levine 1993, 1994).

■ Zusammenfassung

Schädigungen des Nervensystems selbst, insbesondere der peripheren und zentralen nozizeptiven Neurone, induziert Schmerzsyndrome, die unter dem Begriff „neurogene Schmerzen" zusammengefaßt werden. Schmerzursachen sind mechanische, metabolische und entzündliche Schädigungen am peripheren oder zentralen Nervensystem.

Wegen der Variabilität der Klinik neurogener Schmerzen wurden für deren Erforschung Modelläsionen bei Ratten entwickelt. Das bekannteste Modell besteht in der partiellen Läsion eines Nervs, bei der v. a. markhaltige Nervenfasern untergehen (Bennett-Modell). Die Ratten entwickeln Hyperalgesien, die mehrere Wochen lang andauern. Auch bei diabetischen Neuropathien von Ratten, die spontan Diabetes entwickeln oder bei denen Diabetes erzeugt wurde, treten Hyperalgesieerscheinungen auf, die mit bestimmten metabolischen Störungen der nozizeptiven Neurone korreliert werden können.

5.3
Pathophysiologie geschädigter Nerven.

5.3.1
Komplette Nervenläsionen

Frühere experimentelle Untersuchungen von Nervenläsionen befaßten sich v. a. mit mechanischen Unterbrechungen der Nervenleitung (Lisney 1996). Für deren Folgen ist entscheidend, ob die Kontinuität des Nervs erhalten bleibt. Das ist die Regel bei Quetschungen oder kurzzeitigen Einfrierungen von Nerven, die die Nervenscheide intakt lassen. Wird der Nerv durchtrennt, kommt es darauf an, ob die regenerierenden Axone den peripheren Nervenstumpf erreichen und als Leitschiene für ihr Aussprossen benutzen können. Verhindert man diese Reinnervation entlang der alten Nervenschiene, dann entsteht ein *Neurom* aus aussprossenden Axonen, die sich verknäueln. Diese Situation führt nach Amputation einer Extremität zur Bildung eines *Stumpfneuroms*.

Wie immer die ursprüngliche Läsion beschaffen gewesen sein mag, nicht alle Neurone überleben eine Unterbrechung ihrer peripheren Axone. Nach experimentellen Befunden gehen 20–40% der Neurone nach einer Läsion zugrunde. Offenbar betrifft dieser Verlust ausschließlich oder ganz überwiegend Neurone mit dünnen, marklosen Axonen. Der Verlust ist offenbar um so größer, je näher am Zellkörper, d. h. je weiter proximal, die Läsionsstelle liegt.

Nervenregeneration in das alte Innervationsgebiet
Nach einer Läsion, die die Kontinuität des Nerven nicht unterbricht, regenerieren die Axone der überlebenden Neurone mit einer Geschwindigkeit von ca. 2 mm/Tag. In der Regenerationsphase sind die aussprossenden Axone mechanisch empfindlich (s. unten), z. B. für Beklopfen des Nervs mit der Fingerkuppe (*Tinnell-Zeichen*). Gelingt es einem Nerv, wieder in sein altes Innervationsgebiet auszusprossen, dann erlangen die überlebenden Neurone offenbar weitgehend wieder ihre alten Eigenschaften. Auch die Proportionen verschiedener Klassen von Nervenfasern bleiben bei gelungener Regeneration weitgehend erhalten[1]. Nach einer gelungenen Regeneration sind daher die Eigenschaften der nozizeptiven Afferenzen fast normal. Erheblich schlechter bilden sich allerdings die sekretorischen Funktionen regenerierender Nervenfasern zurück. Die neurogene Plasmaextravasation in der Rattenhaut hat nach 6 Monaten nur etwa die Hälfte ihres Ausgangswertes erreicht. Das

---

[1]Diese Befunde widersprechen einer alten, aber immer noch tradierten Lehrmeinung: Henry Head veröffentlichte 1905 einen berühmten Selbstversuch, bei dem er sich den Hauptast des N. radialis hatte durchtrennen lassen, um danach die sensorischen Veränderungen im Innervationsgebiet an sich selbst zu beobachten. Er kam zu dem Schluß, daß das nozizeptive System das er „protopathisch" nannte, schneller regeneriere als die empfindlichere mechanische und thermische Hautsensibilität, die er als „epikritisch" bezeichnete (Head et al. 1905). Spätere Untersuchungen konnten diesen Befund nicht bestätigen, und die Unterscheidung der somatosensorischen Sinnesmodalitäten in epikritisch und protopathisch muß daher heute als obsolet betrachtet werden.

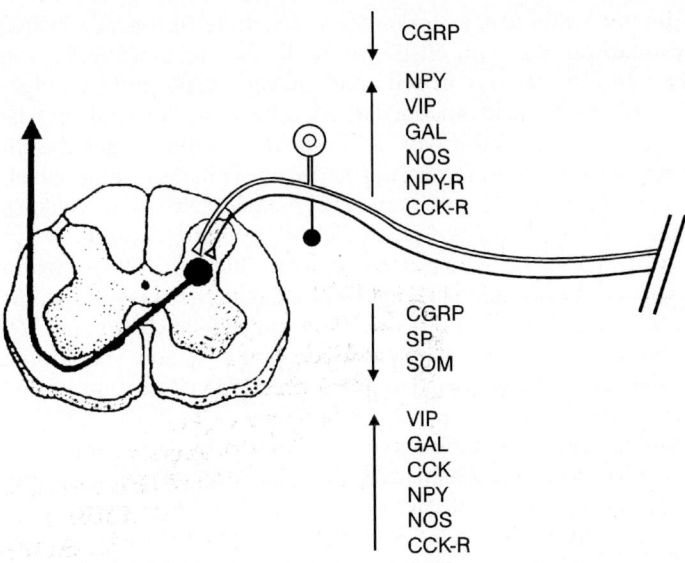

Abb. 5.2. Regulation der Produktion von Neuropeptiden, Neuropeptidrezeptoren und anderen Mediatoren nach einer peripheren Nervenläsion in Hinterwurzelganglienzellen. Die Aufwärts- und Abwärtsregulationen in den Ganglienzellen, von denen markhaltige (v. a. mechanorezeptive) Afferenzen ausgehen, sind *oberhalb* der dargestellten Nervenwurzel wiedergegeben, die in den kleinen Neuronen mit dünnen (überwiegend nozizeptiven) Axonen *unterhalb*. Die *Pfeilrichtung* drückt die Synthese der Zu- bzw. Abnahme aus. *CgRP= calcitonin gene related peptide; NPY= neuropeptida Y; VIP= vascoactive intestinal peptide; GAL = galanin -R* Neuropeptidrezeptoren *NOS=*NO-Synthase. (Daten von Hökfelt et al. 1994).

hängt offenbar mit einer Veränderung der Neuropeptidsynthese in den nozizeptiven Neuronen zusammen, die nach einer Läsion des Axons einsetzt und die im nächsten Abschnitt besprochen wird.

Synthese von Neuropeptiden, Rezeptor- und Kanalmolekülen nach Nervenläsionen

Im Kontrast zu den eher geringen Änderungen der elektrophysiologischen Eigenschaften erfolgreich regenerierender afferenter Neurone kommt es zu einer einschneidenden Änderung der Genexpression im Zellkörper der sensorischen Ganglienzellen. Dieser veränderte Metabolismus dient der Regeneration, dem Aussprossen der Nervenendigungen, in denen Kanal- und Rezeptormoleküle exprimiert werden, die normalerweise in der leitenden Axonmembran nicht vorkommen. Das hat eine ausgeprägte mechanische, thermische und chemische Sensibilität der aussprossenden Endigungen zur Folge – solange diese Axone ihr ursprüngliches Innervationsgebiet noch nicht erreicht haben.

Auffällig ist auch die Änderung in der Expression von Neuropeptiden nach einer Verletzung des Axons. In den kleinen (nozizeptiven) Hinterwurzelganglienzellen wird die mRNA einer Reihe von Neuropeptiden und Rezeptoren herunterreguliert, v. a. für SP, CGRP und Somatostatin und für deren Membranrezeptoren. Wahrscheinlich spielt bei dieser auffälligen Änderung der Genexpression für sensorische

Neuropeptide und deren Membranrezeptoren der mangelnde retrograde Transport von Wachstumsfaktoren, v. a. von NGF, eine Rolle, das normalerweise von Zellen in den Zielorganen produziert, von den intakten Nervenendigungen aufgenommen und zum Zellkörper zurücktransportiert wird. Bei einer Nervenläsion ist die NGF-Aufnahme gestört. Applikation von NGF auf den Stumpf eines durchtrennten Nervs konnte die Herabregulierung der SP-Synthese in den Ganglienzellen vermindern (Fitzgerald et al. 1985). Anscheinend signalisiert NGF dem Zellkern die intakte Verbindung zur Peripherie und regelt die Neuropeptidsynthese.

Bei anderen Neuropeptiden und Rezeptoren, die vom intakten Neuron kaum synthetisiert werden, ist die Produktion hingegen stark vermehrt, das gilt v. a. für *VIP* („vasoaktives intestinales Polypeptid") und Galanin, aber auch für die *NO-Synthase* (NOS). Entsprechende Veränderungen in der Synthese von Mediatoren lassen sich auch an den großen Zellkörpern der markhaltigen Neurone in den Hinterwurzelganglien beobachten (Abb. 5-2).

Diese moleklularbiologischen Anpassungen der Neurone bewirken eine verringerte neurogene Vasodilatation und Plasmaextravasation in der Peripherie und eine Abschwächung der synaptischen Effizienz der zentralen nozizeptiven Axonterminale im Rückenmarkhinterhorn (s. S. 133f). Teleologisch läßt sich diese Umstellung des Metabolismus vielleicht so interpretieren, daß das Neuron von einem eher „aktionsvermittelnden" in einen „regenerativen" Zustand versetzt wird.

5.3.2
Eigenschaften von Neuromen

Im Neurom(s. S. 128) wird der Zustand der regenerierenden Nerventerminale über einen längeren Zeitraum erhalten, und die pathophysiologischen Prozesse verstärken sich. Die Pathophysiologie der Nervenregeneration läßt sich daher an diesem Modell besonders gut untersuchen. Etwa 25% der myelinisierten Afferenzen und etwa 5% der marklosen Afferenzen entwickeln während der ersten beiden Wochen nach Axotomie Spontanaktivität. Diese Spontanaktivität geht von verschiedenen Stellen aus, teilweise stammt sie aus den Zellkörpern in den Ganglien, teilweise aus dem Neurom. Selbst eine Entstehung ektopischer Aktionspotentiale irgendwo zwischen Nervenendigungen im Neurom und Zellkörpern im konduktilen Teil der Axone wurde nachgewiesen. Etwa 2–3 Wochen nach der Nervenläsion verschwindet die Spontanaktivität in den meisten Afferenzen, sie bleibt aber in einer Subpopulation bestehen. Eine mögliche Ursache dieser Spontanaktivität ist die vermehrte *Synthese von atypischen spannungsabhängigen Na^+-Kanälen* und deren Expression in den Axonterminalen, wahrscheinlich verbunden mit einer verminderten Produktion von K^+-Kanälen . Diese Na^+-Kanäle, die die Spontanaktivität unterhalten, sind anscheinend empfindlicher für Lokalanästhetika als die üblichen spannungsabhängigen Na^+-Kanäle, die für die Bildung und Fortleitung der Aktionspotentiale erforderlich sind. Das läßt sich daraus schließen, daß niedrige Konzentrationen von Lokalanästhetika die Spontanaktivität unterbrechen können, ohne die Fortleitung evozierter Aktivität zu beeinflussen (Hanson u. Kinnman 1996).

Abgesehen von der Spontanaktivität entwickeln die regenerierenden Axonterminale eine abnorme Sensitivität für mechanische Reize und *Entzündungsmedia-*

toren. Eine der Quellen der frühen Spontanaktivität nach einer Nervenläsion könnten daher Entzündungsmediatoren sein, die z. B. aus Makrophagen und anderen Zellen des Immunsystems freigesetzt werden.

Nach Axotomie werden auch solche Rezeptoren in den sensorischen Ganglienzellen synthetisiert, in die Axonterminale transportiert und dort exprimiert, die normalerweise an Nozizeptoren nicht vorkommen, u. a. α-*Adrenorezeptoren.* Über die Aktivierung dieser Rezeptoren kann Noradrenalin aus sympathischen Efferenzen eine Nozizeptorerregung und eine Verstärkung der erregenden Wirkung von Entzündungsmediatoren bewirken (Hanson u. Kinnman 1996). Hinzu kommt, daß sich nach Axotomie um einige der großen Neurone in den Ganglienzellen ein Geflecht aus noradrenergen sympathischen Axonterminalen ausbildet (McLachlan et al. 1993). Die funktionelle Bedeutung dieses bemerkenswerten Zeichens morphologischer Plastizität ist noch unklar.

5.3.3
Partielle Nervenläsionen

Veränderungen der funktionellen Eigenschaften von afferenten Neuronen nach Lervenläsion sind nicht auf die Neurone beschränkt, deren Axone aktuell geschädigt wurden. Auf teilweise noch ungeklärtem Weg werden die Signale der Schädigung auf benachbarte Nozizeptorneurone übertragen. Da dieser Befund für das Verständnis neuropathischer Schmerzen wichtig ist, wurden experimentelle Modelle entwickelt, bei denen nur ein Teil der Axone in einem peripheren Nerv geschädigt werden. Solche Läsionen ähneln denen, die Mitchell im amerikanischen Bürgerkrieg als Ursache der Kausalgie beschrieben hat. Sie können daher ein Modell für die Pathophysiologie mancher Neuropathien darstellen.

Wenige Tage nach der partiellen Läsion eines Aurikularnervs des Kaninchens bildet sich in nichtgeschädigten Axonen dieses Nervs Spontanaktivität aus, und viele scheinbar intakte Nozizeptoren entwickeln eine pathologische Empfindlichkeit für Noradrenalin (das im intakten Nerv Nozizeptoren nicht zu erregen vermag). Der Effekt wird durch α-adrenerge Rezeptoren vermittelt (Sato u. Perl 1991).

Ähnliche Veränderungen wurden in dem von Bennett et al. eingeführten Modell gefunden (s. S. 125f). In den ersten 3 Tagen nach dem Anlegen der Ligaturen an den Nerv entwickelt sich lebhafte Spontanaktivität, v. a. in markhaltigen Axonen, weniger häufig in marklosen. In einer neueren Studie, in der C-Axone nach einem Bennett-Konstriktionstrauma im Hautnervenpräparat in vitro (s. Abb. 2-12) untersucht wurden, waren in der 1. Woche nach der Operation 10% der afferenten C-Fasern spontanaktiv. Diese Axone leiteten die Spikes langsamer und waren folglich dünner als die anderen C-Axone, die keine Spontanaktivität zeigten. Die rezeptiven Eigenschaften der C-Fasern waren aber unverändert. Lediglich nach Hitzereizen wurden ungewöhnliche Nachentladungen beobachtet. Bei einem Teil der C-Fasern induzierte Noradrenalin eine Verstärkung der Spontanaktivität (Koltzenburg et al. 1994).

Die Läsion von Axonen ist nach diesen Befunden ein Vorgang, der zunächst im betroffenen Neuron intrazelluläre Signale auslöst, die dann aber auch an Nachbarneurone weitergegeben werden. Diese Signalübermittlung zwischen den Neuronen

in den Hinterwurzelganglien ist erstaunlich, da sie nicht durch Synapsen miteinander verbunden sind. Selbst in Populationen von nozizeptiven Neuronen auf der
anderen Körperseite fand man Veränderungen des Zellmetabolismus, wenn auch
in deutlich abgeschwächter Form (Lisney 1996).

■ Zusammenfassung

*Werden Axone mechanisch geschädigt, dann kommt es zu einer tiefgreifenden
Änderung der Funktionen sensorischer Neurone. Sogar dann, wenn die Kontinuität
des Nervs erhalten bleibt und die Axone in das alte Innervationsgebiet zurückspros-
sen können, kommt es zu einem Untergang einer Population von sensorischen
Neuronen mit dünnen, marklosen Axonen. Dieser Verlust ist um so größer, je weiter
proximal die Läsion erfolgte.*

*Als Folge von Axonläsionen ändert sich der Zellmetabolismus der sensorischen
Neurone in den Hinterwurzelganglien. Bestimmte sensorische Neuropeptide werden
vermindert, andere Neuropeptide, Mediatoren und Membranrezeptoren hingegen
vermehrt synthetisiert. Vermehrt produziert werden u. a. offenbar spannungsabhän-
gige Na^+-Kanäle, weshalb die lädierten Afferenzen spontanaktiv werden. Zum Teil
exprimieren nozizeptive Neurone nach einer Läsion auch α-adrenerge Membranrezeptoren. Sie können dann durch Noradrenalin und Erregung des Sympathikus
aktiviert werden.*

*Diese Veränderungen sind am ausgeprägtesten, wenn die Nervenkontinuität
unterbrochen wird und sich ein Neurom ausbildet. Bei partiellen Nervenläsionen
werden auch die scheinbar ungeschädigten Axone im betroffenen Nerv von diesen
Veränderungen erfaßt. Sie können dann pathologische elektrische Aktivität und
Erregbarkeit entwickeln und ein verändertes Muster von Neuropeptiden, Rezeptoren
und Membrankanälen exprimieren.*

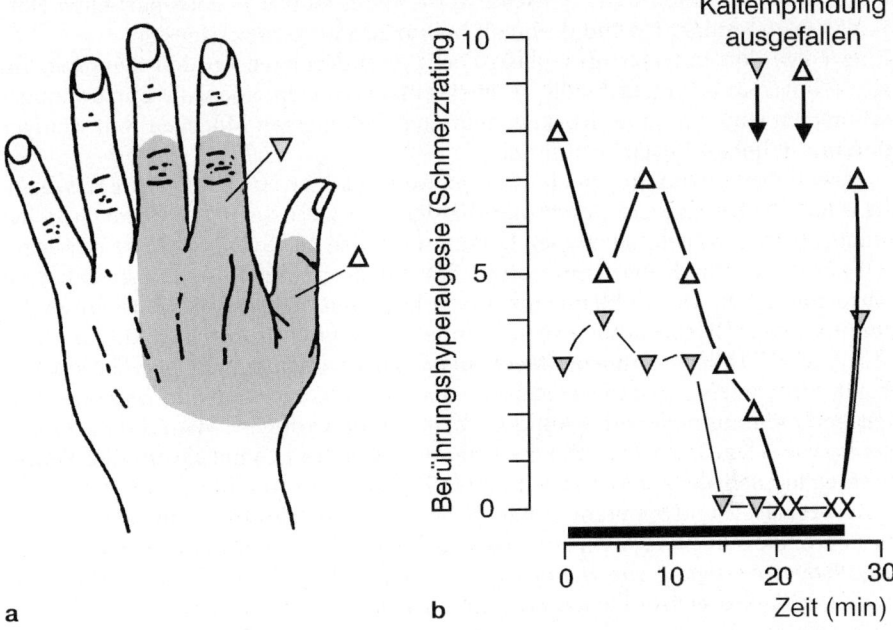

Abb. 5.3. Unterdrückung der Allodynie eines Patienten mit chronischer Nervenläsion durch differentiellen Nervenblock (s. Abb. 2-3). **a** Ausdehnung der Hautfläche in der bei diesem Patienten Allodynie auftrat. **b** Verlauf der Allodynie (Schmerzrating auf einer Zehnpunkteskala) während eines differentiellen Nervblocks. Mit Ausfall der Leitung in den markhaltigen Nervenfasern verschwindet auch die Allodynie. (Aus: Koltzenburg et al. 1994; mit freundlicher Genehmigung)

5.4
Reorganisation der spinalen Verarbeitung nach Nervenläsionen

Die plastischen Veränderungen im Hinterhorn nach partiellen oder kompletten Nervenläsionen unterscheiden sich deutlich von denen bei chronischen Entzündungsvorgängen. Zunächst sind nach Nervenläsionen v. a. *Negativsymptome* zu erwarten: Die Freisetzung von Substanz P und CGRP ist stark vermindert, und daher ist der synaptische Antrieb verringert. Man kann also erwarten, daß Nervenläsionen eine Abschwächung der Empfindung erzeugen, d. h. verminderte Schmerzempfindungen bei noxischer Reizung (Hypalgesie). Daneben treten aber oft massive *Positivsymptome* in Form von Parästhesien und Spontanschmerzen auf.

Der Schlüssel zu diesen Positivsymptomen ist die im vorigen Abschnitt besprochene Spontanaktivität in geschädigten Axonen und ihren Nachbaraxonen. Dadurch entsteht vermehrter Input von Aktionspotentialen ins Rückenmark – wie beim Entzündungsschmerz. Dennoch ist die synaptische Wirkung verschieden, da die reizinduzierte Ausschüttung von sensorischen Neuropeptiden (CGRP, SP, Somatostatin) vermindert ist. Typischerweise findet man z. B. nach partiellen Nervenläsionen weniger fos-Induktion als bei Entzündungshyperalgesien[1].

Eine Folge der andersartigen plastischen Veränderungen an den Synapsen im Hinterhorn ist die unterschiedliche Wirksamkeit von Opioiden, die Entzündungsschmerzen wirksam unterdrücken, neurogene Schmerzen hingegen weit weniger und nur in hohen Dosen beeinflussen.

Sowohl bei Entzündungen als auch bei Neuropathien kann *Allodynie* auftreten. In beiden Fällen ist diese durch markhaltige $A\beta$-Fasern vermittelt (Abb. 5-3). Bei einer capsaicininduzierten akuten Entzündung wird diese veränderte Reaktion auf A-Faser-Input durch den kontinuierlichen Einstrom von Impulsen in C-Fasern aufrechterhalten. Der Indikator für diesen kontinuierlichen C-Faser-Input ist der Brennschmerz. Die Allodynie verschwindet, wenn er (z. B. durch Abkühlung) beseitigt wird. Ein recht ähnlicher Mechanismus liegt offenbar manchen neuropathischen Allodynien zugrunde, die zusammen mit spontanem Brennschmerz auftreten und die innerhalb von Sekunden verschwinden können, wenn die $A\beta$-Fasern geblockt werden. Das ist v. a. dann erstaunlich, wenn es sich um chronische Neuropathien handelt, die z. T. schon seit Jahren bestehen (Koltzenburg et al. 1994).

Hyperalgesie und Spontanschmerz bei Neuropathien können durch verschiedene neuronale Funktionsänderungen im Rückenmark verursacht werden, v. a. durch eine *Beeinträchtigung von Hemmungsfunktionen* (Disinhibition) und durch eine *funktionelle Reorganisation der erregenden Synapsen*.

Disinhibition und Reorganisation

Disinhibition

Die grundlegenden synaptischen Hemmungsmechanismen im Hinterhorn wurden bereits in einem vorhergehenden Kapitel besprochen (s. S. 64). Verminderung der Hemmung, z. B. durch GABA-A-Antagonisten kann bei intaktem Nervensystem zur mechanischen Allodynie führen. Bei Nervenläsionen sind GABA-Spiegel im Hinterhorn vermindert (Castro-Lopes et al. 1993). Wahrscheinlich wird auch die synaptische Wirksamkeit der endogenen Opiate nach Nervenläsionen abgeschwächt durch die vermehrte Sekretion des antagonistischen Neuropeptids *Cholecystokinin*. Dieses wird bei Nervenläsionen in Hinterwurzelganglienzellen vermehrt produziert (Abb. 5-1; Xu et al. 1993).

Reorganisation der synaptischen Verschaltungen

Ein weiterer Mechanismus, der zur zentralen Sensibilisierung bei Neuropathien und Nervenläsionen beitragen kann, besteht in der Reorganisation der synaptischen Verschaltungen im Hinterhorn. Normalerweise enden C-Fasern in Lamina 1 und 2, während mechanosensorische $A\beta$-Fasern ihre Terminale in die Schichten 3–5 entsenden (s. S. 57). Nach partiellen Nervenläsionen oder nach Ausschaltung der C-Fasern (z. B. durch Behandlung eines Nervs mit Capsaicin) sprossen die $A\beta$-Fa-

---

[1]Andererseits konnte bei der experimentellen Neuropathie eines Infraorbitalnervs der Ratte eine klare Korrelation der Häufigkeit von c-fos-positiven Neuronen im Nucleus. caudalis des N. trigeminus mit dem Schweregrad der Neuropathie demonstriert werden (Vos u. Strassman 1995).

sern auch in die Schichten 1 und 2 ein und bilden dort vermutlich synaptische Kontakte mit den nozizeptorspezifischen Übertragungszellen (NS Neurone, s. S. 56f). Hinzu kommt, daß Aβ-Fasern nach einer Nervenläsion ihren molekular-biologischen Phänotyp ändern und *Präprotachykinin* produzieren können, aus dem die Neuropeptide SP und NKA gebildet werden. Man nimmt an, daß die neugebildeten synaptischen Bindungen in den beiden obersten Hinterhornschichten zur Entstehung des neuropathischen Schmerzes beitragen (Noguchi et al. 1995).

Dem Aussprossen von Aβ-Fasern in bisher nur von C-Fasern innervierte Bereiche des Hinterhorns liegen 2 Phänomene zugrunde: Nach einer Läsion werden in regenerierenden Fasern Gene für Proteine induziert, die normalerweise nur bei der *Neurogenese* eine Rolle spielen. Dazu gehören Cytoskelettproteine, z. B. *Betatubolin*, aber auch Proteine, die in den Wachstums"cones" konzentriert sind, z. B. *GAP 43*, *SNAP 25* und *Immunophiline*.

Es wurde bereits erwähnt, daß Nervenläsionen „immediate early genes", z. B. c-fos im Rückenmark, induzieren. Diese Reaktion ist allerdings variabler als die bei ausgeprägten Entzündungsreaktionen. Die Induktion von IEG ist nicht notwendigerweise der vermehrten Aktivität in den geschädigten C-Fasern zuzuschreiben. Nach einer Nervenläsion erwerben auch Aβ-Fasern die Fähigkeit, das c-fos-Gen in Lamina 2 zu aktivieren, also in einer Rückenmarkschicht, in der unter physiologischen Bedingungen keine Aβ-Fasern enden. Falls diese Aβ-Fasern nach der synaptischen Reorganisation an NS-Neuronen (s. S. 56) enden, aktivieren sie vermutlich das aufsteigende nozizeptive Projektionssystem. Da andererseits präsynaptische μ-Opioidrezeptoren nur auf C-Faserterminalen exprimiert werden, wird diese Übertragung durch Opioide kaum unterdrückbar sein (Molander et al. 1992).

■ Zusammenfassung

Nach einer Schädigung peripherer Axone treten tiefgreifende Veränderungen der synaptischen Funktionen des Hinterhorns auf, die Negativ- und Positivsymptome hervorrufen. Einerseits ist die Freisetzung der sensorischen Neuropeptide SP und CGRP aus C-Fasern vermindert, wodurch die Übertragung von Impulsen aus der Peripherie weniger effektiv wird. Andererseits kommt es bei vielen Neuropathien zu einem kontinuierlichen „spontanen" Einstrom von Impulsen in C-Fasern, was vermutlich NMDA-Rezeptoren aktiviert. Es kommt zur Disinhibition, die einerseits einer Verminderung der GABA-Ausschüttung, andererseits der vermehrten Produktion von Cholezystokinin zuzuschreiben ist, des Gegenspielers der endogenen Opiate.

Nach einer Degeneration zentraler Axonterminale primärer Afferenzen und dem resultierenden Verlust von Synapsen können A-Fasern in die oberflächlichen Schichten des Hinterhorns aussprossen. Diese Schichten werden normalerweise nur von C-Fasern innerviert. Möglicherweise produzieren diese „fehlgeleiteten" A-Fasern SP und tragen zur vermehrten Aktivierung aufsteigender nozizeptiver Bahnen bei.

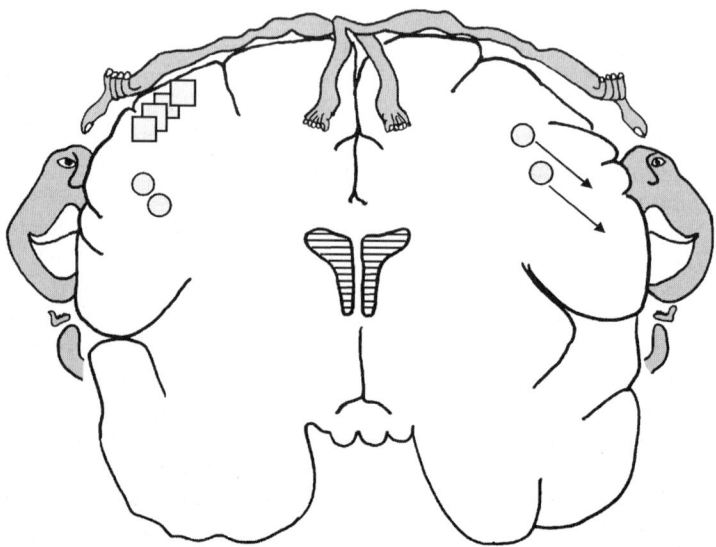

Abb. 5.4. Kortikale Reorganisation bei einem Patienten mit Phantomschmerz nach Verlust eines Armes. Die Abbildung zeigt die Umrisse eines Frontalschnitts des Gehirns in der Ebene des somatosensorischen Projektionsfelds (S 1) nach Magnetresonanzaufnahmen. Zur Orientierung ist beidseitig der Homunkulus nach Penfield eingezeichnet. Die gefüllten Kreise in den Hemisphären zeigen die Quellenlokalisation im Magnetenzephalogramm (MEG) der Erregung nach Reizung im Gesicht in der nichtbetroffenen (*links*) und in der betroffenen Hemisphäre. Die *Rechtecke* geben die entsprechenden Quellen der Aktivierung bei Reizung der gesunden Hand wieder. Die *Pfeile* deuten auf die Stelle, an der die Quelle der aktivitätsinduzierten Magnetfelder ohne Reorganisation des Kortex zu erwarten gewesen wäre. (Daten von Flor et al. 1995; mit freundlicher Genehmigung)

5.5
Plastizität der supraspinalen Verarbeitung nach Denervierungen

Untersuchungen der supraspinalen plastischen Änderungen nach Verlust peripherer Nervenfasern haben sich bisher fast ausschließlich auf das spezifische thalamokortikale Projektionssystem beschränkt. Das hat einen 2fachen Grund: Dieses System ist somatotopisch organisiert und die Somatotopie läßt sich mit Mapping- oder Functional-imaging-Methoden untersuchen (s. S. 74f). Außerdem werden wir im nächsten Abschnitt zeigen, daß Läsionen dieses Systems selbst wieder Schmerzen hervorrufen.

Es ist seit langem bekannt, daß die Durchtrennung größerer Nervenstämme und selbst dieDenervierung einzelner Finger beim Affen und Menschen die kortikalen Projektionen verändern. Die Region im kortikalen Projektionsfeld, auf der die denervierte Körperregion ursprünglich repräsentiert war, wird von benachbarten Regionen der Körperoberfläche eingenommen (Kaas 1995).

Es liegt nahe, diese Reorganisation mit den Phantomempfindungen und - Schmerzen in Beziehung zu setzen.

Phantomschmerz

Die meisten Menschen, denen im Erwachsenenalter ein Glied amputiert werden mußte, erleben *Phantomempfindungen,* d. h. Empfingungen, die in die verlorene Extremität projiziert werden. Diese Empfindungen werden oft als sehr unangenehm erlebt, sind aber nicht notwendigerweise schmerzhaft. Die Häufigkeit des Phantomschmerzes ist hingegen in der Literatur umstritten. Wahrscheinlich wird sie in der älteren Literatur unterschätzt, da viele Menschen nach Amputationen diese Schmerzen ihrem Arzt nicht berichten, aus Angst für psychisch krank gehalten zu werden. Nach neueren Untersuchungen leiden die meisten Amputierten zumindest gelegentlich an Phantomschmerzen (Jensen et al. 1985).

Man kann verschiedene Arten von Phantomschmerz differenzieren (Sherman 1994). Eine Gruppe von Phantomschmerzpatienten berichtet überwiegend von brennendem Schmerz. Bei diesen Patienten gibt es offenbar einen Zusammenhang zwischen dem Schmerz und Durchblutungsänderungen des Stumpfes. Vasokonstriktion an den Nerventerminalen im Stumpfneurinom scheint den Schmerz zu verstärken, Verbesserung der Durchblutung, z. B. durch Sympatholyse, hat oft – wenigstens vorübergehend – einen positiven Effekt. Ein Einfluß des Sympathikus auf diese Schmerzen ist also nicht ausgeschlossen. Mögliche Mechanismen werden im Kap. 6 besprochen.

Bei einer anderen Gruppe von Patienten hat der Phantomschmerz eher einen krampfartigen Charakter. Bei solchen Patienten konnte im Elektromyogramm (EMG) ein Anstieg der Muskelspannung in der Stumpfmuskulatur nachgewiesen werden, der den krampfartigen Phantomschmerzen vorausging. Ein Auslöser solcher Muskelkontraktionen kann bei Beinamputierten eine Überbeanspruchung des Stumpfes durch die veränderte Körperstatik und der Druck der Prothese sein. In diesem Fall kommen nozifensive Reflexe als Auslösemechanismus des Schmerzes in Frage (s. S. 11f).

Eine 3. Gruppe von Amputierten leidet an einschießenden Phantomschmerzen, die nicht mit irgendwelchen vegetativen oder muskulären Veränderungen korreliert sind. Diese Patienten scheinen am schlechtesten auf Therapien anzusprechen (Sherman 1994).

Aus diesen Befunden kann man schließen, daß viele Phantomschmerzen – wahrscheinlich aber nicht alle – aus dem Stumpfneurom, also vom peripheren Nervensystem getriggert werden. Entscheidend für die Entstehung von Phantomschmerz ist aber die Fehlanpassung des zentralen nozizeptiven Systems, zentralnervöse Plastizität. Für diese Annahme spricht auch der Befund, daß *präemptive Analgesie* vor einer Amputation die Wahrscheinlichkeit des Auftretens von Phantomschmerzen signifikant herabsetzt. Darunter versteht man eine Analgesie, die vor einem traumatisierenden Eingriff einsetzt, um plastische Veränderungen im ZNS durch eine Blockierung des Einstroms von Impulsen in Nozizeptoren zu verhindern. In einer kontrollierten prospektiven Studie bildeten sich nach einer lumbalen epiduralen Anästhesie, die vor der Amputation gesetzt wurde, innerhalb von 12 Monaten keine Phantomschmerzen aus, während bei Kontrollpatienten einige Fälle von Phantomschmerz auftraten (Bach et al. 1988).

Magnetenzephalographische (MEG-)Untersuchungen der somatotopischen Organisation des primären kortikalen Projektionsfelds (S 1) zeigten erhebliche Veränderungen der Somatotopie bei Amputierten. Überraschenderweise fand sich eine positive Korrelation zwischen dem Ausmaß der Verlagerung der Repräsentation von nichtbetroffenen Körperarealen in das Projektionsfeld des amputierten Gliedes und dem Ausmaß der Phantomschmerzen (Abb. 5-4). Je stärker die Veränderung der Somatotopie, um so ausgeprägter waren die Phantomschmerzen bei dem betreffenden Patienten (Flor et al. 1995). Dieses Ergebnis spricht gegen die Annahme einer möglichen adaptiv-kompensatorischen Rolle der kortikalen Reorganisation. Die Autoren fanden Veränderungen der Somatotopie auch beim chronischen Rückenschmerz, also bei einem Schmerzsyndrom, bei dem kein Verlust peripherer afferenter Neurone vorliegt (Birbaumer et al. 1995).

Diese Befunde sind die ersten Hinweise, daß es bei chronischen Schmerzen stabile synaptische Veränderungen gibt – sozusagen Änderungen in der „hardware" des Gehirns –, die in der Lage sind, chronische Schmerzzustände zu unterhalten.

■ Zusammenfassung

Über die plastischen Veränderungen, die nach Nervenläsionen oder Neuropathien in supraspinalen Regionen des ZNS einsetzen, ist weniger bekannt als über die entsprechenden Veränderungen im Rückenmark. Lediglich das somatotopisch organisierte thalamokortikale Projektionssystem wurde genauer untersucht. Einen Einblick in die supraspinale Plastizität ermöglicht der Phantomschmerz.

Entscheidend für die Entwicklung von Phantomschmerz ist die Fehlanpassung im ZNS. Nach Denervierung von Körperregionen und Verlust von Extremitäten kommt es zu einer Reorganisation des kortikalen Projektionsfelds, die darin besteht, daß benachbarte Körperregionen den Raum einnehmen, in dem ursprünglich die denervierte Körperregion repräsentiert war. Diese Reorganisation ist nach neueren Befunden mit dem Phantomschmerz korreliert. Patienten mit einer stärkeren Verschiebung der normalen kortikalen Projektionsareale neigen zu stärkeren Phantomschmerzproblemen. Möglicherweise läßt sich dieses Prinzip auch auf chronische Schmerzzustände übertragen, denen keine periphere Denervierung zugrunde liegt.

Diese Befunde deuten darauf hin, daß Veränderungen der synaptischen Verschaltung im Kortex zu den Ursachen der Chronifizierung von Schmerz gehören können.

5.6
Zentrale Schmerzsyndrome

Das Parenchym von Hirn und Rückenmark enthält keine Nozizeptoren, und Läsionen sind daher primär nicht schmerzhaft. Läsionen im ZNS können aber selbst Schmerzsyndrome hervorrufen, den „zentralen Schmerz". Man versteht darunter nur solche Schmerzsyndrome, die durch eine primäre Läsion im ZNS selbst entstehen, nicht solche, die durch sekundäre Reorganisation des ZNS nach peripheren Läsionen auftreten können, wie sie im vorigen Abschnitt beschrieben wurden. Die häufigsten Ursachen solcher primärer Läsionen von Hirn- oder Rückenmarkparenchym sind zerebrovaskuläre Läsionen (Blutung, Infarkt), multiple Sklerose und traumatische Schädigungen des Rückenmarks. Nach neueren Studien entwickeln etwa 8% der Patienten mit einem Schlaganfall und etwa 22% der MS-Patienten zentralen Schmerz. Bei Schlaganfallpatienten beginnt der zentrale Schmerz manchmal erst Monate nach dem Apoplex, meist aber im 1. Monat.

Charakteristisch für zentralen Schmerz ist ein kontinuierlicher tonischer Spontanschmerz, am häufigsten ist Brennschmerz und tiefer bohrender Schmerz. Viele Patienten leiden auch unter Allodynie und verschiedenen Typen von Hyperalgesien. Zentraler Schmerz kann aber in Qualität und Ausdehnung außerordentlich variabel sein. Gelegentlich können bei einem Patienten verschiedene Schmerzqualitäten in verschiedenen Körperteilen vorkommen.

Die Läsionen, die zentralen Schmerz induzieren, können auf verschiedenen Ebenen des ZNS liegen: in den aufsteigenden Bahnen im Rückenmark und Hirnstamm, im Thalamus, in den thalamokortikalen Projektionsgebieten und im Kortex der Hirnrinde selbst. Infarkte im unteren Hirnstamm (z. B. Wallenberg-Syndrom) können Schmerzen mit gekreuzter Repräsentation hervorrufen, wobei das Gesicht ipsilateral und die Extremitäten kontralateral betroffen sind (Boivie 1994). Es ist also nicht gerechtfertigt, ausschließlich von „thalamischem" Schmerz zu sprechen, insbesondere da nicht alle thalamischen Läsionen zu zentralem Schmerz führen, sondern wahrscheinlich nur solche, die die ventrale posteriore Region einschließen, in der die somatosensorischen Projektionskerne liegen (Boivie 1994).

Die Entstehung von zentralem Schmerz setzt offenbar voraus, daß eine Läsion Teile der spinothalamokortikalen Projektionsgebiete der Nozizeption einschließt. In einer Patientengruppe, die von Boivie untersucht wurde, hatten alle Patienten mit zentralem Schmerz sensorische Anomalien, am häufigsten erhöhte Schwellen für schmerzhafte mechanische und Temperaturreize. Das deutet darauf hin, daß eine Voraussetzung zentralen Schmerzes Läsionen in aufsteigenden Bahnsystemen (oder deren Neuronen) sind, die nozizeptive Information vermitteln. Hingegen scheint eine Störung der taktilen Empfindlichkeit eine geringere Rolle zu spielen. Darauf deuten v. a. Untersuchungen an Patienten mit Syringomyelie hin, bei denen häufig die Sensibilität für Berührung und Vibration normal ist, aber dennoch zentraler Schmerz auftreten kann.

Zentrale Schmerzsyndrome sind offenbar auch nicht durch Schädigungen der motorischen Systeme bedingt. Bei dem relativ häufigen postapoplektischen Schmerz gibt es keine signifikante Korrelation zwischen Parese, Ataxie und anderen motorischen Symptomen und der Schmerzentstehung.

Offenbar haben schwere Läsionen des ZNS mit einer totalen Zerstörung aufsteigender sensorischer Systeme kaum Schmerz zur Folge, sondern v. a. partielle Läsionen, die das anterolaterale aufsteigende System betreffen. Das Auftreten von Schmerz ist sogar wahrscheinlicher, wenn das Hinterstrang-lemniscus-medialis-System erhalten ist. Bei solchen Zuständen können Dysästhesien und Schmerz durch zusätzlichen afferenten Input in den dicken markhaltigen Nerverfasern getriggert werden. Sobald der zentrale Schmerz aber etabliert ist, wird er durch zusätzliche Deafferenzierung nicht mehr beeinflußt (Beric 1993).

Die pathophysiologischen Ursachen für die Entstehung von zentralem Schmerz sind noch nicht aufgeklärt. Die oben beschriebene Symptomatologie gibt aber Hinweise. Wahrscheinlich sind Disinhibitionsphänomene beteiligt, ähnlich denen, die für das Rückenmark beschrieben wurden. Auch synaptische Reorganisation spielt vermutlich eine Rolle, was die Latenz zwischen Trauma und Entstehung zentraler Schmerzsyndrome erklären könnte.

Es ist kaum überraschend, daß Analgetika vom NSAID-Typ bei zentralem Schmerz meist unwirksam sind, Opioide haben nur in hohen Dosierungen eine sehr begrenzte Wirkung.

■ Zusammenfassung

Obwohl das Paranchym von Hirn und Rückenmark keine Nozizeptoren enthält und daher nicht schmerzempfindlich ist, können Läsionen zu „zentralem Schmerz" führen. Die wichtigsten Ursachen sind vaskuläre Läsionen, z. B. beim apoplektischen Insult, entzündliche Herde, z. B. bei der multiplen Sklerose, und traumatische Schädigungen. Es hängt aber nicht von der Art der Läsion sondern von der Lokalisation ab, ob nach einer Schädigung des ZNS ein zentrales Schmerzsyndrom entsteht. Eine partielle Schädigung des aufsteigenden spinothalamokortikalen Systems ist offenbar Voraussetzung eines zentralen Schmerzsyndroms, also des neuronalen Systems, in dem die nozizeptive Information geleitet und verarbeitet wird. Schädigungen des taktilen Hinterstrangsystems und der motorischen Systeme tragen zum zentralen Schmerz nicht bei. Große Massenschädigungen des Gehirns führen in der Regel nicht zu zentralem Schmerz.

Die pathophysiologischen Ursachen für die Entstehung von zentralem Schmerz sind noch nicht geklärt. Vermutlich spielen Disinhibition und synaptische Reorganisation ein bedeutende Rolle.

6 Reflexdystrophie, „komplexes regionales Schmerzsyndrom"

Obwohl diese Gedanken und Feststellungen die Rolle des Sympathikus beim Schmerzgeschehen anscheinend ganz einleuchtend begründen können, haben manche Mißerfolge in der Sympathikuschirurgie Unklarheiten aufkommen lassen und dazu geführt, daß die Frage, ob zentrifugale sympathische Impulse die Leistungen der spinalen Nerven steigern oder senken, bisher nicht eindeutig beantwortet worden ist. (*K. Voßschulte* 1949)

6.1
Das „komplexe regionale Schmerzsyndrom" (CRPS)

Das Motto am Kopf dieses Kapitels stammt aus einer längst vergessenen Monographie über die Schmerzbekämpfung durch Sympathikusausschaltung aus dem Jahre 1949. Es hat erstaunlicherweise über 50 Jahre seine Gültigkeit behalten. Es gibt chronische Schmerzen, bei denen das klinische Bild eine Beteiligung des vegetativen Nervensystems, v. a. des N. sympathicus, nahelegt. Manche dieser Schmerzzustände können durch Sympathikusblockaden erfolgreich therapiert werden. Leider versagt diese Therapie aber bei anderen Fällen mit sehr ähnlicher Symptomatologie.

Charakteristisch für diese Art chronischer Schmerzen ist die Kombination von – meist brennendem – Dauerschmerz mit lokalen Störungen der vegetativen Versorgung. Der Schmerz nimmt bei Bewegungen und bei psychischem Streß zu. Das betroffene Hautareal ist hyperalgetisch. Leichte Berührung ist oft extrem schmerzhaft (Allodynie, Berührungshyperalgesie). Die vegetativen Erscheinungen bestehen initial meist aus Erythem, Ödem und Hyperhidrose. Insbesondere thermoregulatorisches Schwitzen ist verstärkt (Birklein et al. 1997b). Die Erscheinungen sind nicht auf das Innervationsterritorium eines einzelnen peripheren Nervs beschränkt und stehen in ihrer Intensität in keinem Verhältnis zum auslösenden Trauma. Als Leitsymptom gilt im Frühstadium der Erkrankung die Erwärmung der Haut, was sich in einer deutlichen Temperaturdifferenz zwischen der betroffenden und der kontralateralen Extremität manifestiert. Die initiale Überwärmung der betroffenen Extremität verschwindet im Krankheitsverlauf, und in späteren Stadien ist die Haut der betroffenen Extremität meist unterkühlt, v. a. bei kalten Außentemperaturen (Abb. 6-1). Erwärmt man dann den Patienten durch längeren Aufent-

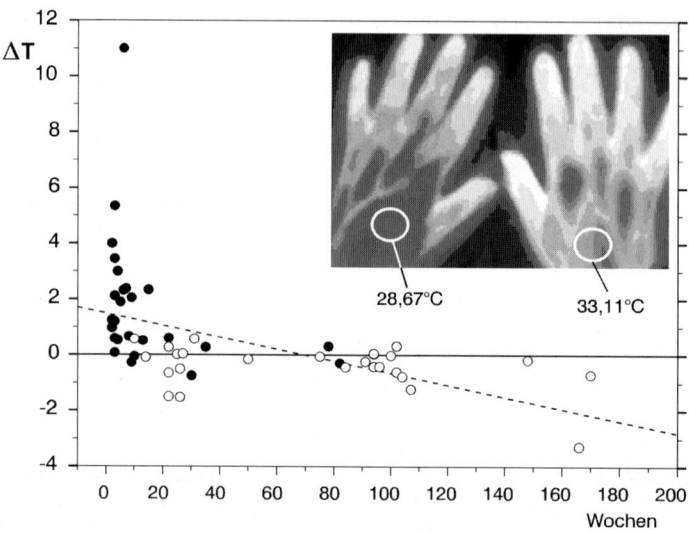

Abb. 6.1. Temperaturdifferenz zwischen betroffener und gesunder Seite bei Patienten mit CRPS zu verschiedenen Zeiten nach Auftreten der Erkrankung; *schwarze Punkte* Daten von Patienten, deren CRPS zum Zeitpunkt der Untersuchung noch nicht behandelt worden war, *offene Kreise* Daten von Patienten, die z. T. bereits sympatholytisch behandelt worden waren. Thermographische Messungen wurden nach Temperaturadaptation der Patienten in einem warmen Raum durchgeführt. Die eingeschobene Abbildung zeigt die thermographische Aufnahme der gesunden Hand (*rechts*) und der betroffenen Hand eines CRPS Patienten, dessen Krankheit bereits 235 Wochen bestand. *Kringel* Stellen, an denen die Temperatur aus dem Thermogramm gemessen wurde. Die betroffene Hand ist also kühler als die gesunde; *helle Tönung* im Thermogramm: wärmere Hautflächen. Der Patient kam aus einer kalten Umgebung, die Aufnahme zeigt den Beginn der Adaptationsphase, um eine große Seitendifferenz zu demonstrieren. Die Wiedererwärmung der betroffenen Hand beginnt typischerweise in den Fingern. Am Handrücken sind die Venen zu sehen, die bereits erwärmtes Blut aus den Fingern zentralwärts leiten. (Daten von B. Riedl und F. Birklein; mit freundlicher Genehmigung)

halt in einem warmen Raum und durch Trinken von heißem Tee o.ä., dann gleicht sich diese Temperaturdifferenz weitgehend aus. In späteren Stadien der Erkrankung kommt es häufig zu Atrophien an Haut, Nägeln und subkutanen Geweben. Wenn auch die Knochen betroffen sind, kommt es zur fleckförmigen Entkalkung, der *Sudeck-Atrophie.*

Ganz ähnliche Symptome charakterisieren eine Form von chronischer schmerzhafter Neuropathie, die ursprünglich 1864 von S. W. Mitchell aufgrund seiner Erfahrungen im amerikanischen Bürgerkrieg bei Soldaten beschrieben wurde, die durch Schußverletzungen partielle Nervenläsionen erfahren hatten. Diese Patienten litten an heftigen brennenden Schmerzen, wie Mitchell schreibt: "the most terrible of tortures which a nerve may inflict" (Mitchell et al. 1864). Er nannte diese Schmerzzustände „Kausalgie" (eigentlich „brennender Schmerz").

Die meisten Patienten mit einem ähnlichen Zustand haben aber keine erkennbare Nervenläsion. Typischerweise wird das Krankheitsbild durch eine Verletzung oder einen chirurgischen Eingriff an einer Extremität ausgelöst. Häufige Ursachen sind z. B. handchirurgische Eingriffe und Radiusfraktur. Die Symptome treten üblicherweise innerhalb eines Monats nach dem auslösenden Ereignis auf. Ein Krankheitsbild mit derselben eigenartigen Kombination von vegetativen Erscheinungen und Schmerz kann aber auch nach zentralnervösen Schädigungen, z. B. nach einem apoplektischen Insult, auftreten.

Man hat dieses Schmerzsyndrom unter verschiedenen Namen beschrieben: *sympathische Reflexdystrophie* (RSD), *"sympathetically maintained pain"* (SMP) und *Sudeck-Atrophie.*

Auf Initiative von M. Stanton-Hicks und W. Jänig kamen 1993 Kliniker und Grundlagenforscher in Orlando, Florida, zu einer „Konsensuskonferenz" zusammen, um dieses Krankheitsbild zu diskutieren und um den nomenklatorischen Dschungel zu lichten, der sich bei der Beschreibung dieser Zustände gebildet hatte (Stanton-Hicks et al. 1995). Die Teilnehmer der Konferenz kamen zu dem Schluß, daß die bisherigen Bezeichnungen aus folgenden Gründen unbefriedigend sind:

- *Kausalgie* setzt eine Nervenläsion voraus, die aber bei vielen Patienten mit einem derartigen chronischen Schmerzsyndrom nicht nachgewiesen werden kann.
- Der Begriff *Reflexdystrophie* (meist „sympathische Reflexdystrophie") bezieht sich nur auf den chronischen Zustand, nicht auf die Initialphase des Syndroms, in der noch keine Dystrophie erkennbar ist. Dasselbe gilt für die ältere deutsche Bezeichnung *Sudeck-Atrophie.*
- Der Begriff *SMP* („sympathetically maintained pain") geht davon aus, daß diese Schmerzzustände vom Sympathikus unterhalten werden. Das ist anscheinend nicht immer der Fall, somit suggeriert diese Bezeichnung eine Pathophysiologie, die im Einzelfall erst nachzuweisen ist.

Die Konsensuskonferenz kam daher zu einer neuen Bezeichnung und nennt dieses Krankheitsbild **komplexes regionales Schmerzsyndrom (CRPS** *"complex regional pain syndrome"*):

- Der Schmerzzustand ist *komplex,* da er regelmäßig mit Störungen der vegetativen Versorgung der betroffenen Region kombiniert ist.
- Er ist *regional,* da er sich nicht an das Territorium eines Nervs oder eines Rückenmarksegments hält. Typisch sind Ausbreitungen, die am Unterarm bzw. Unterschenkel wie ein Strumpf oder Handschuh enden oder kontinuierlich nach proximal auslaufen.
- Schließlich handelt es sich um ein chronisches *Schmerzsyndrom,* was dieses Krankheitsbild von anderen regionalen sympathischen Störungen unterscheidet.

Bei CRPS kann man einen *Typ I* unterscheiden, der nach einem mehr oder minder gravierenden traumatischen Ereignis auftritt. Dieser Typ entspricht der „Reflexdystrophie". Davon abzugrenzen ist ein *Typ II,* der nach partiellen Läsionen eines Nervs oder eines seiner größeren Äste entstehen kann, dem entspricht die „Kausalgie". Diese neue Nomenklatur hat Eingang gefunden in die offizielle Klassifizierung des chronischen Schmerzes durch die IASP (Merskey u. Bogduk 1994).

Verschiedene Methoden der Sympathikusblockade wurden im Laufe der Zeit zur Behandlung dieses Syndroms eingeführt. Dazu gehören: chirurgische Ausschaltung des Grenzstrangs (die heute nur noch selten durchgeführt wird), wiederholte Blockaden des Grenzstrangs durch Infiltration mit Lokalanästhetika und regionale

Applikation von *Guanethidin* oder von α-Rezeptorantagonisten in den Kreislauf der betroffenen Extremität bei Isolierung dieses Gebietes vom Gesamtkreislauf durch eine Blutdruckmanschette. Guanethidin wird von den peripheren sympathischen Nerventerminalen aufgenommen durch den Transportmechanismus, der physiologischerweise der Wiederaufnahme von Noradrenalin dient, und verdrängt in den Vesikeln das Noradrenalin. Durch kompetitive Hemmung wirken α-Rezeptorantagonisten an den α-Rezeptoren der Gefäße und anderer sympathischer Zielorgane.

Ob ein Block des Sympathikus oder der α-Rezeptoren das Schmerzgeschehen positiv beeinflussen wird, ist im Einzelfall schwer vorhersagbar. Aus diesem Grunde blieb die pathophysiologische Hypothese eines sympathisch beeinflußten Schmerzes umstritten. Der amerikanische Neurologe J. Ochoa wies darauf hin, daß die meisten Sympathikusblockaden nicht in Doppelblindstudien kontrolliert sind. In der Tat ist das auch kaum durchführbar, da eine erfolgreiche Sympathikusblockade zu einer deutlichen Gefäßerweiterung in den Extremitäten führt und daher für den betroffenen Patienten leicht von einem Placeboeingriff unterschieden werden kann. Ochoa ist der Ansicht, daß es keinen Zusammenhang zwischen dem Schmerz und dem Sympathikus gibt, sondern daß die meisten Patienten mit diesem Erscheinungsbild psychopathologisch auffällig sind. Diese Meinung wird allerdings von den meisten Klinikern, die Erfahrung mit diesem Schmerzsyndrom haben, nicht geteilt (Jänig 1996).

Neben CRPS hat aber auch die Diagnose *SMP* weiterhin ihre Berechtigung, da sie die Fälle umfaßt, die durch eine Sympathikusausschaltung erfolgreich behandelt werden können. Das können außer Patienten mit CRPS auch solche mit anderen schmerzhaften Neuropathien sein, z. B. postherpetischer Neuropathie, und Patienten mit bestimmten Typen von Phantomschmerzen (s. S. 137). Patienten mit CRPS und Neuropathien, die nicht auf Sympathikusausschaltung ansprechen, werden dann unter der Diagnose *SIP* („sympathicus-independent pain") abgegrenzt. Im Verlauf einer chronischen Schmerzerkrankung kann der Zustand eines Patienten von SMP in SIP übergehen (Torebjörk et al. 1995).

■ Zusammenfassung

Eine Form von chronischen Schmerzzuständen kann in Extremitäten nach partiellen Nervenläsionen oder nach kleineren Traumata auftreten. Es handelt sich um einen überwiegend brennenden Dauerschmerz, der oft mit Berührungshyperalgesie (Allodynie) einhergeht. Die betroffene Region zeigt eine Störung der Thermoregulation, initial meist eine Überwärmung, später vorwiegend Unterkühlung. Hinzu kommen Störungen der vegetativen Versorgung, initial Ödem und Hyperhidrose, später Dystrophien. Man hat dieses Krankheitsbild „Reflexdystrophie" genannt und, wenn es durch eine Nervenläsion ausgelöst wird, auch „Kausalgie". Neuerdings wurde die Bezeichnung „komplexes regionales Schmerzsyndrom" (CRPS) eingeführt. Dabei wird zwischen CRPS Typ I unterschieden, die der Reflexdystrophie entspricht, und CRPS Typ II, entsprechend der Kausalgie. Sympathikusblockaden sind bei einem Teil der Patienten wirksam, man spricht dann von „sympathisch unterhaltenem Schmerz" (SMP) und bezeichnet die Verläufe, die nicht durch Sympathikusblockaden beeinflußt werden können, als „sympathikusunabhängigen Schmerz" (SIP).

6.2
Wie trägt der Sympathikus zu chronischem Schmerz bei?

Über die vergangenen Jahrzehnte wurden verschiedene Theorien entwickelt, wie der Sympathikus das nozizeptive System beeinflussen könnte. Diese Theorien spiegeln den jeweiligen Stand der Kenntnisse über die Neurobiologie des Nervensystems. Die wichtigsten heute diskutierten Hypothesen sind in Abb. 6-2 dargestellt. Die in diesem Schema dunkel unterlegten Mechanismen A–D werden im folgenden Abschnitt diskutiert.

A. Als Noordenbos 1959 seine Monographie *Pain* veröffentlichte, wurde v. a. die direkte Übertragung von sympathischen Nervenimpulsen auf nozizeptive Axone über „künstliche Synapsen" (Ephapsen) diskutiert, eine Art von Kurzschluß zwischen efferenten und afferenten Axonen in geschädigten Nerven. Dieser Gedanke lag nahe, da efferente und afferente marklose Axone ja eng gepackt in Remak-Bündeln in den perpheren Nerven nebeneinander herlaufen (s. Abb. 2-5). In normalen Nerven ist ein derartiger „crosstalk" zwischen Nervenfasern sehr selten. Jedoch wurden solche funktionellen Kopplungen nach Nervenläsionen in Neurinomen gefunden, allerdings nur zwischen afferenten Axonen und nicht zwischen sympathischen Efferenzen und Nozizeptoren (Jänig u. Koltzenburg 1991). Ephaptische Kopplung ist somit zwar als Möglichkeit experimentell nachgewiesen, scheint aber kein bedeutender Mechanismus der sympathisch-afferenten Interaktion zu sein.

B. Eine andere Hypothese geht von dem Befund aus, daß sympathische Nerventerminale in Haut, Muskeln und Viszera Noradrenalin, Neuropeptid Y und möglicherweise ATP freisetzen, die auf die lokalen Gefäße, Schweißdrüsen, aber auch auf immunkompetente Zellen einwirken. Dadurch können sie „trophische" Veränderungen hervorrufen, die dann wieder die Nozizeptorterminale beeinflussen. Die Schwierigkeit dieser Hypothese liegt darin, daß in den wenigen bisher vorgenommenen mikroneurographischen Untersuchungen an Patienten mit CRPS keine erhöhte Aktivierung von sympathischen Efferenzen nachgewiesen werden konnte (s. unten). Plasmakonzentration von Noradrenalin und Neuropeptid Y sind in verschiedenen Stadien der CRPS-Erkrankung in der schmerzhaften Extremität offenbar eher herabgesetzt, was für eine verminderte Aktivität des Sympathikus spricht (Drummond et al. 1994; Harden et al. 1994).

Eine verstärkte Wirkung der sympathischen Transmitter kann aber auch durch Hypersensitivität der adrenergen Rezeptoren in den Geweben zustande kommen. Dieses Phänomen tritt nach Unterbrechung der efferenten Axone auf (Denervierungshypersensitivität). Die Gefäße einer denervierten Hautregion reagieren verstärkt auf zirkulierende Katecholamine. Allerdings läßt sich bei akutem CRPS Typ I, mit iontophoretischer Applikation von Noradrenalin keine Hypersensitivität der α-Rezeptoren nachweisen – das würde auch nicht zur Vasodilatation passen, die in diesem Stadium vorherrscht (Birklein et al. 1997a). *Anders scheint es bei chronischen CRPS-Erkrankungen zu sein, bei denen es Hinweise auf eine erhöhte α-Rezep*tordichte in den terminalen Gefäßen der

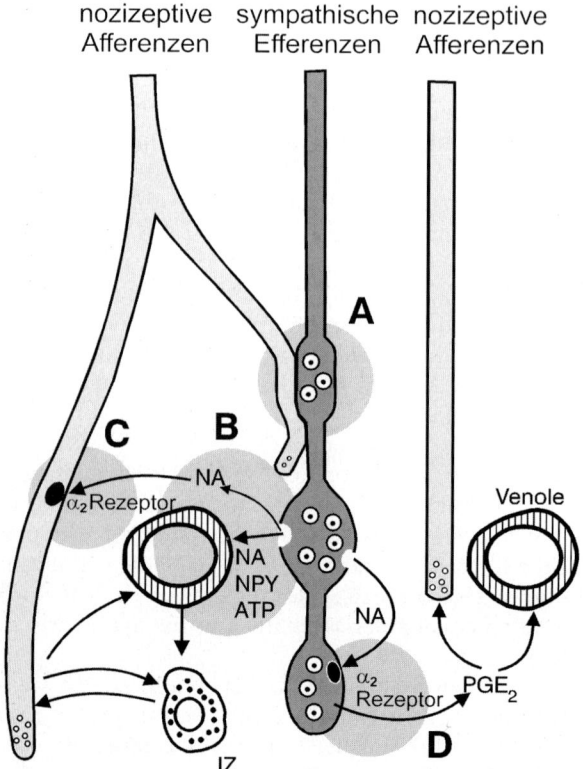

Abb. 6-2. Hypothetische Interaktionen zwischen sympathischen Efferenzen und nozizeptiven Afferenzen. Die Stellen, an denen eine Interaktion erfolgen könnte, sind durch Hinterlegung und durch Buchstaben markiert (Erläuterungen s. Text)

betroffenen Region gibt (Arnold et al. 1993), wozu die zunehmende Vasokonstriktion bei längerbestehendem CRPS paßt.

C. Bei 4 Patienten mit chronischem CRPS I oder II, die an diesem Schmerzsyndrom 3–10 Jahre gelitten hatten, fanden Wallin et al. keine Anzeichen erhöhter Sympathikusaktivität in mikroneurographischen Ableitungen. Wurde bei diesen Patienten iontophoretisch Noradrenalin in die Haut der betroffenen Region appliziert, entwickelten sie eine hyperalgetische Zone um die Applikationsstelle (Wallin et al. 1976). Das deutet darauf hin, daß bei chronischem CRPS auch an den nozizeptiven Nerventerminalen α-Rezeptoren exprimiert werden können. Welches Signal die Zellen in den Hinterwurzelganglien zur entsprechenden Genexpression und Synthese dieser Membranrezeptoren veranlaßt, ist noch unbekannt. Anzunehmen ist eine Interaktion mit dem dystrophen Gewebe, die vielleicht dazu führt, daß bestimmte neurotrope Faktoren nicht mehr im axoplasmatischen Fluß zum Zellkörper zurücktransportiert werden.

Tierexperimentell ist eine derartige Veränderung der Genexpression in Ganglienzellen bei kompletten und partiellen Nervenläsionen nachgewiesen. Diese

Befunde können die Schmerzinduktion durch Noradrenalin bei CRPS Typ II erklären. Nach Nervenläsionen entwickeln Nerventerminale im Neurom, aber auch Zellkörper in den Hinterwurzelganglien adrenerge Rezeptoren, v. a. vom α_2-Typ. Außerdem sprossen nach einer Nervenläsion sympathische Efferenzen in die Hinterwurzelganglien ein und bilden korbartige Gebilde um einzelne Ganglienzellen, v. a. um solche, von denen markhaltige Axone ausgehen (McLachlan et al. 1993). Es ist seit langem bekannt, daß sich nach einer Nervendurchtrennung im Stumpf Spontanaktivität entwickelt, v. a. in markhaltigen Axonen. Diese Spontanaktivität hat ihren Ursprung teilweise in den Nerventerminalen im Neurinom, teilweise in den Zellkörpern in den Hinterwurzelganglien. Bei der Ratte hat die Erregung des Grenzstrangs des Sympathikus eine komplexe Wirkung auf die Spontanaktivität: in den ersten Monaten nach der Nervenläsion bewirkt sie in markhaltigen Afferenzen meist Erregung, in marklosen meist Hemmung. Im chronischen Stadium, d. h. 110 Tage nach der Läsion, überwiegt dann die Hemmung in allen Fasern (Michaelis et al. 1996). Die sympathisch induzierte Aktivierung der afferenten Axone wird überwiegend über α_2-Membranrezeptoren induziert, in geringerem Umfang über α_1-Rezeptoren (Chen et al. 1996). Während im Neurommodell bei der Ratte durch Sympathikusreizung überwiegend markhaltige Fasern erregt und C-Fasern eher gehemmt werden, erzeugte eine partielle Nervenläsion des Aurikularnervs beim Kaninchen Aktivierung und Sensibilisierung von C-Fasern durch Noradrenalin, die ebenfalls α_2-Rezeptoraktivierung zuzuschreiben waren (Sato u. Perl 1991). Die Ergebnisse dieser Tierversuche zeigen zwar klar die Ausbildung von adrenergen α-Rezeptoren nach Nervenläsionen, die betroffenen Faserklassen und die Effekte auf die Spontanaktivität sind aber je nach Modell unterschiedlich.

In einer schwedischen Untersuchung wurde bei 35 Patienten mit chronischen Neuropathien bzw. CRPS Therapieversuche mit Sympathikusblockaden durchgeführt. Etwa 2/3 der Patienten waren SMP, die restlichen SIP zuzuordnen. Ein Drittel der SMP-, aber keiner der SIP-Patienten reagierte mit Schmerzzunahme, bzw. Hyperalgesien auf Iontophorese von Noradrenalin. Durch differentielle Nervenblockaden (s. S. 16) konnte nachgewiesen werden, daß der durch Noradrenalin induzierte Brennschmerz und die Hitzehyperalgesie durch C-Fasern, der Berührungsschmerz (Allodynie) hingegen durch A-Fasern vermittelt war (Torebjörk et al. 1995). Da alle diese Phänomene Aktivitätszunahme in C-Fasern voraussetzen (auch wenn die Allodynie durch A-Fasern vermittelt wird), kann man davon ausgehen, daß überwiegend C-Fasern bei diesem chronischen Schmerzsyndrom durch Noradrenalin aktiviert bzw. sensibilisiert werden.

D. Eine sympathikusvermittelte Verstärkung von Entzündungsreaktionen und Sensibilisierung von Nozizeptoren setzt nicht notwendigerweise direkte Erregung des Sympathikus voraus. Levine et al. nehmen an, daß Bradykinin und andere Entzündungsmediatoren aus sympathischen Nerventerminalen den Entzündungsmediator Prostaglandin E_2 (s. S. 92ff) freisetzen. Dazu bedarf es nicht der Erregung der sympathischen Efferenzen, da der Mechanismus auch unmittelbar nach einer Durchtrennung des Sympathikus noch funktioniert (Miao et al. 1996). Hingegen kann die Ausschüttung von Noradrenalin bei Erregung des Sympathikus über α_2-Autorezeptoren (d. h. Rezeptoren in der

Membran der sympathischen Terminale selbst) die PGE_2-Freisetzung fördern. Das freigesetzte PGE_2 kann proinflammatorisch auf die Venolen und sensibilisierend auf Nozizeptoren wirken. Diese Befunde wurden mit indirekten Methoden am Kniegelenk der Ratte erarbeitet. Es ist noch nicht ganz klar, wieweit sie sich auf chronische Entzündungszustände des Menschen übertragen lassen. Für die Interpretation der Pathophysiologie des chronischen SMP-Syndroms sind sie wahrscheinlich nicht von zentraler Bedeutung.

Trotz intensiver Forschung auf diesem Gebiet in den vergangenen Jahren ist die Entstehung von CRPS, v. a. von CRPS Typ I noch rätselhaft. Es ist auffallend, daß dieses Syndrom nur bei wenigen der Patienten auftritt, die ähnliche unspezifische Traumata an einer Extremität erleiden (z. B. eine Radiusfraktur). Manche Autoren nehmen an, daß bestimmte Persönlichkeitstypen zu dieser Erkrankung disponiert sind, das ist aber umstritten. Die Extremposition, daß es sich um einen psychogenen Schmerzzustand handelt (s. oben) ist wegen der massiven vegetativen Begleitsymptome wenig glaubwürdig.

Es kann angenommen werden, daß CRPS durch Fehlregulationen im ZNS initiiert wird. Das bedeutet natürlich nicht, daß die Ursache psychogen ist. Auf zentralnervösen Ursprung deutet auch der Befund, daß im Initialstadium von CRPS Typ I das thermoregulatorische (also durch das ZNS vermittelte) Schwitzen gestört ist, nicht aber die periphere Schweißsekretion (Birklein et al. 1997b). Die Entstehung von CRPS ist wahrscheinlich nicht „sympathikusvermittelt", sondern es handelt sich vermutlich um eine zentralnervöse Fehlsteuerung, die zugleich das nozizeptive und und das sympathische System betrifft. Mit der Chronifizierung kommt es dann zur Expression von adrenergen -Rezeptoren in den Gefäßen und Nerventerminalen, und über diese kann dann tatsächlich der Sympathikus das nozizeptive System beeinflussen, wodurch „sympathetically maintained pain", das SMP-Syndrom entsteht. Auch im chronischen Stadium sind aber viele dieser Schmerzzustände noch „sympathicus-independent", also SIP.

■ Zusammenfassung

Eine Reihe von Hypothesen wurde entwickelt, wie der Sympathikus das nozizeptive System beeinflussen könnte. Die eine geht von einer ephaptischen Übertragung der Erregung von sympathischen Efferenzen auf nozizeptive Afferenzen aus („crosstalk"). Nach den vorliegenden experimentellen Daten ist das aber kein funktionell bedeutsamer Mechanismus der Entstehung der CRPS-Symptome. Nach einer anderen Hypothese führt eine vermehrte Erregung des Sympathikus oder eine erhöhte Ansprechbarkeit von -Rezeptoren an den Gefäßen und anderen Zielorganen zu trophischen Veränderungen, die auf die Nozizeptoren zurückwirken. Experimentelle Befunde deuten allerdings eher auf eine Verminderung als auf eine Verstärkung der Sympathikusaktivität bei CRPS. Hingegen gibt es Hinweise auf eine verstärkte Expression von α-Rezeptoren in den betroffenen Arealen bei chronischem CRPS. Nach Nervenläsionen kommt es zu einer Veränderung der Genexpression in den Hinterwurzelganglienzellen, die dazu führt, daß adrenerge α-Rezeptoren gebildet und in den Nerventerminalen exprimiert werden. Afferente Nervenfasern können dann durch Noradrenalin erregt oder gehemmt werden.

Bei etwa 1/3 der Patienten mit SMP, nicht hingegen bei Patienten mit SIP, wird der Schmerz durch Applikation von Noradrenalin in die betroffene Hautregion verstärkt,

und es entwickelt sich eine Hitzehyperalgesie und Allodynie. Versuche mit differen-
tiellen Nervenblockaden ergaben, daß Spontanschmerz dund Hitzehyperalgesie
durch sensibilisierte C-Fasern, Allodynie durch A-Fasern vermittelt wird. Diese
Befunde deuten darauf hin, daß auch beim Menschen bei SMP α-Rezeptoren in den
Zellmembranen von Nozizeptoren (und vielleicht auch in denen anderer Afferenzen)
exprimiert werden.

Die Entstehung des CRPS-Syndroms beim Menschen ist noch nicht aufgeklärt.
Eine Hypothese wird diskutiert, nach der es sich bei diesem Syndrom initial um eine
zentralnervöse Fehlregulation handelt, die parallel zu regionalen Störungen der
Nozizeption und sympathischer Funktionen führt. Sekundär können dann an den
primären Afferenzen und anderen Zielstrukturen des Sympathikus adrenerge α
-Rezeptoren exprimiert werden, wodurch SMP, „sympathetically maintained pain"
entstehen kann.

7 Ontogenese des Schmerzes

Cognitive activity in the sensorimotor period (birth to 2 years) consists of sensory and motor actions ... In this period language development is limited, although there is well-documented clinical evidence ... that some children at this period can generate pain descriptors ... During this time, he learns to differentiate himself from the environment and pain experiences facilitate this differentiation process ... In the preoperational thought state, or early childhood period of 2 to 7 years the child ... does not grasp the idea that his perception of an event may be different from that of others; he thinks his pain is as obvious to others as it is to him. McCaffery ... cites as an example of this egocentrism a 2-year-old girl with a stomachache who, when asked where she hurt, disgustedly raised her skirt and said, "There. Can't you see it?" (Ross u. Ross 1988)

7.1
Entwicklung des nozizeptiven Systems in der perinatalen Periode

Am Ende dieses Buches wollen wir noch einmal zur allgemeinen Biologie des Schmerzes zurückkommen, um zu diskutieren, ab wann ein Mensch überhaupt Schmerz empfinden kann. Empfindet ein Embryo Schmerz? Wie ist es mit einem Säugling oder Kleinkind, das noch keine ausreichende Sprachkompetenz besitzt, um den Schmerz mitzuteilen? – Man kann diese Fragen wahrscheinlich nicht abschließend beantworten, aber es soll hier versucht werden, den physiologischen Rahmen für eine Antwort zu skizzieren.

Unsere Kenntnisse über die funktionelle Reifung des nozizeptiven Systems stammen großteils von der Ratte. Der nächste Abschnitt wird aber zeigen, daß die wichtigsten Ergebnisse sich auf den Menschen übertragen lassen, wobei man natürlich die Speziesunterschiede beachten muß. Die Ratte wird sehr unreif geboren, entwickelt sich aber erheblich schneller als der Mensch. Die Reifung des Nervensystems einer neugeborenen Ratte ist etwa vergleichbar mit der eines Fötus mit 24 Wochen Gestationsalter, die von 3 Wochen alten Ratten hingegen mit der eines Säuglings von mehreren Monaten (Fitzgerald u. Anand 1993).

Vom 16. bis zum 20. Gestationstag (E 16–E 20) kann man bereits spontane Impulsaktivität von *Hinterwurzelganglienzellen* ableiten, von E 17 an haben deren Axone rezeptive Felder in der Haut. Embryonale Afferenzen unterscheiden sich von denen des ausgewachsenen Tieres durch 2 Charakteristika: sie sind spontanaktiv und können durch wiederholte leichte (nichtnoxische) mechanische Reizung sensibilisiert werden (Fitzgerald 1987).

Zur Ausbildung nozizeptiver Neurone im peripheren Nervensystem ist der Nervenwachstumsfaktor **NGF** erforderlich. Intrauterine Behandlung mit Anti-NGF vermindert die Zahl der nozizeptiven Neurone, die postnatal nachweisbar sind. Eine andere Wirkung hat eine unmittelbar postnatale Behandlung von Ratten mit Anti-NGF. Interessanterweise scheint das nozizeptive System bei dieser Spezies v. a. vom 4. bis zum 12. Tag nach der Geburt vulnerabel für Anti-NGF-Behandlung zu sein (Lewin et al. 1992). Das ist deswegen überraschend, weil zur Zeit der Geburt bereits ausgereifte Nozizeptorterminale in der Rattenhaut zu finden sind. Schaltet man in dieser vulnerablen postnatalen Phase NGF aus, dann nimmt die Zahl der Nozizeptoren stark ab. Dabei ist aber keine Zelldegeneration in den Hinterwurzelganglien zu beobachten. Daraus wurde geschlossen, daß NGF vermutlich zur Ausbildung und Erhaltung der Transduktionseigenschaften in den Nozizeptorterminalen benötigt wird. Das Fehlen dieses Wachstumsfaktors in der postnatalen Periode verändert die Erregbarkeit der Nerventerminale – wodurch Nozizeptoren in nichtnozizeptive Neurone umgewandelt werden (Mendell 1996).

Obgleich sich sowohl A- als auch C-Fasern früh in der Embryonalzeit entwickeln, erreichen markhaltige afferente Axone das Hinterhorn des Rückenmarkes erst kurz vor dem Geburtstermin, C-Fasern noch später. Hinzu kommt, daß die Neuropeptidsynthese der C-Neurone erst in den ersten Wochen nach der Geburt einsetzt und die Dichte der NK-Membranrezeptoren bis zum 60. postnatalen Tag niedrig bleibt (Fitzgerald u. Anand 1993). Die synaptische Effizienz der C-Fasern in der postnatalen Periode ist daher zunächst noch gering. Die A-Fasern hingegen bilden schon während der Embryonalzeit synaptische Kontakte im Rückenmark und vermitteln Reflexe. Ihre Projektionen sind aber zunächst nicht laminär geordnet wie beim reifen Organismus. Bis zur 3. postnatalen Woche projizieren sie gleichmäßig in alle Hinterhornlaminae von I–V, einschließlich der Substantia gelatinosa, in die beim reifen Hinterhorn nur C-Fasern projizieren (s. Abb. 2.23) . Die Ausreifung dieses Systems besteht also nicht nur in einer Neuformierung von synaptischen Verbindungen, sondern auch in der Rückbildung von Synapsen von A-Fasern an oberflächlichen Hinterhornneuronen, die im späteren Leben dem C-Faser-Input vorbehalten sind.

Sowohl die Systeme der segmentalen als auch die der deszendierenden **Hemmung** reifen spät aus. Die hemmenden Interneurone in der Substantia gelatinosa sind erst um den 20. postnatalen Tag voll funktionsfähig. Das bedingt in der perinatalen Periode sehr große und unscharf abgegrenzte rezeptive Felder der Übertragungsneurone im Hinterhorn. Auch die deszendierenden Hemmsysteme im Hirnstamm reifen spät aus. Abb. 7-1 zeigt, daß erst um den 24. postnatalen Tag nahezu alle Hinterhornneurone durch Reizung der absteigenden Bahnen im dorsolateralen Trakt gehemmt werden (Fitzgerald u. Koltzenburg 1986).

Über die Ausreifung der **supraspinalen Systeme** der Nozizeption ist noch wenig bekannt, lediglich für die thalamokortikale Übertragung in das somatosensorische Projektionsfeld (S1) gibt es Daten aus Untersuchungen in denen evozierte Potentiale abgeleitet wurden. Danach ist diese Projektion bei der Ratte um den 12. Tag nach der Geburt, beim Menschen erst 29 Wochen nach der Geburt ausgereift .

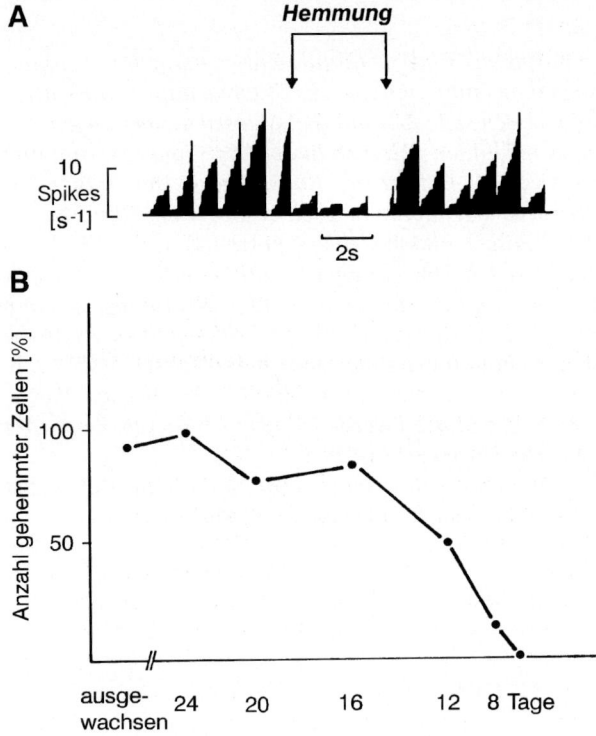

Abb. 7-1. Entwicklung der deszendierenden Hemmung (s. S. zz) von Hinterhornneuronen bei der narkotisierten, neugeborenen Ratte. **A** Ein Neuron wurde durch periphere Hautstimulation erregt, Reizung der Hinterseitenstränge führt zu einer Unterdrückung dieser Erregung. **B** Prozentsatz der Neurone, die das in **A** gezeigte Hemmungsphänom aufweisen in Abhängigkeit vom Alter der Ratte. (Aus: Fitzgerald u. Koltzenburg 1986; mit freundlicher Genehmigung)

Dieser Befund besagt nicht, daß beim Menschen vor der 29. Woche keine supraspinale Schmerzverarbeitung erfolgt: evozierte Potentiale spiegeln v. a. die Projektionen der schnell leitenden Fasersysteme der Somatosensorik, weniger die Verarbeitung im nozizeptiven System (s. S. 73f). Hinzu kommt, daß unsere Kenntnisse der Ausreifung der nozizeptiven Projektionen ins limbische System (z. B. Gyrus cinguli anterior, s. S. 71f) noch gering sind.

Das unreife somatosensorische System ist sehr *vulnerabel*. Verletzung eines peripheren Nervs führt – anders als beim reifen Organismus – immer zum Verlust der afferenten Nervenzellen und zu erheblicher Umorganisation im ZNS . Möglicherweise ist diese embryonale und frühkindliche Plastizität aber eher adaptiv als die plastischen Umformungen beim reifen Organismus, die in einem früheren Kapitel dieses Buches besprochen wurden. So ist es z. B. umstritten, ob nach frühkindlichem Verlust einer Extremität Phantomschmerz entstehen kann.

■ Zusammenfassung

Unsere Kenntnisse über die embryonale und postnatale Entwicklung und funktionelle Reifung des nozizeptiven Systems stammen v. a. aus Untersuchungen an Ratten. Die wichtigsten Charakteristika lassen sich aber auf den Menschen übertragen.

Die primären afferenten Neurone bilden sich früh in der Embryonalzeit aus, ihre Axone erreichen aber erst kurz vor der Geburt das Rückenmark. Dort bilden zunächst die markhaltigen Nervenfasern Synapsen in allen Laminae des Hinterhorns. Die synaptischen Kontakte der C-Fasern bilden sich erst postnatal, wobei die A-Fasern ihre synaptischen Kontakte in den oberflächlichen Laminae verlieren. Sehr spät reifen die Systeme der segmentalen und der deszendierenden Hemmung, weshalb die Übertragungsneurone zunächst sehr große rezeptive Felder haben. Auch die spezifischen thalamokortikalen Verbindungen reifen spät, beim Menschen sind z. B. die evozierten somatosensorischen Potentiale erst ab der 29. postnatalen Woche ausgereift. Daraus kann aber nicht geschlossen werden, daß es vor diesem Zeitpunkt keine supraspinale Verarbeitung der Nozizeption gibt.

Das unreife Nervensystem ist vulnerabler und plastischer als das reife. Die Läsion von Axonen bewirkt Zelluntergang und zentralnervöse Reorganisation.

7.2
Schmerz in der perinatalen Periode und frühen Kindheit

Aus dem vorhergehenden Abschnitt geht hervor, daß sich ontogenetisch zunächst die primären Afferenzen entwickeln, später bilden sich spinale erregende synaptische Verbindungen, noch später, bereits in der postnatalen Periode reifen die Hemmsysteme und die supraspinalen Verbindungen aus.

Funktionell bilden sich beim Neugeborenen daher zunächst Fluchtreflexe aus, die von niederschwelligen markhaltigen Afferenzen vermittelt werden. Um die Organisation der spinalen nozifensiven Reflexe zu untersuchen, wurde die Wegziehreaktion des Fußes bei Frühgeborenen ab der 28. Gestationswoche und bei reifen Neugeborenen durch Reizung mit kalibrierten v.-Frey-Haaren untersucht. Es ergab sich eine inverse Korrelation zwischen Gestationsalter und Stärke des Schwellenreizes: je jünger das Frühgeborene, um so niedriger die Schwelle (Fitzgerald et al. 1988b). Bis zur 35. Gestationswoche kommt es bei wiederholter Berührung mit dem von Frey Haar zur Verstärkung der Reflexantwort, bei reifen Neugeborenen überwiegt Habituation. Bei jungen Frühgeborenen, von der 28. Gestationswoche an konnte der Reflex von der gesamten unteren Extremität einschließlich Oberschenkel und Gesäß ausgelöst werden, bei reifen Neugeborenen entsteht zunehmend ein Gradient: die Wegziehreaktion hat die niedrigste Schwelle bei Reizung der Fußsohle und höhere Schwellen bei Reizen, die mehr proximal appliziert werden (Abb. 7-2; Andrews u. Fitzgerald 1994). Die niedrigen Schwellen, die weite reflexogene Zone und die Verstärkung bei repetitiver Reizung bei Frühgeborenen reflektieren die Unreife der synaptischen Verknüpfungen der Nozizeptoren im Rückenmark und den Mangel an inhibitorischer Kontrolle.

Bereits bei Frühgeborenen kann aber – trotz der niedrigen Schwellen – eine Sensibilisierung der Afferenzen der Wegziehreaktion erfolgen. Das wurde an Neugeborenen gezeigt, bei denen an der Ferse zur Blutentnahme mit einer Lanzette eine kleine standardisierte Schnittwunde gesetzt wurde. An dieser Stelle war dann die Schwelle der Wegziehreaktion signifikant niedriger, als auf der kontralateralen Seite (Fitzgerald 1988a). In einer anderen Studie wurde bei Frühgeborenen mit einem Gestationsalter von 26–31 Wochen verschiedene physiologische und Verhaltensparameter nach einer schmerzhaften und nichtschmerzhaften Prozedur verglichen. Als schmerzhafte Prozedur diente wieder die Blutentnahme aus der Ferse mit einer Lanzette, als Kontrollprozedur die Durchführung der gleichen Routine (vom Auspacken des Säuglings bis zum Druck auf die Ferse), aber ohne Hautverletzung. Auch bei diesen unreifen Neugeborenen war eine physiologische Reaktion, die Erhöhung der Herzfrequenz, und eine Verhaltensreaktion, die Veränderung des Gesichtsausdrucks, bei der Stichverletzung und bei der Kontrollmanipulation signifikant unterschiedlich. Das zeigt, daß auch das Nervensystem des unreifen Neugeborenen zwischen schmerzhaften und nichtschmerzhaften Reizen zu differenzieren vermag. Allerdings waren die Reaktionen um so variabler, je jünger das Neugeborene war (Johnston et al. 1995).

Es gibt eine Reihe weiterer Befunde, die diese differentielle Reaktion des unreifen Nervensystems belegen. So zeigen bereits unreife Neugeborene eine metabolische Reaktion auf chirurgische Eingriffe, die durch Opioidgabe gedämpft werden kann

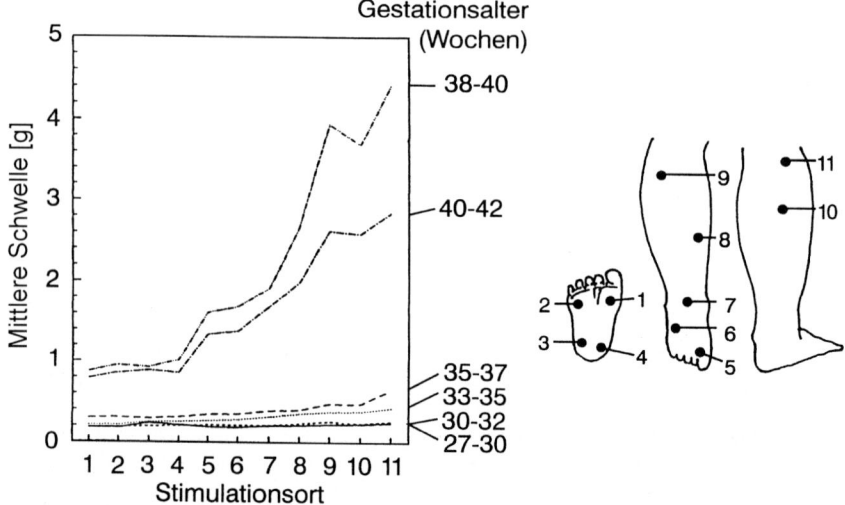

Abb. 7.2. Auslösung des Wegziehreflexes bei Frühgeborenen und reifen Neugeborenen. Das Diagramm auf der *rechten* Seite zeigt die Hautstellen, die mit v.-Frey-Haaren gereizt wurden, um den Wegziehreflex auszulösen. Das *linke* Diagramm zeigt die Auslösungsschwelle des Reflexes in Abhängigkeit vom Reizort. Bei Frühgeborenen kann der Reflex in Abhängigkeit vom Gestationsalter gleichmäßig aus einem sehr großen Areal der Körperoberfläche ausgelöst werden, bei reifen Neugeborenen hat er nur an der Fußsohle eine niedrige Auslösungsschwelle. (Aus: Fitzgerald 1988b; mit freundlicher Genehmigung)

(Anand et al. 1987). Bei Neugeborenen, an denen ohne Lokalanästhesie eine Zirkumzision vorgenommen wurde, ließ sich mehrere Tage lang vermehrtes Weinen beobachten (Williamson u. Williamson 1983).

Aus allen diesen Befunden geht hervor, daß das nozizeptive System in der späten Fetalperiode und beim Neugeborenen sich zwar deutlich vom reifen System unterscheidet, daß es aber durchaus auf noxische Ereignisse reagiert. Je unreifer das Nervensystem, um so diffuser ist diese Reaktion. Aber auch eine diffuse Reaktion kann für das unreife Nervensystem eine große Bedeutung haben angesichts seiner größeren Plastizität und Vulnerabilität.

Wie das kleine Mädchen es im Eingangszitat dieses Kapitels ausdrückt: Solange das Neugeborene und Kleinkind seinen Schmerz noch nicht fokussiert ausdrücken kann, sind wir, die Erwachsenen, dafür verantwortlich, ihn zu sehen.

■ Zusammenfassung

Untersucht man den Fluchtreflex der unteren Extremität als Indikator der Reife des nozizeptiven Systems, dann findet man bereits bei einem Gestationsalter von 26 Wochen eine klare Wegziehreaktion, die von markhaltigen Nervenfasern vermittelt wird. Die mechanischen Schwellen dieser Reaktion erhöhen sich mit zunehmendem Gestationsalter, und die ursprünglich sehr große reflexogene Zone engt sich ein. Wenn auch die nozifensiven Reaktionen sehr unreifer Neugeborener zunächst noch diffus sind, so vermag das unreife Nervensystem doch zwischen noxischen und nichtnoxischen Reizen zu differenzieren.

Literatur

bbadie C, Besson JM (1993) C-fos expression in rat lumbar spinal cord following peripheral stimulation in adjuvant-induced arthritic and normal rats. Brain Res 607: 195–204

Abbadie C, Brown JL, Mantyh PW, Basbaum AI (1996) Spinal cord substance P receptor immunoreactivity increases in both inflammatory and nerve injury models of persistent pain. Neurosci 70: 201–209

Abbadie C, Trafton J, Liu HT, Mantyh PW, Basbaum AI (1997) Inflammation increases the distribution of dorsal horn neurons that internalize the neurokinin-1 receptor in response to noxious and non-noxious stimulation. J Neurosci 17: 8049–8060

Adriaensen H, Gybels J, Handwerker HO, Van Hees J (1984) Nociceptor discharges and sensations due to prolonged noxious mechanical stimulation–a paradox. Hum Neurobiol 3: 53–58

Ahlgren SC, Levine JD (1993) Mechanical Hyperalgesia in Streptozotocin-Diabetic Rats. Neurosci 52: 1049–1055

Ahlgren SC, Levine JD (1994) Protein-kinase-C inhibitors decrease hyperalgesia and C-fiber hyperexcitability in the streptozotocin-diabetic rat. J Neurosci Meth 72: 684–692

Anand KJS, Sippell WG, Aynsley-Green A (1987) Randomized trial of fentanyl anaesthesia in preterm babies undergoing surgery: Effects on the stress response. Lancet I: 62–66: 243–248

Andersson JLR, Lilja A, Hartvig P, Langström B, Gordh T, Handwerker HO, Torebjörk HE (1997) Somatotopic organization along the central suclus for pain localisation in humans as revealed by positron emission tomography. Exp Brain Res 117: 192–199

Andreev N, Urban L, Dray A (1994) Opioids suppress spontaneous activity of polymodal nociceptors in rat paw skin induced by ultraviolet-irradiation. Neurosci 58: 793–798

Andrews K, Fitzgerald M (1994) The cutaneous withdrawal reflex in human neonates – Sensitization, receptive-fields, and the effects of contralateral stimulation. Pain 56: 95–101

Arnold JM, Teasell RW, MacLeod AP, Brown JE, Carruthers SG (1993) Increased venous alpha-adrenoceptor responsiveness in patients with reflex sympathetic dystrophy. Ann Intern Med 118: 619–621

Asahina A, Hosoi J, Beissert S, Stratigos A, Granstein RD (1995) Inhibition of the induction of delayed-type and contact hypersensitivity by calcitonin-gene-related peptide. J Immunol 154: 3056–3061

Bach S, Noreng MF, Tjellden NU (1988) Phantom limb pain in amputees during the first 12 months following limb amputation, after preoperative lumbar epidural blockade. Pain 33: 297–301

Barbiroli B, Montagna P, Cortelli P et al. (1992) Abnormal brain and muscle energy metabolism shown by 31P magnetic resonance spectroscopy in patients affected by migraine with aura. Neurology 42: 1209–1214

Barnes PJ (1991) Sensory nerves, neuropeptides, and asthma. Ann NY Acad Sci 629: 359–370

Barnes PJ (1996) Sensory neuropeptides and airway diseases. In: Geppetti P, Holzer P (eds) Neurogenic inflammation. CRC Press, Boca Raton New York, pp 169–185

Bayliss WM (1901) On the origin from the spinal cord of the vasodilator fibres of the hind-limb and on the nature of these fibres. J Physiol 26: 173–209

Belmonte C, Gallar J (1996) Corneal nociceptors. In: Belmonte C, Cervero F (eds) Neurobiology of nociceptors. Oxford Univ Press Oxford, pp 146–183

Bendtsen L, Jensen R, Olesen J (1996) Decreased pain detection and tolerance thresholds in chronic tension-type headache. Arch Neurol 53: 373–376

Bennett GJ, Xie YK (1988) A peripheral mononeuropathy in rat that produces disorders of pain sensation like those seen in man. Pain 33: 87–107

Bennett GJ (1993) An animal-model of neuropathic pain – A review. Muscle Nerve 16: 1040–1048

Bennett DLH, McMahon SB, Shelton D, Koltzenburg M (1996) NGF sequestration using a TRKA-IGG fusion molecule prevents primary afferent sensitisationto carrageenan inflammation. 8th World Congress on Pain, p 120 (Abstract)

Benrath J, Eschenfelder C, Zimmerman M, Gillardon F (1995) Calcitonin gene-related peptide, substance P and nitric oxide are involved in cutaneous inflammation following ultraviolet irradiation.Eur J Pharmacol 293: 87–96

Beric A (1993) Central pain: "New" syndromes and their evaluation. Muscle Nerve 16: 1017–1024

Berkley KJ (1993) On the significance of viscerosomatic convergence. APS J 2: 239–247

Bessou P, Perl ER (1969) Responses of cutaneous sensory units with unmyelinated fibers to noxious stimuli. J Neurophysiol 32: 1025–1043

Bevan S, Yeats JC (1991) Protons activate a cation conductance in a subpopulation of rat dorsal root ganglion neurones. J Physiol 433: 145–161

Bickel A, Schmelz M, Forster C, Uhl W, Dorfs S, Handwerker HO (1997) Experimentally induced inflammatory hyperalgesia in man: Effect of anti-hyperalgesic drugs. Pain (submitted)

Birbaumer N, Flor H (1997) A leg to stand on: Learning creates pain. Behav Brain Sci 20: 441

Birbaumer N, Flor H, Lutzenberger W, Elbert T (1995) Corticalization of chronic pain. In: Bromm B, Desmedt JE (eds) Pain and the brain: From nociception to cognition. Raven, New York, pp 331–342

Birklein F, Riedl B, Claus D, Neundörfer B, Handwerker HO (1997a) Cutaneous norepinephrine application in complex regional pain syndrome. Eur J Pain 1: 123–132

Birklein F, Sittl R, Spitzer A, Claus D, Neundorfer B, Handwerker HO (1997b) Sudomotor function in sympathetic reflex dystrophy. Pain 69: 49–54

Blake AD, Bot G, Reisine T (1997) Molecular pharmacology of the cloned opioid receptors. In: Borsook D (ed) Molecular neurobiology of pain. IASP Press, Seattle, pp 259–273

Boivie J (1994) Central Pain. In: Wall PD, Melzack R (eds) Textbook of pain. Churchill Livingstone, Edinburgh, pp 871–902

Brain SD, Williams TJ (1988) Substance P regulates the vasodilator activity of calcitonin gene-related peptide. Nature 335: 73–75

Brand P, Yankey P (1993) Pain, the gift nobody wants. Harper Collins, New York

Bromm B, Chen AC (1995) Brain electrical source analysis of laser evoked potentials in response to painful trigeminal nerve stimulation. Electroencephalogr Clin Neurophysiol 95: 14–26

Bromm B, Treede RD (1987) Pain related cerebral potentials: Late and ultralate components. Int J Neurosci 33: 15–23

Castro-Lopes JM, Tavares I, Coimbra A (1993) GABA decreases in the spinal cord dorsal horn after peripheral neurectomy. Brain Res 620: 287–294

Caterina MJ, Schumacher MA, Tominaga M, Rosen TA, Levine JD, Julius D (1997) The capsaicin receptor: A heat-activated ion channel in the pain pathway The capsaicin receptor: A heat-activated ion channel in the pain pathway. Nature 389: 816–824

Cavanaugh JM, Weinstein JN (1994) Low back pain: Epidemiology, anatomy and neurophysiology. In: Wall PD, Melzack R (eds) Textbook of pain. Churchill Livingstone, Edinburgh, pp 441–455

Cervero F (1993) Viscerosomatic convergence. A few facts and figures. APS J 2: 252–255

Cervero F (1996) Visceral nociceptors. In: Belmonte C, Cervero F (eds) Neurobiology of nociceptors. Oxford Univ Press, Oxford New York, pp 220–242

Cesare P, McNaughton P (1996) A novel heat-activated current in nociceptive neurons and its sensitization by bradykinin Proc Natl Acad Sci USA 93: 15435–15439

Chapman V, Besson JM (1997) Pharmacological studies of nociceptive systems using the C-Fos immunohistochemical technique: An indicator of noxiously activated spinal neurons. In: Dickenson A, Besson JM (eds) The pharmacology of pain. Springer, Berlin Heidelberg New York Tokio, pp 235–280

Chard MD, Hazleman B (1989) Tennis ellbow – a reappraisal. Br J Rheumatol 28: 186–192

Chen Y, Michaelis M, Jänig W, Devor M (1996) Adrenoreceptor subtype mediating sympathetic-sensory coupling in injured sensory neurons. J Neurophysiol 76: 3721–3730

Clapham DE (1997) Some like it hot: Spicing up ion channels. Nature 389: 783–784

Coghill RC, Mayer DJ, Price DD (1993) Wide dynamic range but not nociceptive-specific neurons encode multidimensional features of prolonged repetitive heat pain. J Neurophysiol 69: 703–716

Courteix C, Eschalier A, Lavarenne J (1993) Streptozocin-induced diabetic rats – behavioral evidence for a model of chronic pain. Pain 53: 81–88

Davis KD, Taylor SJ, Crawley AP, Wood ML, Mikulis DJ (1997) Functional MRI of pain- and attention-related activations in the human cingulate cortex. J Neurophysiol 77: 3370–3380

Davis KD, Wood ML, Crawley AP, Mikulis DJ (1995) fMRI of human somatosensory and cingulate cortex during painful electrical nerve stimulation. Neuroreport 7: 321–325

Devor M (1994) The pathophysiology of damaged peripheral nerves. In: Wall PD, Melzack R (eds) Textbook of pain. Churchill Livingstone, Edinburgh, pp 79100

Descartes R (1664, ed 1969) Über den Menschen (1632) sowie Beschreibung des menschlichen Körpers (1648) nach der ersten französischen Ausgabe von 1664 übersetzt und mit einer historischen Einleitung und Anmerkungen versehen von K.E. Rothschuh. Lambert Schneider, Heidelberg

Dickenson A (1997) Mechanisms of central hypersensitivity: Excitatory amino acid mechanisms and their control. In: Dickenson A, Besson JM (eds) The pharmacology of pain. Springer, Berlin Heidelberg New York Tokio, pp 167–210

Diener HC, Haab J, Peters C, Ried S, Dichgans J, Pilgrim A (1991) Subcutaneous sumatriptan in the treatment of headache during withdrawal from drug-induced headache. Headache 31: 205–209

Dimitriadou V, Buzzi MG, Moskowitz MA, Theoharides TC (1991) Trigeminal sensory fiber stimulation induces morphological changes reflecting secretion in rat dura-mater mast-cells. Neurosci 44: 97–112

Drummond PD, Finch PM, Edvinsson L, Goadsby PJ (1994) Plasma neuropeptide-Y in the symptomatic limb of patients with causalgic pain. Clin Auton Res 4: 113–116

Drummond PD, Lance JW (1983) Extracranial vascular changes and the source of pain in migraine headache. Ann Neurol 13: 32–37

Ebersberger A, Ringkamp M, Reeh PW, Handwerker HO (1997) Recordings from brain stem neurons responding to chemical stimulation of the subarachnoid space. J Neurophysiol 77: 3122–3133

Ehrhard PB, Erb P, Graumann U, Otten U (1993) Expression of nerve growth factor and nerve growth faxtor receptor tyrosine kinase Trk in activated CD4-positive T-cell clones. Proc Natl Acad Sci USA 90: 10984–10988

Epikur (1973) Philosophie der Freude. Eine Auswahl aus seinen Schriften. Körner, Stuttgart

Ferrell WR, Lam FY (1996) Sensory neuropeptides in arthritis. In: Geppetti P, Holzer P (eds) Neurogenic inflammation. CRC Press, Boca Raton New York, pp 211–227

Fields HL, Basbaum AI (1994a) Central nervous system mechanisms of pain modulation. In: Wall PD, Melzack R (eds) Textbook of pain. Churchill Livingstone, Edinburgh London, pp 243–257

Fields HL, Rowbotham MC (1994b) Multiple mechanisms of neuropathic pain: A clinical perspective. In: Gebhart GF, Hammond DL, Jensen TS (eds) Proceedings of the 7th World Congress on Pain. IASP Press, Seattle, pp 437–454

Fitzgerald M, Koltzenburg M (1986) The functional development of descending inhibitory pathways in the dorsolateral funiculus of the newborn rat spinal cord. Brain Res 389: 261–270

Fitzgerald M (1987) Spontaneous and evoked activity of fetal primary afferents in vivo. Nature 326: 603–605

Fitzgerald M (1991) Development of pain mechanisms. Br Med Bull 47: 667–675

Fitzgerald M, Anand KJS (1993) Developmental neuroanatomy and neurophysiology of pain. In: Schechter NL, Berde CB, Yaster M (eds) Pain in infants, children, and adolescents. Williams & Wilkins, Baltimore, pp 11–31

Fitzgerald M, Butcher T, Shortland P (1994) Developmental changes in the laminar termination of a fiber cutaneous sensory afferents in the rat spinal cord dorsal horn. J Comp Neurol 348: 225–233

Fitzgerald M, Koltzenburg M (1986) The functional development of descending inhibitory pathways in the dorsolateral funiculus of the newborn rat spinal cord. Brain Res 389: 261–270

Fitzgerald M, Millard C, MacIntosh N (1988a) Hyperalgesia in premature infants. Lancet I: 292–292

Fitzgerald M, Shaw A, MacIntosh N (1988b) Postnatal development of the cutaneous flexor reflex: Comparative study of preterm infants and newborn rat pups. Dev Med Child Neurol 30: 520–526

Fitzgerald M, Wall PD, Goedert M, Emson PC (1985) Nerve growth factor counteracts the neurophysiological and neurochemical effects of chronic sciatic nerve section. Brain Res 332: 131–141

Flor H, Elbert T, Knecht S, Wienbruch C et al. (1995) Phantom-limb pain as a perceptual correlate of cortical reorganization following arm amputation. Nature 375: 482–484

Fong TM (1996) Molecular biology of tachykinins. In: Geppetti P, Holzer P (eds) Neurogenic inflammation. CRC Press, Boca Raton New York, pp 3–14

Foreman RD (1993) Spinal mechanisms of referred pain. In: Vecchiet L, Albe-Fessard D, Lindblom U (eds) New trends in referred pain and hyperalgesia. Elsevier, Amsterdam London, pp 47–57

Freud S (1974) Kulturtheoretische Schriften. S. Fischer, Frankfurt am Main

Frey M von (1922) Zur Physiologie der Juckempfindung. Arch Néerland Physiol 7: 142–145

Friberg L, Olesen J, Olsen TS, Karle A, Ekman R, Fahrenkrug J (1994) Absence of vasoactive peptide release from brain to cerebral circulation during onset of migraine with aura. Cephalalgia 14: 47–54

Gebhart GF (1996) Visceral polymodal nociceptors. In: Kumazawa T, Kruger L, Mizumura K (eds) The polymodall receptor: A gateway to pathological pain. Elsevier, Amsterdam, pp 101–114

Geppetti P, Holzer P (eds) (1996) Neurogenic inflammation. CRC Press, Boca Raton New York

Gerbershagen HU, Waisbrod H (1996) Chronic pain management, Part I: Factors involved in comprehensive pain care evaluation. Schmerz Pain Douleur 2: 55–59

Goadsby PJ, Edvinsson L, Ekman R (1989) Extracerebral levels of circulating vasoactive peptides during migraine headache. Cephalalgia 9 (Suppl): 292–293

Grafe P, Bostock H, Schneider U (1994) The effects of hyperglycaemic hypoxia on rectification in rat dorsal root axons. J Physiol 480: 297–307

Guilbaud G, Bernard JF, Besson JM (1994) Brain areal involved in nociception and pain. In: Wall PD, Melzack R (eds) Textbook of pain. Churchill Livingstone, Edinburgh London, pp 113–128

Gybels J, Handwerker HO, Van Hees J (1979) A comparison between the discharges of human nociceptive nerve fibres and the subject's ratings of his sensations. J Physiol 292: 193–206

Hakanson R, Wang ZY (1996) Sensory neuropeptides in the eye. In: Geppetti P, Holzer P (eds) Neurogenic inflammation. CRC Press, Boca Raton New York, pp 131–140

Handwerker HO, Iggo A, Zimmermann M (1975) Segmental and supraspinal actions on dorsal horn neurons responding to noxious and non-noxious skin stimuli. Pain 1: 147–165

Handwerker HO (1984) Experimentelle Schmerzanalyse beim Menschen. In: Zimmermann M, Handwerker HO (eds) Schmerz – Konzepte und ärztliches Handeln. Springer, Berlin Heidelberg, New York Tokio, pp 87–123

Handwerker HO, Kobal G (1993) Psychophysiology of experimentally induced pain. Physiol Rev 73: 639–671

Handwerker HO (1995a) Somatosensorik. In: Schmidt RF (ed) Neuro- und Sinnesphysiologie. Springer, Berlin Heidelberg New York Tokio, pp 221–247

Handwerker HO (1995b) Nozizeption und Schmerz. In: Schmidt RF (ed) Neuro- und Sinnesphysiologie. Springer, Berlin Heidelberg New York Tokio, pp 249–262

Hanesch U, Blecher F, Stiller RU, Emson PC, Schaible HG, Heppelmann B (1995a) The effect of a unilateral inflammation at the rat's ankle joint on the expression of preprotachykinin-A mRNA and preprosomatostatin mRNA in dorsal root ganglion cells–a study using non-radioactive in situ hybridization. Brain Res 700: 279–284

Hanesch U, Schaible HG (1995b) Effects of ankle joint inflammation on the proportion of calcitonin gene-related peptide (CGRP)-immunopositive perikarya in dorsal root ganglia. Prog Brain Res 104: 339–347

Hanson P, Kinnman E (1996) Unmasking mechanisms of peripheral neuropathic pain in a clinical perspective. Pain Rev 3: 272–292

Harden RN, Duc TA, Williams TR, Coley D, Cate JC, Gracely RH (1994) Norepinephrine and epinephrine levels in affected versus unaffected limbs in sympathetically maintained pain. Clin J Pain 10: 324–330

Hayes RL, Dubner R, Hoffman DS (1981) Neuronal activity in medullary dorsal horn of awake monkeys trained in a thermal discrimination task. II: Behavioral modulation of responses to thermal and mechanical stimuli. J Neurophysiol 46: 428–443

Head H, Rivers WHR, Sherren J (1905) The afferent nervous system from a new aspect. Brain 28: 99–115

Herdegen T, Kovary K, Leah J, Bravo R (1991) Specific temporal and spatial distribution of JUN, FOS and CROX-24 proteins in spinal neurones following noxious transsynaptic stimulation. J Comp Neurol 313: 178–191

Hökfelt T, Zhang X, Wiesenfeld-Hallin Z (1994) Messenger plasticity in primary sensory neurons following axotomy and its functional implications [Review]. TINS 17: 22–30

Holthusen H, Arndt JO (1995) Nitric oxide evokes pain at nociceptors of the paravascular tissue and veins in humans. J Physiol (Lond) 487: 253–258

Holzer P (1996) Sensory neurns in the stomach. In: Geppetti P, Holzer P (eds) Neurogenic inflammation. CRC Press, Boca Raton New York, pp 141–152

Hosoi J, Murphy GF, Egan CL (1993) Regulation of Langerhans cell function by nerves containing calcitonin gene-related peptide. Nature 363: 159–163

Hsieh JC, Hagermark O, Stahle-Bäckdahl M, Ericson K, Eriksson L, Stone-Elander S, Ingvar M (1994) Urge to scratch represented in the human cerebral cortex during itch. J Neurophysiol 72: 3004–3008

Hunt SP, Pini A, Evan G (1987) Induction of c-fos-like protein in spinal cord neurons following sensory stimulation. Nature 328: 632–634

Hylden JL, Nahin RL, Traub RJ, Dubner R (1991) Effects of spinal kappa-opioid receptor agonists on the responsiveness of nociceptive superficial dorsal horn neurons. Pain 44: 187–193

Jänig W (1996) The puzzle of "reflex sympathetic dystrophy": Mechanisms, hypotheses, and open questions. In: Jänig W, Stanton-Hicks M (eds) Reflex Sympathtetic Dystrophy: A reapraisal. pp 1–24. IASP Press, Seattle

Jänig W, Koltzenburg M (1991) What is the interaction between the sympathetic terminal and the primary afferent fiber? In: Basbaum AI, Besson JM (eds) Towards a new pharmacotherapy of pain. pp 331–352. J. Wiley, Chichester

Jänig W, Lisney SJW (1989) Small diameter myelinated afferents produce vasodilatation but not plasma extravasation in rat skin. J Physiol 415: 477–486

Jensen R, Fuglsang-Frederiksen A, Olesen J (1994) Quantitative surface EMG of pericranial muscles in headache. A population study. Electroencephalogr Clin Neurophysiol 93: 335–344

Jensen R, Olesen J (1996) Initiating mechanisms of experimentally induced tension-type headache. Cephalalgia 16: 175–82 (discussion: 138–139)

Jensen TS, Krebs B, Nielsen J, Rasmussen P (1985) Immediate and long-term phantom limb pain in amputees: Incidence, clinical characteristics and relationship to pre-amputation limb pain. Pain 21: 267–278

Johnston CC, Stevens BJ, Yang F, Horton L (1995) Differential response to pain by very premature neonates. Pain 61: 471–479

Jorum E, Lundberg LE, Torebjörk HE (1989) Peripheral projections of nociceptive unmyelinated axons in the human peroneal nerve. J Physiol 416: 291–301

Kaas JH (1995) The reorganization of sensory and motor maps in adult mammals. In: Gazzaniga MS (ed) The cognitive neurosciences. MIT Press, Cambridge/MA London, pp 51–72

Keele CA, Armstrong D (1964) Substances producing pain and itch. E. Arnold, London

Kidd BL, Mapp PI, Blake DR, Gibson SJ, Polak JM (1990) Neurogenic influences in arthritis. Ann Rheum Dis 49: 649–652

Kieffer BL (1997) Molecular aspect of opioid receptors. In: Dickenson A, Besson JM (eds) The pharmacology of pain. Springer, Berlin Heidelberg New York Tokio, pp 281–303

Kilo S, Schmelz M, Koltzenburg M, Handwerker HO (1994) Different patterns of hyperalgesia induced by experimental inflammation in human skin. Brain 117: 385–396

Kindgen Milles D, Arndt JO (1996) Nitric oxide as a chemical link in the generation of pain from veins in humans. Pain 64: 139–142

Klement W, Arndt JO (1992) Adenosine does not evoke pain from venous and paravascular nociceptors in the human. Cardiovasc Res 26: 186–189

K.N., Hösle V (1996) Das Café der toten Philosophen. Ein philosophischer Briefwechsel für Kinder und Erwachsene. Beck, München

Koltzenburg M, Bennett DLH, Shelton DL, Toyka KV, McMahon SB (1996) Sequestration of endogenous nerve growth factor (NGF) in adult rat reduces the sensitivity of nociceptors. 8th World Congress on Pain, 120 (Abstract)

Koltzenburg M, Handwerker HO (1991) Microneurographic and psychophysical studies of mechanical pain and hyperalgesia using a new stimulation technique. Soc Neurosci Abstr 17: 727

Koltzenburg M, Handwerker HO (1994) Differential ability of human cutaneous nociceptors to signal mechanical pain and to produce vasodilatation. J Neurosci 14: 1756–1765

Koltzenburg M, Handwerker HO, Torebjörk HE (1993) The ability of humans to localise noxious stimuli. Neurosci Lett 150: 219–222

Koltzenburg M, Kees S, Budweiser S, Ochs G, Toyka KV (1994) The properties of unmyelinated nociceptive afferents change in a painful chronic constriction neuropathy. In: Gebhart GF, Hammond DL, Jensen TS (eds) Proceedings of the 7th World Congress on Pain. IASP Press, Seattle, pp 511–522

Koltzenburg M, Lundberg LER, Torebjörk HE (1992) Dynamic and static components of mechanical hyperalgesia in human hairy skin. Pain 51: 207–219

Koltzenburg M, Torebjörk HE, Wahren LK (1994) Nociceptor modulated central sensitisation causes mechanical hyperalgesia in acute chemogenic and chronic neuropathic pain. Brain 117: 579–591

Kress M, Reeh PW (1996) Chemical excitation and sensitization in nociceptors. In: Belmonte C, Cervero F (eds) Neurobiology of nociceptors. Oxford Univ Press, Oxford, pp 258–297

Kress M, Reeh PW, Vyklicky L (1997) An interaction of inflammatory mediators and protons in small diameter dorsal root ganglion neurons of the rat. Neurosci Lett 224: 37–40

Kurosawa M, Messlinger K, Pawlak M, Schmidt RF (1995) Increase of meningeal blood flow after electrical stimulation of rat dura mater encephali: Mediation by calcitonin gene-related peptide. Br J Pharmacol 114: 1397–1402

LaMotte RH, Shain CN, Simone DA, Tsai EF (1991) Neurogenic hyperalgesia: Psychophysical studies of underlying mechanisms. J Neurophysiol 66: 190–211

LaMotte RH, Torebjörk HE, Robinson CJ, Thalhammer JG (1984) Time-intensity profiles of cutaneous pain in normal and hyperalgesic skin: A comparison with C-fiber nociceptor activities in monkey and human. J Neurophysiol 51: 1434–1450

Lance JW (1997) Migraine pain originates from blood vessels. In: Olesen J, Edvinson L (eds) Headache pathogenesis: Monoamines, neuropeptides, purines, and nitric oxide. Lippincott-Raven, Philadelphia New York, pp 3–9

Lang E, Spitzer A, Claus D, Neundorfer B, Handwerker HO (1992) Profile of unmyelinated nerve-fiber dysfunction in diabetic polyneuropathy. Diabetologia 35: A 154–A 154

Leao AA (1944) Spreading depression of activity in cerebral cortex. J Neurophysiol 7: 359–390

Lenz FA, Seike M, Lin YC et al. (1993) Neurons in the area of human thalamic nucleus ventralis caudalis respond to painful heat stimuli. Brain Res 623: 235–240

Levine JD, Collier DH, Basbaum AI, Moskowitz MA, Helms CA (1985) Hypothesis: The nervous system may contribute to the pathophysiology of rheumatoid arthritis. J Rheumatol 12: 406–411

Levine JD, Gordon NC, Fields HL (1979) Naloxone dose dependently produces analgesia and hyperalgesia in postoperative pain. Nature 278: 740–741

Levine JD, Moskowitz MA, Basbaum AI (1985) The contribution of neurogenic inflammation in experimental arthritis. J Immunol 135: 843 s–847 s

Lewin GR, Lisney SJW, Mendell LM (1992) Neonatal anti-NGF treatment reduces the A-delta-fiber and C- fiber evoked vasodilator responses in rat skin – Evidence that nociceptor afferents mediate antidromic vasodilatation. Eur J Neurosci 4: 1213–1218

Lewin GR, Mendell LM (1993) Nerve growth factor and nociception. Trends Neurosci 16: 353–359

Lewis T, Harmer IM (1927) Vascular reactions of the skin to injury. Part IX. Further evidence of the release of a histamine-like substance from the injured skin. Heart 14: 19–26

Li J, Stevens E, Allen B, Kajander KC, Simone DA (1996) Cold pain sensation and cold hyperalgesia: The role of cutaneous nociceptors. 8th World Congress on Pain, 11(Abstract)

Lima D (1997) Functional anatomy of spinofugal nociceptive pathways. Pain Rev 4: 1–19

Lisney SJW (1996) Properties of regenerated nociceptor afferents. In: Belmonte C, Cervero F (eds) Neurobiology of nociceptors. Oxford Univ Press, Oxford New York, pp 473–488

Liu XG, Sandkühler J (1995) Long-term potentiation of C-fiber-evoked potentials in the rat spinal dorsal horn is prevented by spinal N-methyl-D-aspartic acid receptor blockage. Neurosci Lett 191: 43–46

Liu XG, Sandkühler J (1997) Characterization of long-term potentiation of C-fiber-evoked potentials in spinal dorsal horn of adult rat: Essential role of NK1 and NK2 receptors. J Neurophysiol 78: 1973–1982

Lötsch J, Nordin S, Hummel T, Murphy C, Kobal G (1997) Chronobiology of nasal chemosensitivity: Do odor or trigeminal pain thresholds follow a circadian rhythm? Chem Senses 22: 593–598

Lundberg LER, Jorum E, Holm E, Torebjörk HE (1992) Intraneural electrical stimulation of cutaneous nociceptive fibres in humans: Effects of different pulse patterns on magnitude of pain. Acta Physiol Scand 146: 41–48

Lynn B, Shakhanbeh J (1988) Neurogenic inflammation in the skin of the rabbit. Agents Actions 25: 228–230

Lynn B (1996) Efferent functions of nociceptors. In: Belmonte C, Cervero F (eds) Neurobiology of nociceptors. Oxford Univ Press, Oxford, pp 418–438

Mackenzie RA, Burke D, Skuse NF, Lethlean AK (1975) Fiber function and perception during cutaneous nerve block. J Neurol Neurosurg Psychiatr 38: 865–873

Maggi CA (1996) Pharmacology of the efferent function of primary sensory neurons. In: Geppetti P, Holzer P (eds) Neurogenic inflammation. CRC Press, Boca Raton New York, pp 81–90

Mao J, Price DD, Coghill RC, Mayer DJ, Hayes RL (1992) Spatial patterns of spinal cord [14 C]-2-deoxyglucose metabolic activity in a rat model of painful peripheral mononeuropathy. Pain 50: 89–100

Martins JP, Baeta E, Paiva T, Campos J, Gomes L (1993) Headaches during intracranial endovascular procedures: A possible model of vascular headache. Headache 33: 227–233

Matthews B, Hughes SH (1988) The ultrastructure and receptor transduction mechanisms of dentine. Prog Brain Res 74: 69–76

McCain GA (1994) Fibromyalgia and myofascial pain syndromes. In: (Wall PD, Melzack R (eds) Textbook of pain. Churchill Livingstone, Edinburgh, pp 475–493

McGillis JP, Mitsuhashi M, Payan DG (1990) Immunomodulation by tachykinin neuropeptides. Ann NY Acad Sci 594: 85–94

McGillis JP, Organist ML, Payan DG (1987) Substance P and immunoregulation. Fed Proc 46: 196–199

McLachlan EM, Jänig W, Devor M, Michaelis M (1993) Peripheral nerve injury Triggers noradrenergic sprouting within dorsal-root ganglia. Nature 363: 543–546

Melzack R, Casey KL (1968) Sensory, motivational, and central control determinants of pain. In: Kenshalo DR (ed) The skin senses. Thomas, Springfield/IL, pp 423–443

Melzack R, Wall PD (1965) Pain mechanisms: A new theory. Science 150: 971–978

Mendell LM (1996) Development of the nociceptor phenotype: Role of nerve growth factor. In: Belmonte C, Cervero F (eds) Neurobiology of nociceptors. Oxford Univ Press, Oxford New York, pp 455–472

Mendell LM, Wall PD (1965) Responses of dorsal cord cells to peripheral cutaneous unmyelinated fibres. Nature 206: 97–99

Mense S (1996) Group III and IV receptors in skeletal muscle: Are they specific or polymodal? In: Kumazawa T, Kruger L, Mizumura K (eds) The polymodal nociceptor: A gateway to pathological pain. Elsevier, Amsterdam, pp 83–100

Merskey H, Bogduk N (1994) Classification of chronic pain. Descriptions of chronic pain syndromes and definitions of pain terms, 2nd edn. IASP Press, Seattle

Messlinger K, Hanesch U, Baumgartel M, Trost B, Schmidt RF (1993) Innervation of the dura mater encephali of cat and rat: Ultrastructure and calcitonin gene-related peptide-like and substance P-like immunoreactivity. Anat Embryol 188: 219–237

Messlinger K, Hanesch U, Kurosawa M, Pawlak M, Schmidt RF (1995) Calcitonin gene related peptide released from dural nerve fibers mediates increase of meningeal blood flow in the rat. Can J Physiol Pharmacol 73: 1020–1024

Miao FJ, Green PG, Coderre TJ, Jänig W, Levine JD (1996) Sympathetic-dependence in bradykinin-induced synovial plasma extravasation is dose-related. Neurosci Lett 205: 165–168

Michaelis M, Devor M, Jänig W (1996) Sympathetic modulation of activity in rat dorsal root ganglion neurons changes over time following peripheral nerve injury. J Neurosci 76: 753–763

Mitchell SW, Morehouse CR, Keen WW (1864) Gunshot wounds and other injuries of the nerves. Lippincott, Philadelphia

Molander C, Hongpaisan J, Grant G (1992) Changing pattern of C-fos expression in spinal cord neurons after electrical stimulation of the chronically injured sciatic nerve in the rat. Neurosci 50: 223–236

Moskowitz MA (1984) The neurobiology of vascular head pain. Ann Neurol 16: 157–168

Moskowitz MA (1990) Basic mechanisms in vascular headache. Neurol Clin 8: 801–815

Mousa SA, Schafer M, Mitchell WM, Hassan AH, Stein C (1996) Local upregulation of corticotropin-releasing hormone and interleukin-1 receptors in rats with painful hindlimb inflammation. Eur J Pharmacol 311: 221–231

Neugebauer V, Lucke T, Schaible HG (1993) N-methyl-D-aspartate (NMDA) and non-NMDA receptor antagonists block the hyperexcitability of dorsal horn neurons during development of acute arthritis in rat's knee joint. J Neurophysiol 70: 1365–1377

Neumann S, Doubell TP, Leslie T, Woolf CJ (1996) Inflammatory pain hypersensitivity mediated by phenotypic switch in myelinated primary sensory neurons. Nature 384: 360–364

Nichols FT, Mawad M, Mohr JP, Sein B, Hilal S, Michelsen WJ (1990) Focal headache during balloon inflation in the internal carotid and middle cerebral arteries. Stroke 21: 555–559

Noguchi K, Kawai Y, Fukuoka T, Senba E, Miki K (1995) Substance P induced by peripheral nerve injury in primary afferent sensory neurons and its effect on dorsal column nucleus neurons. J Neurosci 15: 7633–7643

Nolano G, Simone DA, Wendelschafer-Crabb G, Kennedy WR (1996) Decreased sensation and loss of epidermal nerve fibers following repeated topical application of capsaicin in humans. Soc Neurosci Abstr 22: 1802

Noordenbos W (1959) Pain. Problems pertaining to the transmission of nerve impulses which give rise to pain. Preliminary statement. Elsevier, Amsterdam

Noordenbos W, Wall PD (1981) Implications of the failure of nerve resection and graft to cure chronic pain produced by nerve lesions. J Neurol Neurosurg Psychiatr 44: 1068–1073

Ochoa JL, Torebjörk HE (1989) Sensations evoked by intraneural microstimulation of C nociceptor fibres in human skin nerves. J Physiol 415: 583–599

Olesen J (1992) Cerebral blood flow in migraine with aura. Pathol Biol 40: 318–324

Olesen J, Iversen HK, Thomsen LL (1993) Nitric oxide supersensitivity: A possible molecular mechanism of migraine pain. Neuroreport 4: 1027–1030

Olesen J, Rasmussen BK (1995) Classification of primary headaches. Biomed Pharmacother 49: 446–451

Olesen J, Schoenen J (1993) Mechanism of tension-type headache. Synthesis. In: Olesen J, Tfelt-Hansen P, Welch KMA (eds) The headaches. Raven, New York

Olesen J, Thomsen LL, Iversen H (1994) Nitric oxide is a key molecule in migraine and other vascular headaches. [Review]. Tips 15: 149–153

Park KM, Max MB, Robinovitz E, Gracely R, Bennett GJ (1998) Effects of intravenous ketamine and alfentanil on hyperalgesia induced by intradermal capsaicin. In: Gebhart GF, Hammond DL, Jensen TS (eds) Proceedings of the 7th World Congress on Pain. IASP Press, Seattle, pp 647–655

Price DD, Hu JW, Dubner R, Gracely RH (1977) Peripheral suppression of first pain and central summation of second pain evoked by noxious heat pulses. Pain 3: 57–68

Ramadan NM, Halvorsen H, Vande-Linde A et al. (1989) Low brain magnesium in migraine. Headache 29: 590–593

Rasmussen BK, Olesen J (1992) Migraine with aura and migraine without aura: An epidemiological study. Cephalalgia 12: 221–228 (discussion: 186)

Ray BS, Wolff HG (1940) Experimental studies on headache. Pain-sensitive structures of the head and their significance in headache. Arch Surg 41: 813–856

Reeh PW, Brehm S, Kress M, Holtz A (1996) An overview and update of the pathophysiology and mechanisms of pain. In: Holtz A (ed) Advances in the management of acute pain. Roy.Soc.Med.Press, London, pp 3–16

Rees H, Sluka KA, Westlund KN, Willis WD (1994) Do Dorsal-Root Reflexes Augment Peripheral Inflammation. Neuroreport5: 821–824

Regoli D, Nguyen QT, Calo G (1996) Pharmacology of tachykinins. In: Geppetti P, Holzer P (eds) Neurogenic inflammation. CRC Press, Boca Raton New York, pp 91–99

Ross DM, Ross SA (1988) The child's view. In: Childhood pain. Current issues, research, and management. Urban & Schwarzenberg, Baltimore München (Anonymous, pp 35–74)

Russell MB, Hilden J, Sorensen SA, Olesen J (1993) Familial occurrence of migraine without aura and migraine with aura. Neurology 43: 1369–1373

Russell MB, Olesen J (1996) A nosographic analysis of the migraine aura in a general population. Brain 119: 355–361

Russell NJW, Schaible H-G, Schmidt RF (1987) Opiates inhibit the discharges of fine afferent units from inflamed knee joint of the cat. Neurosci Lett 76: 107–112

Sato J, Perl ER (1991) Adrenergic excitation of cutaneous pain receptors induced by peripheral nerve injury. Science 251: 1608–1610

Schafer M, Mousa SA, Zhang Q, Carter L, Stein C (1996) Expression of corticotropin-releasing factor in inflamed tissue is required for intrinsic peripheral opioid analgesia. Proc Natl Acad Sci USA 93: 6096–6100

Schaible H-G, Schmidt RF (1996) Neurobiology of articular nociceptors. In: Belmonte C, Cervero F (eds) Neurobiology of nociceptors. Oxford Univ Press, Oxford New York, pp 202–219

Schaible HG, Schmidt RF (1996) Neurophysiology of chronic inflammatory pain: Electrophysiological recordings from spinal cord neurons in rats with prolonged acute and chronic unilateral inflammation at the ankle. Prog Brain Res 110: 167–176

Schmelz M, Schmidt R, Bickel A, Handwerker HO, Torebjörk HE (1997a) Specific C-receptors for itch in human skin. J Neurosci 17: 8003–8008

Schmelz M, Schmidt R, Bickel A, Torebjörk HE, Handwerker HO (1997b) Innervation territories of single sympathetic efferents in human skin. J Neurophysiol (submitted)

Schmidt RF (1995) Neuro- und Sinnesphysiologie. Springer, Berlin Heidelberg New York Tokio

Schoenen J, Jamart B, Gerard P, Lenarduzzi P, Delwaide PJ (1987) Exteroceptive suppression of temporalis muscle activity in chronic headache. Neurology 37: 1834–1836

Schoenen J, Maertens de Noordhout A (1994) Headache. In: Wall PD, Melzack R (eds) Textbook of pain. Churchill Livingstone, Edinburgh London, pp 495–521

Schouenborg J, Sjolund BH (1983) Activity evoked by A- and C-afferent fibers in rat dorsal horn neurons and its relation to a flexion reflex. J Neurophysiol 50: 1108–1121

Sengupta JN, Gebhart GF (1994a) Characterization of mechanosensitive pelvic nerve afferent-fibers innervating the colon of the rat. J Neurophysiol 71: 2046–2060

Sengupta JN, Gebhart GF (1994b) Characterization of mechanosensitive pelvic afferent fibers innervating the urinary bladder of the rat. J Neurophysiol 72: 2420–2430

Sherman RA (1994) What do we really know about phantom limb pain? Pain Rev 1: 261–274

Sherrington CS (1906) The integrative action of the nervous system. Yale Univ Press, New Haven

Shortland P, Fitzgerald M (1994) Neonatal sciatic-nerve section results in a rearrangement of the central terminals of saphenous and axotomized sciatic-nerve afferents in the dorsal horn of the spinal cord of the adult rat. Eur J Neurosci 6: 75–86

Simone DA, Marchettini P, Caputi G, Ochoa JL (1994) Identification of muscle afferents subserving sensation of deep pain in humans. J Neurophysiol 72: 883–889

Stanton-Hicks M, Jänig W, Hassenbusch S, Haddox JD, Boas R, Wilson P (1995) Reflex sympathetic dystrophy: Changing concepts and taxonomy. Pain 63: 127–133

Steen KH, Reeh PW (1993) Actions of cholinergic agonists and antagonists on sensory nerve endings in rat skin, in vitro. J Neurophysiol 70: 397–405

Steen KH, Reeh PW, Anton F, Handwerker HO (1992) Protons selectively induce lasting excitation and sensitization to mechanical stimulation of nociceptors in rat skin, in vitro. J Neurosci 12: 86–95

Stein C (1996) Nociceptors and neuroimmune interactions. In: Belmonte C, Cervero F (eds) Neurobiology of nociceptors. Oxford Univ Press, Oxford, pp 439–454.

Stein C, Schafer M, Hassan AH (1995) Peripheral opioid receptors. Ann Med 27: 219–221

Swanson AG (1963) Congenital insensitivity to pain with anhydrosis. A unique syndrome in two male siblings. Arch Neurol 8: 299–306

Swanson AG, Buchan GC, Alvord EC (1965) Anatomical changes in congenital insensitivity to pain. Arch Neurol 12: 12–18

Thomsen LL, Iversen HK, Brinck TA, Olesen J (1993) Arterial supersensitivity to nitric oxide (nitroglycerin) in migraine sufferers. Cephalalgia 13: 395–399 (discussion: 376)

Thomsen LL, Iversen HK, Olesen J (1995) Cerebral blood flow velocities are reduced during attacks of unilateral migraine without aura. Cephalalgia 15: 109–116

Torebjörk HE (1985) Nociceptor activation and pain. Phil Trans Roy Soc Lond Biol 308: 227–234

Torebjörk HE, LaMotte RH, Robinson CJ (1984) Peripheral neural correlates of magnitude of cutaneous pain and hyperalgesia: Simultaneous recordings in humans of sensory judgments of pain and evoked responses in nociceptors with C- fibers. J Neurophysiol 51: 325–339

Torebjörk HE, Lundberg LER, LaMotte RH (1992) Central changes in processing of mechanoreceptive input in capsaicin-induced secondary hyperalgesia in humans. J Physiol 448: 765–780

Torebjörk HE, Schmelz M, Handwerker HO (1996) Functional properties of human cutaneous nociceptors and their role in pain and hyperalgesia. In: Belmonte C, Cervero F (eds) Neurobiology of nociceptors. Oxford Univ Press, Oxford, pp 349–369

Torebjörk HE, Wahren L, Wallin G, Hallin R, Koltzenburg M (1995) Noradrenaline-evoked pain in neuralgia [see comments]. Pain 63: 11–20

Treede RD, Kief S, Holzer T, Bromm B (1988) Late somatosensory evoked cerebral potentials in response to cutaneous heat stimuli. Electroenceph Clin Neurophysiol 70: 429–441

Urban L, Naeem S, Patel IA, Dray A (1994) Tachykinin-induced regulation of excitatory amino-acid responses in the rat spinal cord in-vitro. Neurosci Lett 168: 185–188

Van Hees J, Gybels J (1981) C-nociceptor activity in human nerve during painful and non painful skin stimulation. J Neurol Neurosurg Psychiatr 44: 600–607

Vos BP, Strassman AM (1995) Fos expression in the medullary dorsal horn of the rat after chronic constriction injury to the infraorbital nerve. J Comp Neurol 357: 362–375

Voßschulte K (1949) Grundlagen der Schmerzbekämpfung durch Sympathikusausschaltung. Urban & Schwarzenberg, Berlin

Wallin BG, Torebjörk HE, Hallin RG (1976) Preliminary observations on the pathophysiology of hyperalgesia in the causalgic pain syndrome. In: Zotterman Y (ed) Sensory functions of the skin. Pergamon, New York, pp 489–499

Weihe E, Nohr D, Michel S et al. (1991) Molecular anatomy of the neuro-immune connection. Int J Neurosci 59: 1–1

Willer JC (1984) Nociceptive flexion reflex as a physiological correlate of pain sensation in humans. In: Bromm B (ed) Pain measurement in man. Neurophysiological correlates of pain. Elsevier Science, Amsterdam, pp 87–110

Williamson PS, Williamson ML (1983) Physiologic stress reduction by a local anesthetic during newborn circumcision. Pediatrics 71: 36–40

Wolff HG (1950) Headache and other head pain. Oxford Univ Press, New York Oxford

Woolf CJ, Safieh Garabedian B, Ma QP, Crilly P, Winter J (1994) Nerve growth factor contributes to the generation of inflammatory sensory hypersensitivity. Neurosci 62: 327–331

Woolf CJ, Wall PD (1986) Relative effectiveness of C primary afferent fibers of different origins in evoking a prolonged facilitation of the flexor reflex in the rat. J Neurosci 6: 1433–1442

Xu XJ, Puke MJ, Verge VM, Wiesenfeld-Hallin Z, Hughes J, Hokfelt T (1993) Up-regulation of cholecystokinin in primary sensory neurons is associated with morphine insensitivity in experimental neuropathic pain in the rat. Neurosci Lett 152: 129–132

Zeilhofer HU, Kress M, Swandulla D (1997) Fractional Ca^{2+} currents through capsaicin- and proton-induced cation current in adult rat dorsal root ganglion neurons. J Physiol (in press)

Zeki SM (1992) Das geistige Abbild der Welt. Spektrum der Wissenschaft

Ziche M (1996) Sensory neuropeptides: Mitogenic and trophic functions. In: Geppetti P, Holzer P (eds) Neurogenic inflammation. CRC Press, Boca Raton New York, pp 253–263

Ziche M, Morbidelli L, Pacini M, Dolara P, Maggi CA (1990) Nk1-receptors mediate the proliferative response of human fibroblasts to tachykinins. Br J Pharmacol 100: 11–14

Zimmermann M, Herdegen T (1996) Plasticity of the nervous system at the systemic, cellular and molecular levels: A mechanism of chronic pain and hyperalgesia. In: Carli G, Zimmermann M (eds) Towards the neurobiology of chronic pain. Elsevier, Amsterdam, pp 233–259

Sachverzeichnis

Springer
und
Umwelt

Als internationaler wissenschaftlicher
Verlag sind wir uns unserer besonderen
Verpflichtung der Umwelt gegenüber
bewußt und beziehen umweltorientierte
Grundsätze in Unternehmens-
entscheidungen mit ein. Von unseren
Geschäftspartnern (Druckereien,
Papierfabriken, Verpackungsherstellern
usw.) verlangen wir, daß sie sowohl
beim Herstellungsprozess selbst als
auch beim Einsatz der zur Verwendung
kommenden Materialien ökologische
Gesichtspunkte berücksichtigen.
Das für dieses Buch verwendete Papier
ist aus chlorfrei bzw. chlorarm
hergestelltem Zellstoff gefertigt und im
pH-Wert neutral.

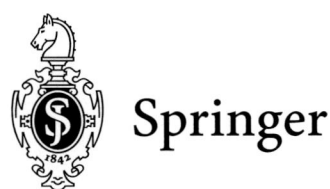

Druck: Saladruck, Berlin
Verarbeitung: Buchbinderei Lüderitz & Bauer, Berlin